Erich H. Loewy

Ethische Fragen in der Medizin

Springer-Verlag Wien New York

Univ.-Prof. Dr. Erich H. Loewy
Department of Medicine, The University of Illinois College of Medicine
at Peoria, Peoria, Illinois, USA

Das Werk ist urheberrechtlich geschützt.
Die dadurch begründeten Rechte, insbesondere die der Übersetzung, des Nachdruckes, der Entnahme von Abbildungen, der Funksendung, der Wiedergabe auf photomechanischem oder ähnlichem Wege und der Speicherung in Datenverarbeitungsanlagen, bleiben, auch bei nur auszugsweiser Verwertung, vorbehalten.

© 1995 Springer-Verlag/Wien

Datenkonvertierung, Druck und Bindearbeiten:
Ferdinand Berger & Söhne Gesellschaft m. b. H., A-3580 Horn

Gedruckt auf säurefreiem, chlorfrei gebleichtem Papier – TCF

Mit 4 Abbildungen

Die Deutsche Bibliothek – CIP-Einheitsaufnahme

Loewy, Erich H.:
Ethische Fragen in der Medizin / Erich H. Loewy. – Wien;
New York : Springer, 1995
   ISBN-13: 978-3-211-82618-8   e-ISBN-13: 978-3-7091-9375-4
   DOI: 10.1007/978-3-7091-9375-4

ISBN-13: 978-3-211-82618-8

Meinem verstorbenen Vater,

Dr. Oskar W. Loewy,

der bis 1938 Kinderarzt in Wien war,

und meinem Jugendfreund,

Ernst Hudik,

der mir in schweren Zeiten beigestanden hat,

in Dankbarkeit gewidmet.

Vorwort

Ein paar kurze einleitende Worte sind hier am Platz. Ein Werk (und besonders ein Werk, das über Ethik sprechen will) ist mehr als bloß eine Sammlung von Tatsachen oder eine Auswahl verschiedener Ansichten. Selbst wenn man nur Tatsachen sammelt oder verschiedene Ansichten vertritt, erhält man doch eine durch persönliche Wertvorstellungen geprägte Arbeit. Wenn man ein Werk (und vielleicht besonders eines über Ethik) liest, so ist es günstig, etwas über den Autor und dessen unvermeidliche Vorurteile zu wissen.

Ich will hier also kurz erzählen, was mich zur Ethik gebracht hat und über meine, zumindest teilweise durch meine eigene Geschichte bedingten, Vorurteile sprechen. Ich wurde in Wien als Sohn eines sowohl sozial interessierten als auch sozial aktiven Kinderarztes geboren, der ein wunderbarer Vater und Freund war. Wir mußten Ende 1938 auswandern, was uns geglückt und vielen Mitgliedern unserer Familie nicht gelungen ist. Ich habe also die erste Zeit meines Lebens (Volksschule bis zum Gymnasium) in Wien, den Rest in der Emigration (hauptsächlich in Amerika) verbracht. Wenn nicht die Hitlerzeit oder die Emigration Interesse an Ethik erweckt, so wird es kaum etwas anderes tun. Und dieses „Erleben" war nicht so einfach: es war nicht nur schwarz oder weiß, einfach gut oder böse. Es gab nicht nur Buben, die einen verdroschen; es gab genauso andere, die einem aktiv oder passiv beistanden. Hier muß ich besonders eines verstorbenen Jugendfreundes, Ernst Hudik, gedenken, der trotz persönlicher Gefahr immer bereit war zu helfen, und der für mich fraglos im psychischen Sinn rettend gewirkt hat. Mein Vater war nicht nur ein gütiger, hochintelligenter und grundanständiger Mensch, er war auch tapfer: nicht nur im ersten Weltkrieg, den er als junger Arzt hoch dekoriert überlebt hat, sondern auch während der Hitlerzeit, wo er sich unter enormen Risiken nichts vom Pöbel gefallen ließ. Und auch später in Amerika hat er sich immer, und sicher nicht zu seinem Vorteil, gegen den Rassismus und für die Rechte der Unterdrückten und Armen eingesetzt. Wer die Hitlerzeit und dann die Emigration (auch kein Honiglecken) erlebt hat, ist aber nicht nur guten und bösen Menschen begegnet, sondern auch schlechteren und weniger schlechten, guten und weniger guten. Und es ist gerade dieses Erleben des Guten, des Bösen, des Besseren und des Schlechteren, das in der Ethik so oft problematisch wirkt und ist.

Ich wurde als Arzt ausgebildet, fand aber die rein technische Seite der Medizin allein nicht befriedigend und wandte mich immer mehr den ethischen Fragen der Medizin zu. Dabei hat mir meine Frau, die sich mit Philosophie und Ethik beschäftigt, viel geholfen. Ethische Fragen sind philosophische Fragen, aber sie müssen sich schließlich und endlich immer auf Handeln beziehen. Wenn man Ethik ehrlich betreibt, wenn man wirklich an das, was man tut, „glaubt", wenn es mehr als nur eine bloße Spielerei sein soll und nicht nur zum Zweck des Geldverdienens geschieht, dann muß sich eine solche Haltung auch auf das eigene Leben auswirken. Bei mir z.B. hat diese Tätigkeit dazu geführt, daß ich kein Fleisch mehr esse.

Am Anfang meiner Karriere, als ich noch als Arzt tätig war (also in den fünfziger und den sechziger Jahren), hatte sich die Hoffnung, daß mit dem Ende des Weltkrieges und dem Sturz Hitlers eine ganz neue und bessere Zeit anbrechen würde, als Illusion erwiesen. Man hoffte, daß insbesondere im Westen eine neue Zeit der Freiheit und Gerechtigkeit beginnen würde – obwohl einen die McCarthy-Zeit bereits hätte warnen sollen. Sogar in den Sechziger- und frühen Siebziger-Jahren hat man in Amerika noch geglaubt, daß die Hoffnung verwirklicht werden könne: der Rassismus schien, wenn auch kaum besiegt, so doch im raschen Rückzug begriffen, Stalin war lange tot, die Sowjetunion schien sich langsam, aber doch zu ändern, und in vielen Teilen der Welt begann es, den Leuten wirtschaftlich besser zu gehen. Allerdings hätten einen die Vorgänge in Vietnam eines Besseren belehren sollen! Aber es ist nicht zu leugnen, daß manches besser geworden ist: unter anderem sind dem Rassismus in Amerika und Südafrika doch wenigstens gesetzliche Schranken gesetzt worden, und Europa schließt sich zusammen (wer hätte vor vierzig Jahren von einer deutsch-französischen oder deutsch-polnischen Armee auch nur geträumt?). Aber leider sind in den letzten Jahren wieder unverkennbare Zeichen eines sittlichen Rückgangs zu bemerken: die Rechtsextremen mit ihrem Fremdenhaß, die Verfolgung von Schwerstbehinderten in Deutschland, die Vorgänge in Israel, der aufflammende Rassismus in Amerika und die sich dauernd wiederholenden, oftmals von der Polizei angezettelten Ausschreitungen gegen schwarze Mitbürger (Los Angeles und Detroit sind nur zwei Vorfälle, die an die Öffentlichkeit gedrungen sind), die Behandlung der Kurden oder die kriegerischen Auseinandersetzungen im früheren Jugoslawien. Und immer wieder schließt die Welt die Augen, nicht anders als sie es einst bei Hitler und den Juden – oder schon vorher und bis heute bei den Armeniern in der Türkei – getan hat. Und nicht zuletzt gibt es immer mehr Arme, einen immer größeren Unterschied zwischen einer Minderheit, der es unverschämt gut, und einer Mehrheit, der es unglaublich elend geht: leider ist der Unterschied, besonders in Amerika zwischen arm und reich, aber auch in der übrigen Welt zwischen den armen „Entwicklungsländern" und den relativ reichen Industriestaaten, besonders kraß. Und das Traurige ist, daß dies nicht so sein müßte.

Diejenigen von uns, die noch immer auf die Demokratie setzen, können es sich nicht leisten, all dem stillschweigend zuzuschauen. Was immer unser Beruf, was immer unsere Interessen auch sein mögen: wenn wir an Demokratie, Freiheit und Fortschritt glauben (oder wenn wir auch nur darauf hoffen), so sind wir gezwungen, ethische Fragen zu stellen und nach ethisch akzeptierbaren Antworten zu suchen.

Dieses kurze Buch kann sich unmöglich mit all den vielen Fragen der Ethik in der Medizin beschäftigen. Es soll als Einführung dienen, soll Interesse wecken und hoffentlich zu Diskussionen führen. Man darf aber nie vergessen, daß es höchst schwierig ist, in einem System, das kein Interesse an ethischen Fragen zeigt, zu handeln, und daß es unmöglich ist, ein gerechtes Gesundheitswesen in einer ungerechten Gesellschaft aufzubauen. Daher müssen die Fragen der Medizinethik auch die der Sozialethik berücksichtigen: Gerechtigkeit in der Medizin ist nur insofern möglich, als die Gesellschaft selbst gerecht ist.

Peoria, Oktober 1994 *Erich H. Loewy*

Danksagung

Es ist kaum möglich, allen zu danken, die mich beim Entstehen dieses Buches unterstützt haben. Besonderen Dank aber schulde ich Prof. Günther Virth in Wien, Dr. Friedrich Heubel in Marburg, Dr. Gerrit Kimsma in Amsterdam und auch Dr. Joachim Widder in Wien. Das Interesse, das sie meinen Ideen entgegengebracht haben, und ihre andauernde Hilfsbereitschaft waren für mich äußerst wichtig. Weiters möchte ich Herrn Werner Wanschura für sein Interesse und seine wertvolle Unterstützung als Journalist, sowie Herrn Hudik (beide aus Wien) meinen Dank aussprechen. Und, wie immer, wenn ich versuche, Gedanken in eine Form zu bringen und schriftlich niederzulegen, muß ich meiner Frau, Roberta Springer Loewy, danken, die selbst Philosophin und Medizinethikerin ist. Auch bin ich meinem Verleger, dem Springer-Verlag, und insbesondere Herrn Petri-Wieder für seine umfassende Geduld und seine wertvollen Ratschläge zu Dank verpflichtet. Schließlich, aber trotzdem ungeheuer wichtig und für die Lesbarkeit des Werkes ausschlaggebend, muß ich Frau Mag. Elisabeth Kauders für die enorme Arbeit, die großartige Hilfe bei den Korrekturen und für ihre guten Vorschläge herzlichst danken.

Inhaltsverzeichnis

Einleitung	1
Literaturangaben	6
1. Kapitel: Geschichte, Kultur und Medizinethik	7
Ursprüngliche Medizin	9
Medizin und Ethik der Medizin im Altertum	10
Die hellenistische und römische Welt	12
Mittelalter	13
Vom Zeitalter der Aufklärung bis heute	15
Literaturangaben	18
2. Kapitel: Theoretische Fragen	19
Literaturangaben	35
3. Kapitel: Wie trifft man sittliche Entscheidungen? Eine Methodik	37
Literaturangaben	50
4. Kapitel: Ärzte und Patienten: Rechte und Pflichten – ein sich stets änderndes Verhältnis	51
Literaturangaben	78
5. Kapitel: Ethische Probleme im Zusammenhang mit Organspenden	80
Literaturangaben	93
6. Kapitel: Der Begriff der Hoffnungslosigkeit und das Problem des Zwecklosen	95
Literaturangaben	102
7. Kapitel: Probleme am Ende des Lebens	103
Einleitung	105
Definition und Kriterien des Begriffes „Tod"	110
Wiederbeleben oder Nicht-Wiederbeleben: Eine oft schwierige Frage	112
Das apallische Syndrom	114
Behandlung einschränken – aber nicht aufhören zu behandeln	117
Krebs, Chirurgie, Chemotherapie und Hospiz	119
Künstliche Ernährung	122
Selbstmord	125
Sterbehilfe: Hilfe beim Selbstmord, Hilfe beim und zum Sterben	126
Sterbende Kinder	134
Kurze Zusammenfassung	135
Literaturangaben	136

8. Kapitel: Probleme am Anfang des Lebens 139
    Einführung 140
    Schwangerschaftsabbruch 141
    Pflichten während der Schwangerschaft 146
    Hirntote oder Mütter mit apallischem Syndrom 149
    Pränatale Diagnostik 151
    Schwer geschädigte Neugeborene 153
    Befruchtungsprobleme 156
    Literaturangaben 160

9. Kapitel: Schrumpfende Ressourcen und wachsende Kosten: Ökonomie, Medizin
    und Gemeinschaft 162
    Einleitung 162
    Weltanschauung, philosophische Grundlagen und Folgen 166
    Gemeinschaft und Verpflichtungen 170
    Praktische Anwendungen 173
    Literaturangaben 180

Fallbeispiele 182

Index 196

Einleitung

Wozu braucht man eigentlich ein Fach wie Medizinethik? Es gibt doch Gesetze! Warum ist dieses Fach (sowie dessen Studium und Forschungen) mehr als einfach eine sinnlose und zwecklose Spielerei? Warum befassen sich so viele (und keineswegs nur Mediziner) mit Fragen der Medizinethik? Sind dies nicht alles einfach Fragen der Gesetzgebung?

Wenn ein sterbender Mensch (oder wenn der Verwandte eines sterbenden Menschen) nicht mehr weitermachen will; oder wenn eine Frau, gleichgültig aus welchem Grund, eine Abtreibung wünscht; wenn ein Eingriff (sei er chirurgisch oder medikamentös) nötig ist und Patienten ihre Zustimmung geben sollten; wenn ein Spital entscheiden muß, ob eher die Intensivstation oder die Kinderabteilung ausgebaut werden sollte; wenn man entscheiden muß, inwiefern oder ob das Gesundheitswesen eine staatliche Angelegenheit ist; wenn man über Gelder zu befinden hat, die der Staat für den Gesundheitsbereich bereitstellen soll: so steckt hinter solchen Entscheidungen immer, wenn manchmal auch nur teilweise, eine ethische Frage. Derartige grundlegend menschliche Fragen können nicht einfach im Gesetz verankert werden. Und da solche Probleme und deren Lösungen uns alle angehen, so muß uns auch ein wenig Wissen über Medizinethik angelegen sein. Obwohl emotionelle, psychologische, juristische, ästhetische, anthropologische und religiöse Tatsachen und Gesichtspunkte für die Ethik höchst wichtig sind, können doch diese Gegebenheiten allein keine Antwort auf ethische Fragen geben. Etwas kann vom ethischen Standpunkt aus gerechtfertigt werden, obwohl es emotionell schwer annehmbar, psychisch bedrückend, in ästhetischer Hinsicht absolut abzulehnen ist, und gleichgültig, ob es gesetzlich bzw. in einer bestimmten Religion erlaubt ist, oder ob es eine anthropologische Gegebenheit darstellt.

Leider (meiner Ansicht nach jedenfalls bedauerlicherweise) sind Ärzte hauptsächlich oder sogar fast ausschließlich nur in technischer Hinsicht ausgebildet. Es ist gar nicht unverständlich und ist sogar zum Teil gerechtfertigt, daß das Hauptinteresse der Medizin und ihrer Anwendungsbereiche rein technischer Art ist. Wenn in der Praxis oder im Studium ethische Fragen überhaupt erwähnt werden, so werden sie gewöhnlich von Ärzten oder Lehrenden behandelt, deren Antworten eher im Hinblick auf die Technik oder bestenfalls mit Rücksicht auf die Tradition erfolgen. Allerdings ändert sich dies schon in manchen Teilen der Welt. An vielen Universitäten in Holland oder in England, an manchen in Deutschland und auch in anderen Ländern, stellt Ethik einen Teil des Medizinstudiums dar, und an fast allen Universitäten der Vereinigten Staaten müssen Medizinstudenten auch Ethik studieren. Ein rein im technischen Bereich ausgebildeter Arzt kann und wird normalerweise auch ethisch handeln, aber es ist ein Handeln, das fast instinktiv verläuft, oft vollkommen auf die eigene Sichtweise eingeschränkt ist und daher unvermeidlich beinahe ausschließlich von der Tradition und der persönlichen Weltanschauung des Arztes abhängt. Man würde es für unannehmbar halten, wenn das praktisch-medizinische Handeln bloß instinktiv wäre oder nur von der Tradition oder dem eigenen Glauben abgeleitet wäre. Ethik zu studieren, wird weder das ethische noch das moralische Niveau der angehenden Ärzte heben, ebensowenig wie das Medizinstudium den Gesundheitszustand des Arztes verbessert. Aber die medizinische Lehre (genau wie die Lehre der Ethik) gibt dem angehenden Arzt die notwendigen begrifflichen Voraussetzungen mit, um medizinische (oder ethische) Probleme bewältigen zu können.

Medizinethik ist ein Fach, das uns alle (nicht nur Ärzte oder Krankenschwestern) angeht. Irgendwann werden wir alle Patienten sein. „Was soll ich tun?" ist immer (wenn auch oft nur teilweise und in unterschiedlichen Graden) eine ethische Frage. „Was kann ich tun?" ist nicht so sehr eine ethische, sondern eher eine technische Frage. Die beiden angeführten Fragen hängen voneinander ab: Was man „tun soll", wird erst durch die Frage, was man „tun kann", zu einer aktuellen Problemstellung gemacht, und letztere kann ohne die Überlegung, was man eigentlich „tun soll", zu einem gefährlichen „Tun" führen.

Es ist zum Beispiel heute fast immer möglich, einen Sterbenden noch eine unbestimmte Zeit lang am Leben zu erhalten: Fast immer ist man in der Lage, durch verschiedene Methoden den Tod eines Patienten für ein paar Minuten, Stunden oder Tage zu verzögern. Die meisten Menschen sterben (jedenfalls im Spital) nicht deshalb, weil zum Zeitpunkt ihres Todes das Sterben nicht zu verhindern war; sie sterben, weil der Arzt, die Familie oder das Team (offen oder stillschweigend) den Entschluß gefaßt haben, daß es mit dem Patienten nun zu Ende gehen solle, weil er schon lang genug gelitten habe. Man kann wohl Leben – in beschränktem Ausmaß – verlängern, aber soll man es tun? Wenn man sich allerdings wirklich dafür entschieden hat, etwas zu tun, es aber nicht kann, so regt diese Ohnmacht die Suche nach mehr Macht (also nach mehr Können) an. Die Frage des Sollens und die Frage des Könnens beeinflussen einander positiv: Was man „tun soll", veranlaßt einerseits die Suche danach, was man „tun kann", und andererseits gibt letztere Anlaß für die ethische Frage des Sollens [1, 2].

Oft tritt die Frage auf: „Was sollte ich (bzw. man) wirklich tun können?" Ob die ethische Frage aus der technischen hervorgeht, oder ob die technische Frage (und Lösung) ein Resultat der ethischen ist, kommt eben auf die Situation an. Aber diese Überlegung, „was man soll", ist eigentlich eher eine Frage, „was man kann". Gewöhnlich ist die Frage nach dem Sollen von verschiedenen Werten und nicht von sogenannten

„Tatsachen" abhängig. Werte und Tatsachen kann man allerdings nicht vollkommen voneinander trennen: Werte beziehen sich auf Tatsachen; und was man als Tatsache anerkennt, wird im Rahmen von Werten bestimmt [3]. Aber im großen und ganzen kommt die Frage: „Was soll ich tun?" auf die Weltanschauung des Patienten an (also darauf, was er für sich als „wertvoll" erachtet), und die Frage: „Was kann ich tun?" betrifft die technischen Gegebenheiten.

Die oft gestellte ethische Frage („Was soll ich denn tun?") ist ein Teil jedes Handelns: nicht nur oder besonders in der Medizin, sondern ein Teil jedes Handelns oder Nicht-Handelns, wenn man handeln könnte. Die Frage: „Was soll ich denn tun?" kann natürlich auch fast rein technisch sein („Was soll ich denn tun, wenn die Lungenentzündung durch Pneumokokken bewirkt wird?" zielt meist auf eine Auskunft bezüglich der richtigen Antibiotika ab). Sobald unser Handeln andere betreffen könnte (was mehr oder weniger für alles Handeln gilt), sind die ethische Frage und ihre Beantwortung Teil des Entschlusses zu handeln oder nicht zu handeln. Da Ethik mit allem Handeln verbunden ist, ist sie Teil allen Handelns, das mit der Medizin zu tun hat. „Was soll ich tun, wenn die Lungenentzündung durch Pneumokokken hervorgerufen wird bei einem an Krebs sterbenden Menschen, der nicht mehr leben will?" Um dies zu beantworten, muß man erstens wissen, was man tun kann, und dann schließlich und endlich entscheiden, was man tun soll. Solche Fragen werden zwar für gewöhnlich im Rahmen des Gesetzes, aber nicht durch das Gesetz zu lösen sein.

Der Zusammenhang zwischen Gesetz, Recht und Ethik ist oft kompliziert und für das Studium der Medizinethik besonders wichtig. Im menschlichen Handeln (und Ethik bezieht sich letztlich auf Handeln) besteht oft die Tendenz (man kann sogar sagen, die Versuchung), das, was „ethisch" ist, auf das zu reduzieren, was legal „erlaubt" oder „verboten" ist. Für Ärzte ist das, wenn es in der Behandlung eines Patienten zu ethischen Fragen kommt, oft höchst verführerisch: so kann man sich langes Grübeln ersparen. Wer aber glaubt, daß, was legal ist, deshalb zugleich ethisch sein müsse, erliegt einem Trugschluß. Vieles war schon oder ist heute legal, was kaum als ethisch angesehen werden kann: Man denke nur an die Juden- oder Zigeunermorde, an die verschiedenen Experimente in den Konzentrationslagern oder an das berüchtigte Tuskeegee-Experiment in den Vereinigten Staaten, an die Sklaverei oder an gewisse Gesetze, die nicht als ethisch vertretbar gelten können. „Das Recht" (das, was dem Rechtsempfinden entspricht oder das, was rechtmäßig ist) muß als die Basis von Gesetzen, die rechtmäßig oder unrechtmäßig sein können, verstanden werden. Man kann daher von „gerechten" und „ungerechten" Gesetzen sprechen. Aber die Begriffe „gerecht" oder „ungerecht" erfordern eine ethische und nicht einfach eine juristische Bestimmung. Im großen und ganzen könnte man behaupten, daß in einer zivilisierten Gesellschaft die Gesetze mehr der Ethik entsprechen, während in einer unzivilisierten die Ethik von der Gesetzgebung abhängt.

Ärzte (besonders in den Vereinigten Staaten, wo sie bekanntlich oft von Patienten geklagt werden) haben große Angst, nicht gesetzmäßig zu handeln, und meinen, daß ihre Handlungsfreiheit vom Gesetz stark eingeengt sei. Diese Ansicht entspricht aber kaum (auch nicht in den Vereinigten Staaten) den Tatsachen [4]. Die Handlungsfreiheit des Arztes (genau wie die Handlungsfreiheit des Richters) ist zwar im Gesetz keine absolute: Ärzte – wie Richter – müssen ihre Arbeit rechtfertigen können und sie im Rahmen gewisser Richtlinien ausführen. Aber Ärzten wie auch Richtern wird vom Gesetz gewöhnlich ein sehr großer Ermessensspielraum zugebilligt, der ihnen einerseits erlaubt, im einzelnen Fall individuell zu entscheiden, aber ihnen andererseits die Pflicht auferlegt, jeden Fall nach ethisch nachvollziehbaren Gründen zu behandeln [5]. Der Arzt hat also in ethischer Hinsicht für gewöhnlich eine große, durch die Gesetze gedeckte Handlungsfreiheit, innerhalb derer seine ethischen Erwägungen zum Tragen kommen.

Falls jedoch Gesetz und Ethik einander widersprechen, gerät der Arzt, der ethisch handeln will, in einen ernsten Konflikt. Hier ist zwischen persönlicher ethischer Ansicht und allgemein gültiger Ethik zu unterscheiden. Wenn beispielsweise Abtreibungen gesetzlich erlaubt sind, aber ein Arzt dies mit seiner persönlichen Moral nicht vereinbaren kann, darf und soll er nicht dazu gezwungen werden. Allerdings darf auch die Patientin nicht gezwungen werden, auf eine Abtreibung zu verzichten, sondern sie sollte zu einem anderen Arzt mit anderem Moralgefühl geschickt werden. Manchmal aber gibt es auch Gesetze, die den allgemein gültigen ärztlichen Moralbegriffen widersprechen: Patienten anders als andere zu behandeln, weil sie einer gewissen Rasse angehören; bei Hinrichtungen oder Folter mitzuhelfen; oder Patientinnen, die eine Abtreibung wollen, zu belügen (ein Gesetz, das für kurze Zeit in den USA in Kraft war, verbot Ärzten und Beratern, die an vom Staat unterstützten Kliniken tätig waren, mit ihren schwangeren Patientinnen über die Möglichkeit – selbst legaler – Abtreibungen zu sprechen). In solchen Fällen werden Ärzte vor ein schweres Problem gestellt: Allerdings unterscheidet es sich im Grunde genommen nicht von dem aller Menschen, die mit ungerechten Gesetzen konfrontiert werden. Der Arzt muß sich solche Entschlüsse ehrlich mit seinem Gewissen erkämpfen und alle Für und Wider ernsthaft gegeneinander abwägen. Statt dessen wird jedoch oft ein Vogel-Strauß-Verhalten geübt, indem durch spitzfindige Argumente ungerechte Gesetze zu gerechten „umgemodelt" werden. Nichtsdestoweniger ist es eine Gewissensfrage und muß von Fall zu Fall von jedem Arzt (und schließlich und endlich von der Ärzteschaft, die gemeinsam protestieren und sogar streiken kann und soll) bestimmt werden. Denn Ärzte sind – schon durch den hippokratischen Eid – nicht nur verpflichtet, die Heilung von Krankheiten zu versuchen, sondern auch Patienten „vor Unrecht zu schützen".

Medizinethik muß sich daher mit allem Handeln beschäftigen, das mit der Gesundheit oder Krankheit der Patienten zu tun hat; da soziale Zustände enorme Konsequenzen für die Gesundheit haben, müssen die

Fragen, mit denen sich Medizinethik im weiteren Sinn beschäftigt, weit über individuelle Fragen hinausgehen. Ethische Probleme in der Medizin beschäftigen sich keinesfalls nur mit dem Lebensende (so wichtig es auch ist). Medizinethik befaßt sich ebenso mit anderen Themen, wie etwa des Lebensanfanges, der Selbstbestimmung, sowie mit Fragen, die mit den Beziehungen zwischen Ärzten, Schwestern, Patienten und Verwandten zu tun haben. Aber es gibt noch andere wichtige Fragen, die aufs engste mit Medizinethik verbunden sind: Etwa soziale Gerechtigkeit (besonders angesichts der enormen Kosten medizinischer Behandlungen) oder eine Klärung dessen, was als experimentell bzw. als therapeutisch anzusehen ist, und wie man aus (ethischer Sicht) ein Experiment gestalten soll. Da, wie Virchow schon behauptet hat, Armut und andere soziale Zustände mit Gesundsein und Krankwerden zu tun haben, und da auch der allgemeine Stand der Erziehung und der Grad der Ausbildung nicht nur mit Armut und Reichtum, sondern auch mit der Möglichkeit, sich seine Gesundheit zu bewahren, zu tun haben, kann man auch solche sozialen Fragen nicht völlig von der Medizinethik trennen. Die Frage der Pflichten (von Ärzten, Schwestern, Patienten und des ganzen Systems) stellt ein wesentliches Problem dar, das immer wieder diskutiert wird. Zum Teil geht es um menschliche Pflichten, die in der Medizin nicht viel anders als im täglichen Leben sind, und zum Teil handelt es sich um Pflichten, die spezifisch für den Bereich der Medizin gelten. Da aber Medizin auch eine soziale Aufgabe darstellt, sind solche Fragen sozialer Art, die im Rahmen der Gesellschaft ihre Antwort finden müssen.

Medizin ist eine soziale Aufgabe, und Medizin auszuüben bedeutet, sozial zu handeln. Der Begriff von Krankheit oder Gesundheit, ob etwas als krankhaft, sündhaft (oder vielleicht sogar heilig), illegal oder normal anzusehen ist, wird von der Kultur und von der Gesellschaft bestimmt. Zwei Beispiele von vielen: Epileptische Anfälle galten einst als heilig, später als krankhaft; Onanie wurde in manchen Weltteilen zunächst als Krankheit eingestuft, mit der Ärzte und Chirurgen sich zu befassen hatten, und war sogar auf Todesurkunden als Todesursache gesetzlich anerkannt [6]. Inwiefern politische, religiöse oder andere Meinungsverschiedenheiten Formen von Irrsinn sind, ist ebenfalls mit der Kultur, in der diese zum Ausdruck kommen, verbunden. Was Krankheit ist, wird nicht nur von Ärzten und anderen Experten bestimmt, sondern ist eine kulturelle Tatsache. Obwohl natürlich Ärzte sich daran beteiligen müssen, sind es doch keinesfalls Ärzte oder „Experten" allein, die bestimmen, was als eigentliche Funktion der Medizin gelten soll und was nicht. Ärzte, Schwestern und alle, die etwas mit Medizin zu tun haben, sind Mitglieder ihrer Kultur, und ihr Handeln ist notwendigerweise mit der Kultur, aus der sie stammen, verbunden. Da alles Handeln schließlich mit der ethischen Frage des Sollens verknüpft sein muß, da Medizin ein Handeln ist, und da Medizin auch aufs engste mit der Kultur verbunden ist, so ist die ethische Frage des ärztlichen Sollens auch eine soziale und kulturverbundene Frage, die deshalb in der Gesellschaft diskutiert werden muß. Daher gehen solche Fragen uns alle an.

Ethische Fragen sind hauptsächlich philosophischer Art, die dann mit verschiedenen Fachgebieten in Zusammenhang gebracht werden können. Medizinethische Probleme betreffen nicht weniger philosophische Fragen, und deren Lösungen haben eine philosophische Grundlage. Das Thema dieser ethischen Fragen ist aber die Medizin, und deshalb muß, wer sich damit beschäftigen will, wenigstens ein wenig von Medizin verstehen. Das heißt keinesfalls, daß Medizinethiker Ärzte sein müssen oder gar umgekehrt (daß Ärzte Medizinethiker sein sollten). Wenn Ärzte sich mit Medizinethik befassen, dann besteht die Gefahr, daß die Probleme zu sehr auf das Medizinische reduziert werden, d.h., daß die Frage des ethischen Sollens zu einer Frage des technischen Könnens wird, und daß dabei die philosophische Seite verloren geht. Wenn allerdings Philosophen oder andere, die wenig von Medizin verstehen, sich der Medizinethik widmen, dann kann dies bezüglich der faktischen Gegebenheiten (mit denen jeder Fall notwendigerweise anfangen muß) zu völligen Mißverständnissen führen. Da die Behandlung ethischer Fragen einerseits einer philosophischen Grundlage nicht entbehren kann, es sich andererseits aber um Themen der Medizin handelt, müssen diejenigen, die in dem Fach wissenschaftlich arbeiten und es lehren oder Ethikberater in Spitälern sein wollen, von beiden Gebieten ziemlich viel verstehen.

Aber um sich diese Frage durch den Kopf gehen zu lassen und in der Diskussion mitreden zu können (und meiner Ansicht nach müssen wir das alle tun), braucht man kein tiefes Wissen von dem einen oder dem anderen zu haben. Wir alle haben unsere eigene Weltanschauung (unsere persönliche Philosophie), die mit unserer Kultur und unseren Lebenserfahrungen eng verbunden ist: Wir wissen doch etwas über Krankheit, Gesundheit, Sterben oder Geborenwerden. Und das sollte genügen, um an der Diskussion teilnehmen zu können. Schließlich sollten wir uns an Entscheidungen beteiligen, die uns alle irgendwann unvermeidlich betreffen müssen. Es ist meine Hoffnung, daß dieses Buch nicht nur als Lehrbuch für Medizinstudenten oder Krankenschwestern Verwendung finden wird, sondern daß es auch interessierte Laien nützlich finden werden.

Literaturangaben

1. Carse JP: The Social-Effect of Changing Attitudes Towards Death. Annals NY Academy Sciences 1978; 315: 322–328.
2. Loewy EH: Textbook of Medical Ethics. New York, NY: Plenum Publishers; 1989.
3. Dewey J: The Place of Judgement in Reflective Activity. In: John Dewey: The Middle Works, Vol. 8. (Hrsg: Jo Ann Boydston) Carbondale, IL: Southern Illinois University Press; 1989.
4. Meisel A: Legal Myths about Terminating Life Support. Arch Int Med 1991; 151: 1497–1501.
5. v. Troschke J, Schmidt H: Ärztliche Entscheidungskonflikte. Stuttgart, Deutschland: Ferdinand Enke; 1983.
6. Engelhardt HT: The Disease of Masturbation: Values and the Concept of Disease. Bulletin History Medicine 1974; 48: 234–428.

1. Kapitel: Geschichte, Kultur und Medizinethik

So wie eigentlich alles, kann Ethik im großen und ganzen, und Medizinethik insbesondere nur dann wirklich verstanden werden, wenn man die Entwicklungsgeschichte und den Zusammenhang berücksichtigt. Das Ethos einer gewissen Kultur (wie man sich in einer gewissen Kultur benimmt) sowie das Ethos eines bestimmten Berufs hat eine Entwicklungsgeschichte, die man in Betracht ziehen muß, will man das Handeln der Mitglieder dieses Berufs oder der Mitglieder einer Kultur verstehen. Außerdem entwickelt sich das Ethos eines Berufs im Rahmen einer gewissen Kultur und ist daher untrennbar mit der Kultur verbunden, in der das Handeln des Berufs stattfindet. Und wie sich eine Kultur entwickelt, ist unter anderem ein Resultat ihrer Geschichte, das wiederum von den materiellen Zuständen abhängt.

Ich will damit nicht sagen, daß ethisches oder unethisches Handeln vollkommen von der Kultur abhängt, in der dieses Handeln stattfindet, oder daß die Geschichte einer Kultur nur mit den materiellen Zuständen der Kultur zusammenhängt. Es gibt doch ethische Grundsätze, die überall, von allen Menschen (jedenfalls von allen Menschen, die wir als „normal" ansehen würden) und in allen Kulturen als gültig anerkannt worden sind, und die auch wahrscheinlich in der Zukunft anerkannt sein werden; aber wie solche Grundsätze in der Praxis genau ausgelegt werden, kommt auf die Kultur und die Geschichte dieser Kultur an. Es gibt da eine Menge erwähnenswerter Beispiele, von denen ich einige anführen will: Der Beschluß, einen Patienten nicht mehr zu behandeln und ihn sterben zu lassen, wurde zu verschiedenen Zeiten – und wird auch heute in verschiedenen Ländern – unterschiedlich gefällt. Manchmal gehörte es (und in verschiedenen Ländern gehört es auch heute noch) zur anerkannten Befugnis des Arztes, dies zu bestimmen: Diese Entscheidung wird beispielsweise in Norwegen hauptsächlich vom Arzt, in Dänemark meist vom Patienten – oder dessen Familie gemeinsam mit dem Arzt – getroffen. Darüber hinaus ist es oder war es in manchen Kulturen üblich, daß der Mann für seine Frau entscheidet. Zu behaupten, daß das eine „ethisch korrekt" und das andere „ethisch falsch" sei, würde eine Art ethischen Imperialismus darstellen. Bei diesen Beispielen gibt es aber eine grundlegende ethische Regel: Was getan oder nicht getan werden soll, muß schließlich – unter Berücksichtigung der Familie, des Behandelten und des ganzen Kontextes – hauptsächlich die Sache des Patienten sein (siehe 4. Kapitel). In vielen Kulturen ist es mitunter der Fall, daß Patienten solche Dinge selbst bestimmen wollen; in anderen

Kulturen überlassen Patienten dies dem Arzt oder der Familie, weil es eben üblich ist. Das heißt aber nicht, daß eine solche kulturelle Regelung im individuellen Fall auch zutreffend ist: Immer noch muß man die grundlegende Frage (in diesem Fall, daß der Patient selbst entscheiden soll, was geschieht) stellen, ob der Patient es auch so will. In einem Kulturkreis werden sich manche Patienten dafür aussprechen, nicht selbst den Entschluß zu fassen: Sie haben sich dafür entschieden, nicht zu entscheiden; hingegen werden Patienten in einer anderen Kultur, in der es nicht üblich ist, daß sie selbst die Entscheidung treffen, trotzdem selbst zu einem Entschluß kommen wollen.

Um ein Problem wirklich zu verstehen, muß man es also in dessen kulturellen und geschichtlichen Rahmen untersuchen. Man kann ein ethisches Problem als „nacktes" Problem und nicht eingebettet in dessen Kultur oder Geschichte analysieren; um dann aber mit einer solchen Analyse etwas anfangen zu können, muß man den ganzen Zusammenhang berücksichtigen. Eigentlich ist das in der Ethik nicht anders als in der „technischen" Medizin selbst: Man kann wohl die Diagnose und Therapie einer gewissen Krankheit diskutieren und damit mehr Verständnis für Patienten haben, und das Problem daher besser handhaben. Aber schließlich muß man, um eine gute Diagnose zu stellen oder um einen Patienten erfolgreich zu behandeln, die speziellen individuellen Verhältnisse des Patienten berücksichtigen – ohne das zu tun, kann man leicht eine Menge Unfug stiften. Es gibt gewisse anerkannte Regeln, die man befolgen muß, wenn man eine richtige Diagnose erstellen oder eine erfolgreiche Behandlung durchführen will; um diese aber bei einem bestimmten Patienten erfolgreich anwenden zu können, darf man nicht nur diesen Grundsätzen blind Folge leisten, sondern muß auch den individuellen Fall (seine Geschichte, seine Merkwürdigkeiten usw.) in Betracht ziehen.

In diesem Kapitel will ich kurz die Entwicklungsgeschichte der Medizinethik (zumindest im Westen) beschreiben. Es ist eigentlich schade, daß ich mich auf den Westen beschränken muß, denn wie solche Fragen im Orient gehandhabt werden, ist wichtig und interessant; leider aber verstehe ich nicht genug, um damit wirklich umgehen zu können. Die Geschichte der Medizinethik zeigt uns, daß manche der Fragen von heute schon immer gestellt worden sind: Obwohl unsere technischen Möglichkeiten die Fragen anders gestaltet haben (und obwohl solche Möglichkeiten auch neue Fragen hervorgebracht haben), sind die menschlichen Bedingungen zu solchen Fragen doch dieselben geblieben: Hoffnungen, Ängste, Freude, Schmerzen und das Mysterium des Geborenwerdens und des Sterbens. Die Hauptänderung im letzten Jahrhundert besteht darin, daß unsere technischen Möglichkeiten nicht nur quantitativ größer geworden sind, sondern sich auch qualitativ, und in vieler Hinsicht radikal, geändert haben. Die Technik, und nicht nur in der Medizin, ist heutzutage dazu imstande, Eigenschaften, die den Begriff des „Menschen" ausmachen, grundlegend ändern zu können und sogar die weitere Existenz unserer Erde zu gefährden. Vielleicht könnte man den alten Spruch: „Fiat iustitia, pereat mundi" (wenn auch schwer) rechtfertigen, wenn nur die eigene, relativ kleine Polis gefährdet wäre: Aber heute, da Gerechtigkeit auszuüben, den Weltuntergang oder die Verheerung einer enormen Anzahl von Menschen oder Gegenden heraufbeschwören kann, muß man dieses isolierte „Gerechtigkeitsausüben" (kann man dies noch wirklich Gerechtigkeit nennen?) zumindest bezweifeln [1]. Unsere heutigen technisch-wissenschaftlichen Fähigkeiten sind so enorm geworden, unser „Wissen" selbst kann solch gräßliche Folgen haben und unser Tun kann derart verheerend wirken, daß man die alte Ethik angesichts der neuen Tatsachen wenigstens nochmals überprüfen sollte.

Ursprüngliche Medizin

Ethik war sicherlich immer ein Teil der Entschlüsse, die Ärzte oder ihre Vorgänger treffen mußten [2]. Die Frage: „Soll ich das tun?" wurde (offensichtlich) nicht so oft gestellt, da die Frage: „Kann ich da etwas tun?" oftmals mit „nein" beantwortet werden mußte. Aber trotzdem haben seit uralten Zeiten Leute mit Krankheiten und Unfällen zu tun gehabt. Leider wissen wir nur allzu wenig über diese Urzeiten.

In primitiven Kulturen haben alle Männer eines Stammes Wild gejagt und Wurzeln und anderes Eßbares gesammelt. Es scheint wahrscheinlich, daß bald aus verschiedenen Gründen manche Mitglieder eines Stammes dazu bestimmt wurden, nicht mitzujagen, sondern lieber Speere herzustellen oder Flintsteine zu schleifen. Solche Menschen waren also die ersten „Spezialisten": Menschen, die von anderen erhalten wurden, um etwas zu tun, das sie besonders gut ausüben konnten.

Alle Menschen fürchten sich vor dem Unbekannten oder Unsicheren und versuchen, diese Furcht durch „Wissen" zu besiegen. „Wissen" ist bequemer als „Nicht-Wissen", selbst wenn solches Wissen nicht wirklich wahr sein sollte. Um das Unverständliche (oder Unverstandene) zu erklären und damit leichter umgehen zu können, haben Menschen immer wahre oder unwahre Theorien aufgestellt, die sie getröstet und beruhigt haben. Man kann annehmen, daß gewisse Menschen eines Stammes mehr Affinität zu solch einer Theoriefindung als andere hatten, und daß sie daher für den Umgang mit Unerklärtem ausgewählt wurden. Vielleicht kann man hier das Urbild des Intellektuellen sehen: Jemand, der von der Allgemeinheit nicht unterstützt wird, um „Sachen" herzustellen, sondern um mit abstrakten Ideen umzugehen [3]. Und zu diesen angsterregenden und erschreckenden Vorstellungen gehörten etwa Sterben, Geborenwerden, Krankwerden usw. Der erste Priester oder Schamane war also sowohl der Vater der Religion als auch der Vater der Medizin. Religion und Medizin ähneln einander sehr in ihren Wurzeln und in ihrer Geschichte, was auch im Laufe der Zeit immer wieder erkennbar ist. Vielleicht steckt auch ein wenig des nicht seltenen Streits zwischen Medizin und Religion in dieser Geschichte. Es ist nicht erstaunlich, daß

Theologen in der heutigen Zeit oft die ersten gewesen sind, die sich mit Fragen der Medizinethik beschäftigt haben.

Schamanen waren keine Schwindler: Sie glaubten, genau wie unsere Ärzte heute, an den Wert ihrer Tätigkeit, und offensichtlich hatte diese Tätigkeit „Wert": Erstens tatsächlichen Wert, denn viele der Heilpflanzen waren sicherlich nützlich und viele der einfachen Eingriffe erfolgreich; und zweitens war sie wertvoll im symbolischen und fast im psychotherapeutischen Sinn. Man weiß, daß schon damals Brüche geheilt und Schädel trepaniert worden sind: Wozu das allerdings geschehen ist – um die bösen Gespenster herauszulassen oder um Blutgerinnsel zu entfernen – ist unbekannt. Die ethische Frage für den Schamanen, der glaubte, daß er „könne", war aber nicht anders wie heute die Frage für den Arzt, der zwar „kann" (oder annimmt, zu können), aber nicht weiß, ob er „soll".

Medizin und Ethik der Medizin im Altertum

Die ersten wirklichen Zeugnisse, die wir von der Medizingeschichte und deren Ethik haben, stammen von den Babyloniern, den Ägyptern und den Griechen. Die Medizin war, soweit wir das wissen können, viel weiter entwickelt, als wir vielleicht glauben [4]. Chirurgische Eingriffe, etwa bei grauem Star oder bei Beinbrüchen, waren sowohl in Mesopotamien als auch in Ägypten üblich, wo es Spezialisten verschiedener Art bereits gab. Im Kodex von Hammurabi (1792–1750 v. Chr.) findet man auch Regeln für die Praxis der Medizin sowie Strafen für Ärzte, die den Patienten Schaden zufügten. In Ägypten war Medizin aber nicht immer mit Religion verbunden: Fortschritte wurden meist dann erzielt, wenn Religion und Medizin völlig unabhängig voneinander waren. Die verschiedenen ägyptischen Papyri lassen uns erstaunlich gut die Entwicklung einer höchst spezialisierten und in hohem Ausmaß geregelten Medizin innerhalb der ägyptischen Kultur erahnen.

Wenn man von der Medizin im griechischen Altertum spricht, so versteht man darunter für gewöhnlich Hippokrates und sein „System". Aber bei den Griechen gab es vielerlei Medizinsysteme, und das System des Hippokrates war keineswegs das meistverbreitete. Zum Unterschied von Babylon oder Ägypten, wo nicht jeder sich einfach Arzt nennen durfte, war Medizin im griechischen Altertum keineswegs staatlich reguliert oder spezialisiert. Das Ziel und die Absicht – und im großen und ganzen überhaupt die Ethik – des hippokratischen Arztes bestand in der guten und möglichst erfolgreichen Anwendung seines Wissens. Das Wichtigste seiner Ethik war es, dies so erfolgreich wie möglich zu tun [5]. Der hippokratische Eid war in der Kultur der Griechen und später in der der Römer ein wichtiges Werkzeug, um den guten Ruf des Arztes und der Ärzteschaft zu hüten und zu bewahren. Der Eid wollte das Verhältnis zwischen Lehrern und Studenten regulieren, machte es zu Pflicht, das Gelernte an gewisse andere Menschen weiterzugeben und stellte Regeln bezüglich ärztlicher Pflichten und ärztlichem Anstand auf. In erster Linie wurde der Eid aber nicht zum Wohle des Patienten geschaffen: Gut, d.h. erfolgreich zu handeln war wichtig, weil sonst der Ruf der Medizin und der Ärzte beeinträchtigt worden wäre. Die Regeln des Eids wurden hauptsächlich deswegen geschaffen, um die ärztliche Kunst nicht in Mißkredit zu bringen und den Ruf des Arztes zu schützen. Andererseits hatten die ethischen Begriffe der Pythagoräer einen besonders großen Einfluß auf den hippokratischen Korpus, und in vieler Hinsicht, z.B. in Bezug auf Unsterblichkeit und Wert des Lebens, sind die Pythagoräer die Vorläufer der christlichen Religionen. Im großen und ganzen war die Ethik der griechischen Medizin, wie Edelstein sagt, aber doch eine Ethik des „äußeren Geschehens" oder der „äußeren Leistung" und nicht eine der „inneren Absicht" [6].

Das Hauptanliegen für die ärztliche Ethik im griechischen Altertum war nicht, wie gut der Arzt tatsächlich war, oder was er tatsächlich tun wollte, sondern, ob der Arzt und die Medizin einen guten Ruf hatten. Wie der Arzt sich zu benehmen und zu sprechen hatte, wie er sich bewegen und kleiden sollte, was er überhaupt behandeln durfte – denn manche Eingriffe waren zu riskant und stellten eine Gefahr für den guten Ruf der Medizin dar – all das wurde ausgiebig besprochen und in Regeln festgehalten. In den Werken des Hippokrates und seiner Schüler wird zwar „die Liebe zur Kunst, die die Liebe zum Menschen mit sich bringen muß", betont, aber im wesentlichen scheint doch der gute Ruf der Kunst und derer, die die Kunst ausüben, von größter Wichtigkeit gewesen zu sein [5, 6]. Immer noch war es hauptsächlich eine Ethik des „äußeren Geschehens" oder der „äußeren Leistung", und nicht eine der „inneren Absicht".

Der Arzt war bemüht, seinen Beruf gut und ehrbar auszuüben, aber nicht so sehr um des Patienten willen, sondern um der „Kunst" (und dem Arzt selbst) einen guten Ruf zu verschaffen.

In vieler Hinsicht hat sich diese Haltung nicht sehr stark geändert. Wie eh und je ist das Interesse der Medizin und der Ärzte an ihrem guten Ruf klarerweise hoch. Es ist eine Frage der Gewichtung. Ethisch gesehen ist man darauf erpicht, etwas, das einem anderen nützen soll, so gut wie möglich zu machen, weil man dem anderen helfen will: Daß dabei der Arzt selbst – und die ärztliche Kunst – an Ruf gewinnen, ist sicherlich wünschenswert, aber nicht in erster Linie die Hauptsache. In der Ärzteschaft gibt es jedoch auch heute viele, die ihren Beruf deshalb gut ausüben, um mehr „Kunden" zu bekommen, und denen das Wohl des Patienten nur in zweiter Linie wichtig ist. Die Philosophie des freien Marktes fördert natürlich einen solchen Standpunkt. Es herrscht sogar in manchen Weltteilen die Anschauung, derzufolge dieser Standpunkt nicht nur erlaubt, sondern sogar wünschenswert ist (siehe 9. Kapitel).

Der hippokratische Eid im griechischen Altertum betraf nur die Minderheit der Ärzteschaft, denn die meisten Ärzte waren von anderen, völlig unterschiedlichen „Schulen" [7]. Nicht nur bestand ein großer philosophischer Unterschied zwischen den verschiedenen Schulen, sondern auch hinsichtlich des Begriffes der Krankheit. Sowohl Ausbildung und Vorbedingungen zur Ausübung des Berufes als auch die ethischen Regeln unterschieden sich weitgehend je nach „Schule". Der hippokratische Eid selbst ist zwar erhalten geblieben, läßt sich aber teilweise für heutige Begriffe nur schwer anwenden; in vieler Hinsicht widersprechen Teile der damaligen Ethik modernen Bedingungen. Chirurgie, Abtreibungen, in manchen Kulturen Sterbehilfe u.a.m. sind in der Medizin zur Routine geworden. Darüber hinaus beinhalten die Ethik der Griechen (nicht nur der hippokratischen Ärzte) sowie die Ethik im ägyptischen Altertum drei anerkannte Pflichten: (1) Schmerzen zu lindern, (2) die Natur und ihr natürliches Gleichgewicht beim Heilen der Kranken zu unterstützen (die Theorie von Körpersäften war hier wichtig); und (3) Kranke, die von ihrer Krankheit „überwältigt" sind, nicht zu behandeln (also nichts mit wahrscheinlich hoffnungsloser Krankheit zu tun zu haben). Die Behandlung anscheinend hoffnungsloser Krankheiten war nicht nur keine Pflicht, sondern sogar – wiederum hauptsächlich des Rufes wegen – dem Arzt verboten [8].

Diese grundlegenden Regeln im Altertum haben sich mehr oder weniger bis ins Mittelalter um die Zeit Roger Bacons im 13. Jahrhundert und der großen Pest im 14. Jahrhundert nicht wesentlich geändert. Körpersäfte waren nicht mehr so wichtig, aber die Hauptregeln, Schmerzen zu lindern und Todkranke nicht zu behandeln, haben sich erhalten. Wie später ausgeführt, besteht Schmerzminderung noch immer als eine (wenn auch oft schlecht ausgeübte) Pflicht; jedoch die Praxis, „hoffnungslose" Patienten nicht zu behandeln, hat sich mit der Entwicklung der „wissenschaftlichen Methode" und der daraus entstehenden Technik der neuen Methodik drastisch geändert.

Die hellenistische und römische Welt

Zu hellenistischen Zeiten wurden griechische Kultur und griechisches Wissen (sowie griechische Ethik, die natürlich durch verschiedene kulturelle Bedingungen in verschiedenen Ländern unterschiedlich gestaltet wurde) über die ganze damals bekannte westliche Welt verbreitet. Die Römer gerieten – schon lange, bevor sie selbst die volle Macht ergriffen hatten – ebenfalls unter diesen Einfluß, so daß ihre Entwicklung eng mit der helllenistischen Welt verbunden war.

Die Hebräer hatten bekanntlich ziemlich weit fortgeschrittene medizinische Kenntnisse, die besonders die Wichtigkeit der Hygiene und des Lebens betonten. Damals wie heute galten in der hebräischen Ethik als oberstes Gebot der Schutz und die Rettung des menschlichen Lebens. Diese Regel hat Vorrang vor allen anderen religiösen oder nichtreligiösen Vorschriften: Um ein Menschenleben (sogar das eines Feindes) zu erhalten, dürfen alle anderen Regeln gebrochen werden. Der Einfluß der Griechen und der hellenistischen Welt (sowie später der Einfluß der Römer und des Christentums) auf die hebräische Ethik war zwar spürbar, hat aber die grundlegenden Regeln kaum geändert.

Trotz des hippokratischen Eides, dessen Wichtigkeit natürlich nach wie vor gegeben ist, findet man im ersten Jahrhundert nach Christus die ersten Schriften der Medizinethik, die für unsere Ohren „modern" klingen: Scribonus Largus, der vom 2. bis zum 52. Jahr nach unserer Zeitrechnung gelebt hat, war ein griechischer Sklave und ein Heide, wie viele oder zunächst fast alle Ärzte im Römischen Reich im ersten Jahrhundert [9, 10]. Er diente in der römischen Armee, war Pharmakologe und schrieb auch das erste Lehrbuch der Pharmakologie. Pharmakologie war damals eine fragwürdige und umstrittene Lehre: Da man Gifte nicht genau bestimmen, wägen und dosieren konnte und deren Zusammensetzung und Wirkung auch nicht genügend kannte, war auch die Pharmakologie ungenau, und die Anwendung von Giften dementsprechend äußerst gefährlich. Ob es ethisch wäre, solche „Arzneien" anzuwenden, stand damals oft zur Diskussion. In seinem Lehrbuch befaßt sich Scribonus im einleitenden Kapitel mit Medizinethik, und zwar nicht im Sinne des „äußeren Geschehens" oder der „äußeren Leistung", sondern eher im Sinn der „inneren Absicht". Es ist vielmehr das „Wohl" des Patienten als der Ruf des Arztes (oder dessen Tätigkeit selbst), das hauptsächlich wichtig ist. Hier z.B. kann man die Regel finden, daß der Arzt den Feind genauso wie den Freund behandeln müsse, was umso bemerkenswerter ist, als Scribonus selbst beim Militär diente. Aus dem Werk geht hervor, daß viele Ärzte bereits in dieser Weise dachten, denn Scribonus spricht von dieser Regel nicht als etwas Neuem, sondern als selbstverständlicher, bereits voll anerkannter ärztlicher Sitte.

Obwohl uns die Werke des Scribonus eine gute Vorstellung des Denkens in der Medizinethik zu römischen Zeiten vermitteln, stimmt – soweit wir wissen – die Praxis der Medizin kaum mit den von Scribonus empfohlenen Grundsätzen der Ethik überein. Wie wir später sehen werden, hat Galen, der wahrscheinlich repräsentativer hinsichtlich der Praxis zu dieser Zeit ist, eine viel selbstsüchtigere Medizinethik vertreten. Da der Einfluß Galens sich bis weit ins Mittelalter erhalten hat, werden wir diesen im nächsten Abschnitt weiter kurz diskutieren.

Mittelalter

Das Mittelalter dauerte ungefähr von der justinianischen Pest im 6. Jahrhundert bis zur Pest des 14. Jahrhunderts. Während dieser Zeit wurden in der Medizin keine wirklich großen Fortschritte gemacht. Vom zweiten Jahrhundert bis ins spätere Mittelalter war Galen (129–199) nahezu von überragender Bedeutung: Seine Lehren wurden fast vergöttert. Die Kirche unterstützte diesen absoluten Glauben an alles, was Galen sagte, und ein Großteil des Medizinstudiums bestand darin, die Schriften des Gelehrten auswendig zu lernen. Obwohl Galen die Meinung vertrat, daß es optimal sei, wenn Ärzte Philosophen wären und die Ausübung ihrer Tätigkeit sich auf Menschenliebe stützte, so sah er keinen Widerspruch darin, daß Ärzte nicht aus solch edlen Motiven, sondern aus Gründen der Habsucht oder des Prestiges ihren Beruf ausüben. Der Beweggrund war für Galen gleichgültig: Dieser ist eine persönliche Angelegenheit, und andere geht es nur an, ob der Arzt im technischen Sinn gut ist. Beweggründe haben keine innere Verbindung mit der Medizin oder deren Ethik. Damit ist wiederum eine Ethik des „äußeren Geschehens" oder der „äußeren Leistung" und nicht eine der „inneren Absicht" gegeben [5].

Da während des Mittelalters die meisten Ärzte Priester waren und die Ausbildung der Ärzte unter kirchlicher Kontrolle stand, war der Einfluß der Kirche überwältigend. Das hatte sowohl Vor- als auch Nachteile. Die Kirche betonte – selbst wenn sie es kaum immer ausübte – christliche Nächstenliebe, so daß Heime für Arme, Alte und Reisende entstanden, die sich dann später größtenteils zu Spitälern entwickelten. Andererseits klingen die Regeln, unter denen Ärzte arbeiten mußten, für unsere Ohren merkwürdig: z.B. war es die erste Pflicht des Arztes, darauf zu bestehen, daß ein schwerkranker Patient gebeichtet und wenn nötig, die letzte Ölung vom Priester empfangen hatte! Falls dies nicht geschehen war, durfte der Arzt vom Gesetz her den Patienten nicht weiter behandeln.

Vom Arzt wurden Wohltätigkeit, sowie Tüchtigkeit (nach den Lehren von Galen) erwartet. Aktive Sterbehilfe und Abtreibung (aber nur, nachdem sich der Fötus angefangen hat zu bewegen) waren striktest verboten; weiters gab es mannigfaltige kirchliche Regeln, die die Ärzte einzuhalten hatten. Mediziner konnten Krankheiten kaum nützlich beeinflussen, und oft war deren Eingreifen sogar höchst schädlich. Chirurgen – die nicht an der Universität geschult wurden – konnten wenigstens bei Unfällen, Brüchen und auch sonst durch kleine Eingriffe manchmal helfen; Bader ließen nach ärztlicher Vorschrift zur Ader, was öfters allerdings schädliche Folgen hatte.

Die Pest, die sich von 1348 bis 1352 über ganz Europa verbreitete und zwischen einem Viertel und einem Drittel der Bevölkerung hinraffte, hat erstaunlicherweise nicht nur auf die Ethik, sondern auf die gesamte Kultur einen kaum zu überschätzenden Einfluß gehabt [11, 12, 13]. Ganz Europa hat sich nach der ersten Pestzeit grundlegend geändert. So ist die Leibeigenschaft (jedenfalls im Westen Europas) mit der Pest zu Ende gegangen; das soziale Gefüge hat sich dadurch, daß wenige von vielen geerbt haben, grundlegend geändert. Durch den Mangel an menschlicher Arbeitskraft lagen Felder brach; und Wälder, die vorher durch den Eingriff des Menschen zu Ackerland kultiviert worden waren, breiteten sich allmählich wieder aus; Viehzucht benötigte Wälle und Zäune, und dies wiederum führte zu Gesetzesänderungen; nationale Sprachen begannen, Französisch als bislang einzig anerkannte Sprache zu ersetzen, und Kunst und Malerei änderten sich grundlegend [14].

In der Pestzeit ist ein Großteil der Ärzte ums Leben gekommen – im Verhältnis zur übrigen Bevölkerung war die Sterberate bei Ärzten besonders hoch – und es scheint, daß Ärzte ihre Patienten nicht allein gelassen haben, sondern bei ihnen verweilt und mit ihnen dadurch den Tod gefunden haben [11, 15]. Die Tatsache, daß die Medizin nicht einmal in der Lage war, die Pest einleuchtend zu erklären, geschweige denn gegen die Epidemie etwas unternehmen zu können, hat Reformen in der Medizin und im Medizinstudium mit sich gebracht. Spitäler haben sich von kirchlichen Anstalten rasch zu Krankenhäusern in unserem heutigen Sinn entwickelt – zu Orten, an denen auch gelehrt und geforscht wurde, und wo auch immer mehr Bücher zu finden waren. Interesse für Medizinethik, damals „Deontologie" genannt, das nicht nur ausschließlich im Rahmen der Religion stand, ist von neuem entstanden [11, 16, 17].

Mit Francis Bacon hat man angefangen, anders über die Pflichten der Medizin zu denken. Im Unterschied zum Altertum und bisher gab es für Bacon drei Pflichten: (1) Die Gesundheit zu bewahren; (2) Krankheiten zu heilen; und (3) das Leben zu verlängern. Das Lindern der Schmerzen – obwohl er nicht selbst darüber schreibt – hat auch damals wie heute weiterhin als Pflicht bestanden. „Leben zu verlängern" war aber nun eine neue Pflicht mit vielen positiven Auswirkungen – die jedoch heutzutage manchmal fast zur Besessenheit geworden ist [3] (siehe 7. Kapitel).

Vom Zeitalter der Aufklärung bis heute

Die schnelle Entwicklung der Wissenschaften im Zeitalter der Aufklärung hat klarerweise auch die Medizin und die Medizinethik mitgerissen. Fortschritte in Chemie, Physik und Biologie sowie die damit zusammenhängenden Entwicklungen in der Technik ermöglichten einen Stand der Medizinwissenschaft wie nie zuvor. Die neuen philosophischen Gesichtspunkte hatten – und haben auch heute noch – einen enormen Einfluß auf die Medizinethik. Die Weltanschauung der Menschen änderte sich wesentlich und führte zu Erwartungen des „Besserwerdens" in vollkommen neuer Sichtweise.

Ärzte und ärztliche Wissenschaftler mußten sich aber nach wie vor zunächst einer grundlegenden humanistischen Bildung unterziehen. Um Arzt zu werden, mußte man vorher Geschichte, Philosophie, Sprache und Kunst studiert haben. Technisches Können wurde in humanistisches Verständnis eingebettet. Aber die Medizinwissenschaft und die Medizintechnik sind mit der Zeit und der sich fast explosiv entwickelnden Technik immer komplizierter geworden, und es gab immer mehr zu lernen und zu verstehen: Die Versuchung, die humanistische Seite zu vernachlässigen und nur die medizinwissenschaftliche oder medizintechnische gelten zu lassen, war oft überwältigend. „Der Arzt weiß es am besten" und bestimmt daher allein, was zu machen ist, war ein selbstverständlicher Grundsatz, demzufolge der Arzt handelte, und dem sich nur wenige öffentlich entgegenstellten. Dies geschah zum Teil in der Literatur und in der Malerei, indem diese oben beschriebene gängige Haltung des Mediziners in der Kunst dieser Zeit oft ins Lächerliche gezogen und zum Teil sogar verspottet wurde. Dies wird anhand der völlig unterschiedlichen bildlichen Darstellung des Arztes bei dem Maler Jan Steen im 17. und den Skizzen von Honoré Daumier im 19. Jahrhundert ersichtlich. Ärzte „konnten" immer mehr als andere und maßten sich daher auch an, selbst zu bestimmen, inwieweit man etwas tun „konnte" bzw. auch tun „sollte". Dieses „bessere Wissen" entwickelte sich mehr zur Frage des „besseren Könnens" und immer weniger zu einer Frage des überlegten „Sollens".

Der Einfluß der Aufklärung brachte aber nicht nur wissenschaftliche oder technische Fortschritte mit sich. So wie die Aufklärung enorme Veränderungen in der Wissenschaft, Technik, Medizin und Philosophie hervorgerufen hat, so hat sie vielleicht noch größere Umwälzungen im sozialen und politischen Leben zur Folge gehabt. Die Idee des Individuums und das Gefühl der Selbstbestimmung des Menschen haben sich bereits im 11. Jahrhundert zu entwickeln begonnen, sich aber besonders mit der Reformation im 16. Jahrhundert verbreitet. Das eigene Heil, das man sich entweder selbst schafft oder zu dem man von Gott vorbestimmt ist – im Gegensatz zum ganz persönlichen Heil, das nur von einem selbst abhängt (was viel stärker von den Protestanten als von den Katholiken betont worden ist) – führt natürlich zu einer höchst individuellen Weltanschauung, die einerseits zum Kapitalismus und andererseits zur Demokratie geführt hat [19, 20]. In dieser Entwicklung steckt der Kern eines Konflikts: Kapitalismus stützt sich auf eine betont individuelle Weltanschauung; im Gegensatz dazu wird zwar in der Demokratie individuellen Ansichten Respekt gezollt, dennoch muß Demokratie eine Angelegenheit der Gemeinschaft sein.

Auf die Medizinethik haben diese Veränderungen der Weltanschauung einen enormen Einfluß gehabt. Menschen waren nicht mehr so ganz zufrieden damit, Ärzte allein Entschlüsse und Entscheidungen treffen zu lassen: In gewisser Weise waren die Menschen zwar bezüglich der Heilkunst auf den Arzt angewiesen, aber sie wollten in zunehmendem Ausmaß mit- oder sogar selbst bestimmen. Die Idee von Patientenrechten resultiert aus diesen Veränderungen in der allgemeinen Weltanschauung sowie aus der besseren Aufklärung und Erziehung des Volks. Um über Rechte nachdenken zu können, um solche überhaupt anzustreben und mit „Experten" (oder denen, die eben zur Zeit als solche gelten) diskutieren zu können, muß erst ein gewisser Stand der Erziehung erreicht worden sein.

Es waren besonders die Greuel des Zweiten Weltkrieges (wie auch die Greueltaten anderswo), die das neuerliche Interesse an der Medizinethik hervorgerufen haben: Der nationalsozialistische Staat mit seinen Konzentrationslagern, seinem Vernichtungsprogramm, das mit dem Holocaust endete; und die Versuche, die ohne Einwilligung und oft sogar unter Gewaltanwendung an Menschen (nicht nur unter den Nationalsozialisten) unternommen worden sind; die Bestrebungen der sogenannten „Rassenhygiene" [21, 22], Versuche in den Vereinigten Staaten (etwa in Tuskegee, Alabama, wobei Schwarze, die Lues hatten, jahrzehntelang absichtlich nicht behandelt worden sind, um den Fortgang der Krankheit studieren zu können) [23, 24]; wie auch einfach die Tatsache, daß sich Ärzte kaum immer als vertrauenswürdige Wohltäter verhalten haben, haben eine Massenempörung hervorgerufen, die schließlich zu verschiedenen internationalen Sicherheitsregeln geführt hat. Damit ist auch wieder das Interesse am weiteren Studium der Medizinethik erwacht.

Die moderne Entwicklung des Studiums und der Forschungen im Bereich der Medizinethik hat im zweiten Teil des 20. Jahrhunderts in den Vereinigten Staaten begonnen. Zu den Wegbereitern dieser Entwicklung kann man den Theologiehistoriker und Philosophen Hans Jonas (der einst vor den Nationalsozialisten fliehen mußte) und die Theologen Paul Ramsey und Joseph Fletcher zählen. Obwohl heute Theologen noch immer auf dem Gebiet der Medizinethik tätig sind, wird Medizinethik heutzutage hauptsächlich von Philosophen und öfters auch von Ärzten betrieben. Medizinethik als Pflichtfach ist in den Vereinigten Staaten sehr verbreitet und fängt auch in Europa an, sich durchzusetzen. In England, Holland und Dänemark sowie auch in anderen Teilen Europas wird Medizinethik an vielen medizinischen Fakultäten zum Teil als Wahl- und teilweise bereits als Pflichtfach gelehrt, und in verschiedenen europäischen Ländern entwickeln sich etliche Zentren für das Studium der Medizinethik, die oft mit medizinischen Fakultäten engst verbunden sind. Das Interesse an diesem Wissenschaftszweig ist im raschen Steigen begriffen.

Vor allem fangen auch Laien an, Interesse an den Fragen der Medizinethik und an deren Diskussion zu zeigen. Man muß in diesem Zusammenhang die sogenannten „ethics councils" in Dänemark erwähnen, die dazu dienen, eine offene Diskussion dieser Themen zu fördern. Diese „ethics councils" bringen medizinethische Fragen zu einer allgemeinen Diskussion und versuchen, einen Konsens über diese Fragen zu erzielen. Außerdem entwickelt sich der Bereich der Fragestellungen dahingehend, daß man keinesfalls nur individuelle Probleme, sondern auch Struktur- und Gemeinschaftsprobleme unter dem Begriff „Medizinethik" versteht. Medizinethiker haben nicht nur in Spitälern, in denen Versuche an Patienten durchgeführt werden, in sogenannten Ethikkomitees mitzureden (die aber nicht dasselbe wie „ethics committees" in Amerika sind), sondern befassen sich auch mit der Entwicklung des Gesundheitswesens und der staatlichen Sozialpolitik. Um nützlich zu sein, darf sich Medizinethik nicht einfach mit individuellen Problemen und individuellen Fällen beschäftigen. Da solche individuellen Fälle notwendigerweise in eine bestimmte Gesellschaft mit den jeweils dazugehörigen sozialen Problemen eingebettet sind, müssen jene sozialen Probleme gleichfalls in Betracht gezogen werden.

Medizinethik hat sich also in den letzten Jahrtausenden sehr geändert, und dieser Prozeß setzt sich auch weiterhin fort. Teilweise hat dies mit den Veränderungen in der Medizin und mit dem Begriff und dem Inhalt der Medizin zu tun; zu einem großen Teil hängt es mit der Entwicklung der Medizinphilosophie zusammen, und zum Teil wird es von den technischen Möglichkeiten, der aufgeklärteren Weltanschauung und letztlich von der Ökonomie bestimmt, die das Gesundheitswesen finanzieren muß. Wenn sich Laien gut über die Probleme informiert haben, so ist die Tatsache, daß Laien sich heute an der Diskussion beteiligen, ein Vorteil. Wie oben ausgeführt, beginnt die Medizinethik, die sich in den letzten paar Jahrzehnten meist mit individuellen Fragen und Patientenrechten beschäftigt hat, sich jetzt intensiv anderen Fragen zuzuwenden und den Versuch zu machen, die Fragen der individuellen Rechte im Rahmen der Gemeinschaft und der Gesellschaft zu gestalten. Dieser Versuch wird, glaube ich, die Medizinethik in den nächsten Jahrzehnten anregen und grundlegend ändern.

Literaturangaben

1. Jonas H: Das Prinzip Verantwortung. Frankfurt a/M, Deutschland: Suhrkamp; 1984.
2. v. Engelhardt D: Medizinethik aus der Sicht der Medizingeschichte. Schweizer Rundschau Medizin 1993; 82(23): 696–702
3. Loewy EH: Textbook of Medical Ethics. New York, NY: Plenum Publishers; 1989.
4. Eckart W: Geschichte der Medizin. Berlin, Deutschland: Springer Verlag; 1990.
5. Edelstein L: The Professional Ethics of the Greek Physican. Bulletin History Medicine 1956; 30(5): 391–419.
6. Edelstein L: Der Hippokratische Eid. Zürich, Schweiz: Artemis; 1969.
7. Carrick P: Medical Ethics in Antiquity. Boston, MA: D. Reidel; 1985.
8. Amundsen DW: The Physican's Obligation to Prolong Life: A Medical Duty without Classical Roots. Hastings Center Report 1978; 8(4): 23–31.
9. Deichgräber K: Professio Medici: Zum Vorwort des Scribonius Largus. Abhandlung Akademie Mainz 1950; 9: 856–862.
10. Hamilton JS: Scribonius Largus on the Medical Profession. Bulletin History Medicine 1986; 60: 209–216.
11. Rath G: Ärztliche Ethik in Pestzeiten. Münchner Med Wochenschr 1957; 99(5): 158–162.
12. Hupner G: After the Black Death. Bloomington University Indiana Press; 1986.
13. Gottfried RS: The Black Death. New York, NY: Free Press; 1986.
14. Marks G: The Mediaeval Plague. New York, NY: Doubleday Book Co; 1971.
15. Campbell AM: The Black Death and Men of Learning. New York, NY: AMS Press; 1966
16. Welborn MC: The Long Tradition: A Study in 14th Century Medical Deontology. In: Mediaeval and Historiographical Essays in Honour of James Westfall Thompson. (Hgb: JL Cates) Chicago, IL: University of Chicago Press; 1958: 344–357.
17. Amundsen DW: Medical Deontologie and the Pestilential Diseases in the Later Middle Ages. J History Medicine 1977; 32: 403–421.
18. Tawney RH: Religion and the Rise of Capitalism: A Historical Study. New York, NY: American Library; 1974.
19. Kautsky K: Der Ursprung des Christentums: Eine historische Untersuchung. Hannover, Deutschland: J.H.W. Dietz; 1968.
20. Matalon Lagnado L, Dekel SC: Children of the Flames: Dr. Josef Mengele and the Untold Story of the Twins of Auschwitz. New York, NY: Morrow Pub; 1991.
21. Mitscherlich A: Medizin ohne Menschlichkeit: Dokumente des Nürnberger Ärzteprozesses. Frankfurt a/M: Fischer Taschenbuch; 1978.
22. Brandt AM: Racism and Research: The Case of the Tuskeegee Studies. Hastings Center Review 1978; 8(6): 26–29.
23. Jones JH: Bad Blood: the Tuskeegee Syphilis Experiment. New York, NY: Free Press; 1981.

2. Kapitel: Theoretische Fragen

Mediziner, Studenten und Laien bezweifeln oder bestreiten sogar, daß es notwendig ist, irgend etwas über Theorie und Methodik der Medizinethik zu wissen, um „ethisch handeln" zu können. Und da die meisten Mediziner, genau wie auch die meisten Laien, nur wenig über Theorie und Methodik wissen und doch zweifellos für gewöhnlich „ethisch handeln", so hat das auch einen wahren Kern in sich. Aber es ist leider nur ein Kern der Wahrheit: Im täglichen Leben ethisch zu handeln ist anders, als bei schwierigen ethischen Problemen am Krankenbett bzw. im Sozialwesen gut, also ethisch richtig, handeln zu können.

Man kann das Wissen über Ethik und das ethische Handeln mit den Kochkünsten meiner Großmutter vergleichen. Meine Großmutter hat nämlich erstklassige Kuchen gebacken – ohne viel mehr über Zukker oder Mehl zu wissen, als wieviel man davon verwenden sollte. Für ihre Zwecke war Zucker ein süßer Stoff, von dem man mehr oder weniger verwenden mußte, um gute Kuchen zu backen. Und für ihre (und auch meine!) Zwecke war das gut genug. Ein Arzt, der einen zuckerkranken Menschen behandelt, muß aber mehr wissen, als daß Zucker süß ist, und wieviel Zucker man verwenden soll: Er muß ein gewisses chemisches und physiologisches Wissen als Vorbedingung für eine medizinische Behandlung haben. Zuckerkranke zu behandeln ist eben entschieden anders, als Kuchen zu backen. Wenn der Arzt mit einem zuckerkranken Patienten trotz seines Wissens noch immer große Schwierigkeiten hat, so wird er einen Facharzt um Rat fragen – jemanden, der mehr theoretisches und methodologisches Wissen und mehr Erfahrung mit solchen Fällen als er oder sie selber hat. Es ist mit Ethik in der Medizin nicht viel anders. Mit Ethik im täglichen Leben kann man auch ohne formelle Theorie oder Methodik auskommen. Wenn man sich aber mit der Sache intensiver befassen will oder muß (sagen wir, wenn man als Laie davon mehr verstehen will oder als Arzt Patienten bei Entscheidungen beraten muß), dann ist es gut, die Sache besser zu verstehen. In komplizierten Fällen wendet man sich dann noch an Fachleute, die sich mit dem Thema genauer befassen und die mehr Erfahrung damit haben. Darum wäre es günstig, wenn alle Ärzte und Schwestern nicht nur etwas über die theoretischen Grundlagen sowohl der Medizintechnik als auch der Medizinethik wüßten, sondern wenn sie darüber hinaus in komplizierten Fällen jemanden, der sich intensiver mit solchen Fragen beschäftigt, zu Rate ziehen könnten [1].

„Ethos" (aus der griechischen Sprache) einerseits sowie „Moral" (aus dem Lateinischen) andererseits haben dieselbe Grundbedeutung: „Gebräuche, Manieren" oder „die Veranlagung gewisser Völker, sich auf gewisse Weise zu benehmen". Das deutsche Wort „Sittlichkeit" hat wahrscheinlich dieselben etymologischen Wurzeln wie Ethik, da es mit den Sitten, die ein gewisses Volk hat oder gehabt hat, zusammenhängt.

Wie wir aber heutzutage das Wort „Ethik" (oder das Wort „Moral") verstehen, geht weit über diese Wurzeln hinaus. Gerade deshalb ist es schwierig, genau zu sagen, was ein „ethisches" Problem überhaupt ist und wie sich ein „ethisches" von einem anderen Problem eigentlich unterscheidet. Das mag deswegen sein, weil fast jedes Problem, das wir im täglichen Leben antreffen, unvermeidlich auch ethische Dimensionen aufweist; andererseits ist es auch sicherlich der Fall, daß es kaum ein wirkliches „rein" ethisches Problem gibt. Die Frage: „Was soll ich?" muß mit der Frage: „Was kann ich?" verbunden sein; und obwohl man die Frage: „Was kann ich?" ohne die Frage: „Was soll ich?" stellen kann, so ist es doch, menschlich gesehen, unmöglich, sie ohne das „Was soll ich?" in Kraft zu setzen. Obwohl man das Wort „Moral" oft austauschbar mit dem Wort „Ethik" verwendet, so hat das Wort „Moral" einen etwas anderen „Beigeschmack", eine Bedeutungsvariante, die mehr religiös oder sexuell angehaucht ist. Auch das Wort „Sittlichkeit" wird manchmal etwas anders als „Ethik" oder „Moral" verwendet: manchmal mehr im Sinn von Manieren oder „was sich eben schickt". In diesem Buch aber werde ich nicht auf diesen Unterschieden bestehen, sondern werde alle drei Worte als vertauschbare Ideen anwenden.

Ethik und ethisches Handeln sind fraglos bereits immer diskutiert worden, seit es vernunftbegabte Wesen gibt, die sprechen können. Selbst um nur primitive Regeln zu setzen, muß der Begriff „ethisches oder sittliches Handeln" bereits wichtig gewesen sein. Menschen können nicht ohne den Begriff „was sie einander schulden" oder, anders gesagt, ohne den Begriff „Pflicht" zusammen leben. Ohne gegenseitige Pflichten (was immer sie auch sein mögen) anzuerkennen, ist es unmöglich, eine Gesellschaft aufrechtzuerhalten oder zusammen zu leben [1, 2].

Die alten Griechen (Platon, Aristoteles und – sehr wahrscheinlich vor ihnen schon andere) haben sich intensiv mit dem Thema „Ethik" beschäftigt, so daß heutzutage ein Ethikstudium ohne die alten Griechen kaum denkbar wäre. Ein großer Teil ihrer Werke beschäftigt sich mit dem Thema „was es heißt, ein gutes Leben zu führen". Bei der Frage nach dem „Guten" (eine Frage, die von Platon und Aristoteles intensiv bearbeitet wurde) kommt es natürlich darauf an, wie man das „Gute" definiert. Etwas kann „instrumental" gut sein (indem es zu etwas anderem, das man für „gut" hält, notwendig ist oder führt), oder etwas kann absolut und daher „unqualifiziert gut" sein – was Kant „gut in sich selbst" nennt [3]. Die meisten Dinge sind „qualifiziert": D. h., sie sind unter vielen (oder sogar vielleicht unter fast allen) Umständen gut, können aber doch auch zum Schlechten benutzt werden. Eine Sachertorte z.B. ist fast immer, fast unter allen Umständen und für fast alle „gut"; aber sie ist nur „gut", weil sie uns gut schmeckt und unseren Hunger stillt. Wenn uns unwohl ist oder wenn wir Diabetiker sind, so ist das eben eine andere Sache. Intelligenz ist fast immer gut, aber in einem Verbrecher mag Intelligenz sogar vielleicht eine viel gefährlichere Sache als Dummheit sein. (Wenn man die Wahl zwischen einem dummen und einem intelligenten Gauner hat, so wird man sicherlich einen dummen vorziehen!) Unter dem Begriff des „höchsten Guts" muß man nicht nur das absolut Gute verstehen. Für Platon gibt es eine Einheit der Idee des Guten (eine unwandelbare Form), die mit dem Sonnenlicht, das Objekte sichtbar macht, verglichen werden kann [4]. Für Aristoteles z.B. ist das höchste „Gut" die Vernunft, aber eine theoretische Bestimmung des Guten muß von der Pluralität des Bedeutungsinhaltes ausgehen [5]. Bei Kant ist das höchste (und für ihn unqualifizierte) Gut „der gute Wille" (d.h. ein Wille, der sich nur nach der Pflicht richtet) [3]. Viele haben heutzutage das Suchen nach einem „höchsten Gut" (außer einem persönlichen höchsten Gut, das eben für einen selbst das höchste Gut ist) aufgegeben.

Ethik und Probleme der Ethik befassen sich mit Handeln. Um heutzutage Ethik zu verwenden, kann Ethik nicht von Religion abhängen. Man mag selbst gut einen gewissen Glauben vertreten und gewisse Dinge deswegen für „recht" oder „unrecht" halten; aber wenn Ethik nur von Religion abhinge, wäre es unmöglich, zwischen verschiedenen Religionen wahre Brücken zu bauen. Das Ableiten der Ethik von der Religion ist ein Ableiten von einer unbeweisbaren Autorität: Etwas ist oder ist nicht „rechtes Handeln", eben weil es eine Religion festlegt (oder weil es die Schriften einer Religion behaupten). Und das genügt oft dem Gläubigen, ist aber für einen, der anders oder an nichts Besonderes glaubt (der also eine andere oder keine absolute Autorität anerkennt), belanglos. Im Grunde genommen sind aber die wichtigsten Regeln aller Religionen ähnlich: Obwohl verschiedene Religionen (wie auch verschiedene Kulturen) unterschiedlich definieren, was es ist, einen Mord zu begehen; was es heißt, zu stehlen; was mit dem Begriff „zu lügen" gemeint ist, usw., so verbieten doch alle Religionen Mord, Diebstahl und Lüge. Es ist also wahrscheinlich, daß primitive Ethik, Sittlichkeit oder Moral sich schon vor der Religion (oder gleichzeitig mit der Religion) aus den gemeinsamen menschlichen Notwendigkeiten, Erfahrungen, Hoffnungen und Ängsten entwickelt hat. Säkulare Ethik ermöglicht, durch diese gemeinsamen menschlichen Lebenserkenntnisse Probleme logisch zu analysieren und zu diskutieren.

Eine ethische Frage (oder der ethische Teil einer Frage) wird für den Zweck dieses Werkes als irgendwie „andere betreffend" betrachtet werden, und da ja fast alle wirklichen Fragen in gewisser Hinsicht auch andere und nicht nur einen selbst angehen, so ist ein Teil jeder Frage und jedes Problems im praktischen täglichen Leben auch eine Frage der Ethik. Ich will in diesem Werk die sogenannten „Pflichten, die ich mir selbst schulde" aus dem Spiel lassen [6]. Solche Pflichten sind, jedenfalls für mich, merkwürdig: Erstens, wenn man eine Pflicht hat, so kann die

Person, der man die Pflicht schuldet, einen davon befreien. Wenn aber derjenige, der die Pflicht hat, und der, dem er die Pflicht schuldet, dasselbe Individuum ist, so verläuft die Angelegenheit im Kreise: Wenn ich jemandem zehn Schilling schulde, so kann er mir sagen, daß ich sie ihm nicht mehr schulde, und damit ist meine Pflicht beendet, sie ihm zurückzuzahlen; aber sich selbst zehn Schilling zu schulden, ist eine etwas komische Vorstellung! Zweitens beruft sich schließlich und endlich die Rechtfertigung einer solchen „Pflicht gegenüber sich selbst" doch fast immer unvermeidlich auf einen anderen. Ich darf mir mein Leben deswegen nicht nehmen, weil ich gewisse Pflichten habe: etwa meine kleinen Kinder zu unterstützen oder meine Studenten zu lehren; oder, wenn man religiös gesinnt ist, weil ich diese Pflichten Gott (der oder die ja auch wer „anderer" ist [1]) schulde.

Wozu braucht man eigentlich eine Theorie der Ethik? Da wir ja alle handeln müssen und da alles Handeln irgendwie einen ethischen Teil hat, so müssen wir doch alle mehr oder weniger „ethisch handeln", und bringen es doch auch fertig, ohne sich formal in der Theorie auszukennen. Die Ethik ist aber ein Teil der Philosophie, die Medizinethik ein Teil der Philosophie, der sich mit Medizin beschäftigt; und um mehr zu tun, als einfach Ansichten auszutauschen (ohne diese Ansichten begründen oder verteidigen zu können), muß man die theoretischen Grundlagen solcher Ansichten und Denkungsarten verstehen und würdigen – und man muß die verschiedenen anwendbaren Methodiken zu würdigen wissen. Obwohl verschiedene Theorien (von denen ganz andere Prinzipien oder Regeln abgeleitet werden können) sich grundlegend voneinander unterscheiden, so vertreten fast alle ernst zu nehmenden Theorien ein Vertrauen in die Macht des menschlichen Verstandes und der menschlichen Fähigkeit, logisch zu denken. Denn nur so kann man mit anderen, deren Meinung vielleicht eine ganz andere ist und deren Kultur sich auch grundlegend von unserer eigenen unterscheidet, sprechen und anfangen, – ohne Gewaltanwendung – sich einander zu nähern, einander zu verstehen und vielleicht sogar einander zu überzeugen.

„Kultureller Relativismus" behauptet, daß Ethik nur eine Sache der Kultur sei, in der man eben lebt. Hängt das, was „ethisch" oder „sittlich" ist, völlig von einer bestimmten Kultur ab? Ist das, was „gut" oder „schlecht" ist, einfach eine zeitgebundene Angelegenheit der Kultur? Man kann ein Beispiel anführen: In Babylonien war es üblich, um den Wohlstand des Dorfes zu sichern, einmal im Jahr einen erstgeborenen Sohn dem Moloch zu opfern. Falls dem Moloch nicht richtig geopfert wurde, nahm man es als wahrscheinlich an, daß der Moloch sich an dem Dorf, das kein Opfer gebracht hatte, rächen würde. Für die Familie, von der das ausgesuchte Baby stammte, und für den Vater, der es persönlich in das feurige Maul des Moloch werfen durfte, war das nicht nur eine Pflicht, sondern sogar auch eine Ehre. Man stelle sich nun einen babylonischen Bauern vor, der dazu auserkoren war, seinen Erstgeborenen zu opfern. War er, weil er seinen erstgeborenen Sohn zum Opfer brachte, ein

2. Kapitel: Theoretische Fragen

schlechter Mensch? Hat er selbst unethisch gehandelt? Im Rahmen seines Glaubens und seiner Kultur (die der einzige Rahmen und die einzige Kultur waren, von der der Bauer je gehört hatte) könnte man mit ebensoviel Rechtfertigung behaupten, daß er, falls er sich geweigert hätte, das Opfer zu bringen, unethisch und selbstsüchtig gehandelt hätte: sein Weigern hätte das ganze Dorf bedroht. Heißt das, daß Kinderopfer ethisch einmal „gut" und ein anderes Mal „schlecht" sind? Wenn man so etwas behauptet, betrachtet man, glaube ich, die Sache nicht scharf und genau genug. Zwischen dem Urteil „er ist ein schlechter (und daher tadelnswerter) Mensch, weil er seinen Sohn opfert", und dem Urteil, daß „Kinder zu opfern ethisch nicht zugelassen werden kann", ist eine Kluft: Das eine Urteil bezieht sich auf das Handeln eines Menschen in einer bestimmten Kultur und in einem bestimmten Zeitrahmen; das andere Urteil gilt für den ethischen Wert einer gewissen Art der Handlung. Es ist möglich, die Art des Handelns (sagen wir, das Opfern von Erstgeborenen) zu tadeln, aber nicht den Täter, der in einem gewissen Rahmen handeln muß. Heute, da man besser entwickelte ethische Ideen hat; heute, da man genau weiß, daß der Glaube, dem Moloch Opfer bringen zu müssen, damit er nicht das Dorf zerstöre, ein Aberglaube ist; und heute, da es bestimmte Maßstäbe gibt, die in der Welt verbreitet und bekannt sind, würde nicht nur die Tat, sondern auch der Täter mit Recht als ethisch verwerflich gelten. Man kann Relativismus viel zu weit führen und damit versuchen, nationalsozialistische Verbrechen, das Behandeln von Negern in der Sklavenzeit und andere Greuel sittlich zu entschuldigen. Aber das ist heutzutage, da es ein viel größeres kulturelles Verständnis und ein viel besser entwickeltes und verbreitetes Wissen um ethische Werte gibt, unmöglich. Es ist beweisbar, daß die Nationalsozialisten sowie die Sklavenhalter genau wußten, daß ihr Handeln ethisch nicht zu verteidigen war, was man von dem babylonischen Bauern nicht behaupten kann.

Eine Frage, die im neunten Kapitel über soziale Fragen weiter diskutiert wird, ist, ob Menschen, die ganz verschiedener Abstammung sind, genug voneinander verstehen, um friedlich zusammen leben zu können. Was haben schließlich ein Zulu, ein Fidschianer, ein norwegischer Rechtsanwalt und ein brasilianischer Bauer in sittlicher Hinsicht gemeinsam? Wie können sich Leute, die aus ganz anderen kulturellen und religiösen Kreisen kommen, verständigen? Um friedlich zusammen leben zu können, müssen wir irgend etwas, das uns verbindet, haben – sonst werden wir unvermeidlich in Streit geraten. Manche Philosophen (z.B. Engelhardt) behaupten, daß wir „moralisch einander fremd" sind, daß unsere Werte – außer dem Wert, unser eigenes Leben in unserer eigenen Art zu führen – vollkommen und hoffnungslos verschieden sind, und daß wir uns daher nur auf unseren gemeinsamen Wunsch, frei zu sein, berufen können [7]. Wie schon Hobbes, behaupten solche Denker, daß wir nur durch unser Interesse, unser Leben frei gestalten zu wollen, verbunden sind [8]. Außer diesem Bestreben, unser Leben frei zu gestalten, haben wir keine gemeinsamen Interessen und können daher eigentlich nicht über andere sittliche Pflichten miteinander sprechen. Um Frieden zu haben, müssen wir einander in Ruhe lassen, sind aber ethisch nicht gezwungen, irgend etwas anderes als die Freiheit unserer Mitmenschen zu achten. Ich darf meinem Mitmenschen keinen Schaden antun, habe aber keine sittliche Pflicht, anderen zu helfen.

Die Behauptung, daß wir einander sittlich überhaupt „nicht kennen"; daß das einzige, das uns verbindet, unser Freiheitstrieb ist; und daß wir daher nur verpflichtet sind, die Freiheit des andern zu respektieren, führt zu einer Minimalethik. Laut dieser Weltanschauung sind wir „sittliche Fremdlinge" („moral strangers"), die überhaupt nichts voneinander wissen, außer daß wir alle einen Freiheitstrieb haben. Es ist eine Art der Ethik, die besonders in stark individualistischen und kapitalistischen Kulturen höchst populär ist, und die von Hobbes, und in moderner Form von Nozick [9], abgeleitet werden kann. Heute wird sie in der Medizinethik von Engelhardt vertreten [7, 10].

Der Glaube, daß wir keine gemeinsamen Interessen haben, abgesehen von dem Interesse, frei zu sein, ist meines Erachtens falsch. Menschen, selbst von ganz verschiedenen Kulturen, haben viele gemeinsame Triebe und Interessen, die sie in ihrer Menschlichkeit verbinden: 1) Alle wollen (oder „müssen" biologisch gesehen) unter normalen Umständen am Leben bleiben: Existenztrieb; 2) alle brauchen bestimmte biologische Vorbedingungen (sie müssen etwa genug zu essen und zu trinken haben, sie brauchen Wärme usw.); 3) alle sind soziale Wesen, die soziale Triebe haben (so verschieden sie auch sein mögen); 4) alle haben eine ähnlich primitive Logik (alle werden übereinstimmen, daß das „p" und das „nicht-p" nicht gleichzeitig möglich ist); 5) alle wollen Leiden vermeiden; und 6) alle wollen ihr Leben so frei wie möglich gestalten [2]. Solche Interessen, die alle höheren Lebewesen miteinander mehr oder weniger teilen, sind „lexikalisch", d.h.: um das zweite würdigen zu können, bedarf es des ersten, usw. (siehe auch 9. Kapitel). Diese sechs Interessen (es können auch noch mehr sein) sind nicht an und für sich „Prinzipien", sondern sind Axiome, auf die sich jede Ethik und all unser Streben schließlich und endlich berufen müssen, und die ich als „existentielle Aprioris der Ethik" bezeichnen würde [2].

Die Frage der „sittlichen Fremdlinge" ist für Medizinethik von höchster Wichtigkeit. Aus einer Minimalethik geht nur Minimalpflicht hervor: die Pflicht, anderen nicht absichtlich zu schaden, und die Pflicht, frei abgeschlossene Verträge strikt einzuhalten. Ärzte, Krankenschwestern und Patienten haben zwar solch einen „Vertrag", aber es ist nicht nur der Vertrag, der Patienten mit anderen im Gesundheitswesen verbindet; Ärzte und Schwestern haben Wohltätigkeitspflichten, die nicht allein von einem solchen Vertrag abhängen, sondern die geschichtlich und traditionell bedingt sind und auch kulturell von jeder Gemeinschaft, in der Ärzte und Schwestern ihren Beruf ausüben, anerkannt werden. Wie in weiteren Kapiteln besprochen wird, ist diese Minimalethik auch für das gemeinschaftliche oder gesellschaftliche Zusammenleben nicht angebracht oder geeignet. Die Idee, daß wir sittliche Fremdlinge sind, die

2. Kapitel: Theoretische Fragen

voneinander nichts wissen außer dem Wunsch nach maximaler Freiheit und daher miteinander über nur wenige Dinge verhandeln können, ist nicht leicht zu verteidigen.

Zwei grundverschiedene Weltanschauungen sind für unsere ethischen Überlegungen von großer Bedeutung. Die erste besteht darin, daß es „da draußen" Wahrheit oder Wahrheiten gibt, und daß es uns möglich ist, ebendiese zu entdecken; die zweite behauptet, daß entweder überhaupt solche Wahrheit oder Wahrheiten nicht vorhanden sind, oder zumindest, daß wir Menschen solche Wahrheit oder Wahrheiten nie voll entdecken können. Diejenigen, die die erste Auffassung vertreten, glauben, daß so eine Wahrheit – bzw. solche Wahrheiten – entweder von Gott oder von der Natur stammen und daß sie, einmal entdeckt, nicht zu ändernde Wahrheit oder Wahrheiten darstellen; die Vertreter der zweiten Ansicht meinen, daß „Wahrheit" von Menschen – und diese sind nicht frei von Fehlern (und Schwächen) – gemacht werde , und zwar mit zunehmendem Wissen im Laufe der Zeit immer besser. Diese „Wahrheit" sei sowohl eine wissenschaftliche oder technische als auch eine ethische Wahrheit. Ein Einwand gegen die erste Denkungsart, die darauf beharrt, daß Menschen die Wahrheit, die „dort draußen" sei, finden können, besteht darin, daß Menschen oft davon überzeugt sind, das Recht (und vielleicht sogar die Pflicht) zu haben, einmal entdeckte Wahrheiten anderen – sogar mit Mitteln der Gewalt – aufdrängen zu müssen. Keine dieser beiden Ansichten ist beweisbar. Obwohl ich es bezweifle, so kann man doch nicht völlig ausschließen, daß morgen früh jemand tatsächlich die „Wahrheit", die allen einleuchten muß, finden wird; man kann das Gegenteil nicht beweisen. Für unsere Diskussion genügt die Tatsache, daß noch niemand die volle Wahrheit gefunden hat, daß wir daher in unserer Welt unsere „Wahrheiten" mit sehr viel Mühe und vielen Fehlern selbst schaffen müssen. Da der Mensch ein vernunftbegabtes Tier ist, das sich selbst seine eigenen Regeln setzen kann, ist es unsere Pflicht, nicht nur solche ethischen „Wahrheiten" zu schaffen, sondern sie auch immer wieder zu überprüfen, zu verbessern und – so weit wie möglich – zu hüten.

Allgemein gesprochen gibt es zwei sehr unterschiedliche wichtige ethische Theorien, die von verschiedenen Denkungsarten herrühren und die grundverschiedene Prinzipien zur Folge haben: Die eine, die sich auf Folgen stützt und manchmal „Konsequentialismus" genannt wird, wird von den Utilitaristen vertreten. Die Sittlichkeit des Handelns bezieht sich nicht auf Prinzipien oder auf Absichten, ist also nicht eine „Ethik der inneren Absicht", sondern bezieht sich auf die Folgen oder Konsequenzen, die ein solches Handeln nach sich zieht. Man muß immer versuchen, den bestmöglichen Nutzen zu schaffen. Es ist der äußere Erfolg des Handelns, worum es schlechthin geht. Der „größte Nutzen" ist aber nicht nur, was für den einzelnen am nützlichsten ist, sondern dieser bezieht sich auf das größtmögliche Glück der größtmöglichen Zahl derer, die von einem solchen Handeln betroffen werden können. Was „gut" oder „schlecht" ist, hängt also rein von den Folgen oder Konsequenzen ab. Eine Tat, die gute Folgen hat, ist eine gute Tat; diejenige, deren Folgen schlecht sind, ist schlecht. Das Gute besteht für die meisten Utilitaristen darin, was Freude oder Glückseligkeit bringt; das Schlechte ist, was Schmerz oder Mißvergnügen hervorruft. Im sogenannten Handlungs-Utilitarismus bestimmt ein Abwägen des Maßes an Freude und Leid, das eine gewisse Tat zur Folge hat, ob diese Tat sittlich „recht" oder „unrecht" gewesen sei. Im sogenannten Regel-Utilitarismus ist es dasselbe Abwägen der zu erwartenden Folgen einer bestimmten Regel, das zur Beurteilung einer Handlung herangezogen wird: Die jeweilige Absicht ist ziemlich gleichgültig, nur die Folgen sind ethisch wertvoll. Das höchste Gut bzw. der größte Nutzen besteht für die meisten schließlich und endlich darin, was Handeln in ethischer Hinsicht bestimmen sollte.

Die zweite grundlegende ethische Theorie streitet die Wichtigkeit der Folgen als Kriterium des ethischen Handelns ab; ethisches Handeln ist Handeln, das mit Pflicht, Absicht und mit dem Charakter des Handelnden zu tun hat. Gleichgültig, ob die Folgen gut oder schlecht sind: Ein Handeln ist „gut", wenn es sich auf eine ethische Pflicht berufen kann; schlecht, wenn es – ungeachtet der Folgen – der Pflicht widerspricht; und es ist im ethischen Sinn neutral, wenn es einfach aus Neigung geschieht. Pflichtgemäß zu handeln heißt gut zu handeln, die „Pflicht" beim Handeln bezieht sich nicht auf Folgen oder Konsequenzen. Dies ist eine ziemlich reine Ethik der „inneren Absicht", auch „Deontologie"genannt, und wird hauptsächlich von Kant vertreten.

Für Kant haben Menschen Pflichten, die man von den menschlichen Fähigkeiten, nachzudenken und seine eigenen (ethischen) Regeln zu setzen, ableiten kann. Um überhaupt von Sittlichkeit, Ethik oder Moral zu sprechen, muß man die Tatsache der Freiheit akzeptieren; ohne frei zu sein, kann Handeln weder sittlich „richtig" noch sittlich „falsch" sein: Wenn ich zum Handeln gezwungen worden bin (oder wenn mein Handeln unvermeidbar war), so kann mein Handeln nicht mehr meine Schuld oder mein Verdienst sein. Freiheit kann in zwei Bereiche geteilt werden: Freiheit des Willens und Freiheit des Handelns. Ein Handeln nach Regeln („Maximen"), die man sich selbst durch seinen eigenen freien Willen setzt, ist „autonomes" Handeln; ein Handeln nach Regeln, die ein anderer setzt, ist „heteronom". Unsere Urteilskraft schreibt uns unsere ethischen Pflichten vor, und solche Pflichten können nur durch Handlungsfreiheit zu Handlungspflichten werden. Diese „Autonomie" oder „Eigengesetzlichkeit" ist für Handeln, und besonders für wahrhaft sittliches Handeln, eine Vorbedingung. „Imperative" (oder Vorschriften) können von zweierlei Art sein: „hypothetisch" (bedingt) oder „kategorisch" (unbedingt). Eine bedingte Vorschrift setzt ein gewisses Ziel voraus: „Wenn Sie das Kind am Leben erhalten wollen, müssen Sie ihm etwas zu essen geben". Für Kant sind alle Vorschriften – außer einer – bedingt. Diese eine Ausnahme, von ihm als „kategorischer Imperativ" bezeichnet und in verschiedener Weise formuliert, besagt: „Handle nur nach derjenigen Maxime, durch die du zugleich wollen kannst, daß sie ein allgemeines Gesetz werde" [3]. Also zusammengefaßt und verändert:

2. Kapitel: Theoretische Fragen

Deine Maximen (Grundsätze, Lebensregeln) müssen universalisierbar sein. Eine Regel oder eine Maxime muß, um dem kategorischen Imperativ entsprechen zu können, in derselben Situation für alle anderen genauso gültig sein wie für dich selbst. Weiterhin sagt Kant, daß Menschen, weil sie sich ihre eigenen (ethischen) Regeln setzen können, Respekt (und zwar absoluten Respekt) verdienen. Daher kommt es zu einer anderen Formulierung des kategorischer Imperativs: „Handle so, daß du die Menschheit, sowohl in deiner Person als in der Person jedes anderen, jederzeit zugleich als Zweck, niemals bloß als Mittel brauchest" [3]. Die Frage, was einem in sittlicher Hinsicht Wert gibt, ist für Kant auf die Fähigkeit, sich selbst seine eigenen ethischen Gesetze zu setzen, zurückzuführen. Der Mensch hat für Kant absoluten Wert und daher keinen Preis. Anderes hat seinen Preis, der entweder ein „Affektivpreis" oder ein „Marktpreis" sein kann. Für Kant besteht ein ewiger Kampf zwischen den Neigungen und den Pflichten der Menschen; und nur, wenn man seinen Neigungen widersteht und aus Pflicht handelt, ist ein solches Handeln lobenswert. (Falls Pflicht und Neigung dasselbe anraten, so ist ein solches Handeln weder lobensnoch tadelnswert). Für das „göttliche Wesen" allerdings besteht zwischen Pflicht und Neigung kein Unterschied: Von einem „Pflichtbegriff" kann man bei Gott nicht sprechen.

Laut Kant muß man weiterhin zwischen „notwendigen" bzw. „vollkommenen" und „verdienstlichen" bzw. „unvollkommenen" Pflichten unterscheiden. Die ersteren, die direkt vom kategorischer Imperativ abgeleitet werden können, werden auch „negative" Pflichten genannt: Pflichten, wie nicht zu stehlen, keinen Mord zu begehen oder nicht zu lügen; Pflichten also, die man nie unterlassen darf und die immer erfüllt werden können (laut Kant kann man Taten, wie die eben ausgeführten, immer unterlassen). Eine Welt zu wollen, in der solche Pflichten nicht allgemein gültig wären, ist im logischen Sinn ohne Widerspruch nicht möglich. Die sogenannten „unvollkommenen" oder „verdienstlichen" Pflichten andererseits sind Pflichten, die man nicht immer durchsetzen kann: Obwohl man beispielsweise die Pflicht hat, wohltätig zu sein, ist dies nicht immer möglich, so daß man sich sozusagen aussuchen darf, wann man eine solche Pflicht ausübt. Eine Welt zu wollen, in der niemand wohltätig wäre, ist zwar logisch möglich, würde aber (da jeder Mensch vom Wohlwollen anderer abhängt) den Willen zwingen, „sich selbst zu widerstreiten". Dieser Grund (der bei Kant seltsam utilitaristisch klingt, da er sich teilweise auf Folgen bezieht) ist aber nicht der einzige Grund, auf den sich unvollkommene Pflichten stützen können. Da man Menschen nie nur als Mittel verwenden darf, sondern immer auch als Zweck für sich selbst berücksichtigen muß, und da es „ein Reich der Zwecke" gibt, in dem wir uns alle vereinigen müssen, so sind selbst unvollkommene Pflichten wahre und ethisch befehlbare Pflichten. Schließlich muß ich auch meine Zwecke denen anderer anpassen: Und das heißt unvermeidlich, daß ich eben auch verdienstliche Pflichten als Pflichten anerkennen muß [2].

Kants Lehre ist für Allgemeinethik und besonders für Medizinethik wichtig. Die Idee des Selbstbestimmungsrechts des Patienten fängt mit der Kantschen Idee über den Wert der Autonomie an. Die Idee, daß Menschen immer auch als Zweck bedacht und nie nur als Mittel verwendet werden dürfen, beruht auf Respekt für alle Menschen, gleichgültig welcher Klasse, Religion oder Rasse sie angehören: Für Kant sind alle Menschen als Menschen gleich und verdienen als solche absoluten Respekt. Patienten ohne deren (nach vollständiger Information erfolgter) Einwilligung oder sogar gegen ihren Willen zu behandeln, oder Menschen, die sich nicht ausdrücklich für Versuche bereit erklärt haben, dennoch für Versuche zu verwenden, steht nicht in Einklang mit sittlichem Handeln.

Eine der Schwierigkeiten in Kants Lehre sind seine absoluten Regeln. Maximen, die sich auf den kategorischen Imperativ berufen, sind immer gültig: Man darf nie lügen, muß immer sein Wort halten, usw. Aber leider ist die Sache, und besonders in der Medizinethik, nicht immer so leicht. Obwohl Kant dies in Abrede stellt, kommt es nicht selten vor, daß solche Regeln einander widersprechen. Alle Patienten sind gleich und man darf (ethisch gesehen) jemanden, dessen Leben in Gefahr ist, nicht anders behandeln als jemanden, der sich in derselben Situation befindet. Aber das kann zu merkwürdigen Entschlüssen führen: Sagen wir, daß zwei Patienten die gleiche Medizin benötigen, von der aber nur soviel vorhanden ist, um einen Menschen am Leben zu erhalten, oder daß nur ein Bett in der Intensivstation statt zwei benötigter zur Verfügung steht. Laut Kant dürfte dieser Umstand keinerlei Auswirkung auf die getroffene Entscheidung haben, selbst wenn, angenommen, der eine ein bekannter Wohltäter und der andere ein berüchtigter Schwerverbrecher wäre: Es sind beides Menschen, und beide verdienen „absoluten" Respekt. Sollte man da etwa ein Los ziehen? Es kommt in der Medizin auch nicht allzu selten vor, daß ethische Regeln durch menschliches Mitleid oder Erbarmen entsprechend abgeändert werden müssen, oder besser gesagt, werden sollten.

Da es tatsächlich oft schwer, wenn nicht sogar unmöglich ist, einen Konflikt zwischen verschiedenen Regeln oder Maximen, die dem kategorischen Imperativ entsprechen, zu vermeiden, und da deshalb unsere Pflichten uns oft nicht klar sein können und einander sogar vielleicht widersprechen, bezeichnet der Engländer W. D. Ross solche Pflichten als „prima facie-Pflichten" [11]. Das heißt, solche Pflichten müssen zuallererst (zunächst) als Pflichten gelten und müssen unter normalen Umständen auch ausgeübt werden, aber sie können keine absoluten Pflichten darstellen. Eine „prima facie-Pflicht" ist und bleibt eine Pflicht, aber sie kann aus triftigen ethischen Gründen abgelehnt werden. Solch ein Grund mag es ermöglichen, daß das Leben des Wohltäters – und nicht des Verbrechers – gerettet wird.

Obwohl viele der Kantschen Regeln für individuelle Probleme der Sittlichkeit gut anwendbar sind, und obwohl die utilitaristische Weltanschauung zweifellos höchst problematisch ist (schließlich wäre es im

Namen des „größten Gutes bzw. des größten Nutzens für die meisten" gut möglich, verschiedene Ungeheuerlichkeiten zu begehen), so mag die Kantsche Ethik z. B. eher bei individuellen Gegebenheiten Anwendung finden, die utilitaristische dagegen mehr bei solchen, die das Wohl vieler Menschen betreffen. Beim Umgang des Arztes mit seinen Patienten und bei der gemeinsamen Beantwortung sittlicher Fragen sind manche Einblicke, die die Kantsche Ethik ermöglicht, höchst treffend und hilfreich. Wenn man allerdings Antworten auf andere Fragen finden will (etwa ob man in einem Krankenhaus lieber die Intensivstation ausbauen, oder ambulante Kliniken einrichten sollte, oder wie man in einer Gesellschaft das für das Gesundheitswesen zur Verfügung stehende Budget verteilt), so ist die Kantsche Ethik schwer anwendbar und die utilitaristische viel einleuchtender: Schließlich geht es bei solchen Problemen tatsächlich um „das größte Gut bzw. um den größten Nutzen für die meisten". Die Schwierigkeit besteht vor allem darin, diese beiden Standpunkte miteinander zu versöhnen, oder aber eine Regel für deren jeweilige Gültigkeit zu finden.

John Dewey, der Kants Absolutismus ablehnt und auch kein Utilitaristist ist, sieht ethische Probleme nicht anders als übrige Probleme, die Menschen haben, und mit denen Menschen fertig werden müssen [12]. Daher sind einheitliche Methoden angebracht, um solche Probleme zu untersuchen. Es gibt keine absoluten Regeln, und man kann Probleme – sowohl ethische als auch andere – nie vollkommen lösen: Was man tun kann und muß, ist zu versuchen, „eine unbestimmte Situation bestimmter zu gestalten". Dieses Mehr oder Weniger an Bestimmtheit ist der nächste „unbestimmte" Punkt, den man dann weiter zu verbessern sucht. Man wird damit nie fertig: Alles Leben und Schaffen besteht darin, zu lernen, ist dauerndes Problemlösen, um die Dinge das nächste Mal besser machen zu können. Dies ist nur im Rahmen einer gut organisierten und demokratisch funktionierenden Gemeinschaft möglich. Für Dewey ist sittlich „recht" oder „unrecht" eine Sache, die man nicht irgendwo „finden" kann (es steht nicht „in den Sternen"), sondern etwas, das wir Menschen mit viel Arbeit selbst entwickeln müssen; etwas, das weiterhin immer im Begriff der Entwicklung stehen wird. Um sich neuen Situationen anzupassen, muß man von vergangenen Situationen, von Erfolg und Mißerfolg, lernen. Wir sind immer im Begriff zu lernen: Etwas dient uns heute (und ist „richtig"), indem es uns ermöglicht, mit den Mitmenschen und deren Problemen „besser" auszukommen (d.h. mehr Menschen zu ihrer Würde und zu ihrem Glück zu verhelfen). Nur im Rahmen einer guten Gemeinschaft oder Gesellschaft, in der alle informiert und an der alle aktiv beteiligt sind, kann ein solches Vorhaben gelingen.

Heutzutage sind noch andere Theorien populär, von denen vier nennenswert erscheinen: die „Situationsethik", die sogenannte „Tugendethik", die „Kasuistik" und „care ethics", die als „Ethik der Anteilnahme", „Ethik des Sichkümmerns" oder als „Obhutethik" aus dem Englischen übersetzt werden kann.

„Situationsethik" stammt von Joseph Fletcher (der, wie bereits erwähnt, einer der Väter der modernen Medizinethik ist) [13]. Jeder Fall ist vollkommen anders, und es gibt daher überhaupt keine festen Regeln. Man soll die „christliche Liebe" maximieren (Fletcher, der protestantischer Geistlicher war, hat später seinen Glauben teilweise aufgegeben und hat die „christliche Liebe" weggelassen). Diese Ethik wird auch als „Agapismus" (vom griechischen „agape" für Liebe) genannt und ist eigentlich nichts anderes als eine Art Handlungs-Utilitarismus, wobei die Sittlichkeit des Handelns von den Folgen (die der Liebe entsprechen müssen) abhängt. Leider ist diese Menschenliebe nicht weiter definiert.

„Tugendethik" verwendet „Tugend" fast im Sinn Platons: „Tugend" wird im Sinn von „Fähigkeit" oder sogar „Kompetenz" verwendet (es ist die Tugend eines Messers, gut zu schneiden, und die eines Arztes, Krankheiten gut zu behandeln). Ein tugendhafter Mensch löst sittliche Probleme in einer guten Weise, und ein sittlich guter Entschluß ist jener, den ein tugendhafter Mensch faßt [14]. Indem man sich stets darum bemüht, dies zu tun und daher besser und sittlicher zu handeln sucht, wird man immer „tugendhafter". Was aber eigentlich diese „Tugenden" genau (pace Aristotele!) sind, bleibt unklar und umstritten. Es ist natürlich klar, daß es sich hier um eine unvermeidlich zirkuläre Theorie handelt, der – wie auch den anderen, die ich kurz beschreiben werde – ein Rahmen fehlt.

„Kasuistik" ist eigentlich eher eine Methode als eine Theorie: Man lernt, Probleme durch wiederholte Übung in guter Weise zu lösen [15]. Dadurch bilden sich Schablonen, für unterschiedliche Fälle mit den dazugehörigen Antworten. Es könnte jedoch dazu führen, daß man durch dieses schematische Anwenden von Verhaltenskriterien immer wieder dieselben Fehler begeht. Es wäre also dieser Theorie (Methode) zufolge möglich, tugendhaft zu handeln und dabei furchtbare Taten zu setzen.

„Care ethics" („Ethik des Sichkümmerns") wird in der einschlägigen Literatur nicht eindeutig bestimmt, und es kommt nicht klar zum Ausdruck, ob es sich dabei eher um eine Theorie als eine Methode handelt [16]. „Care ethics" wird von ihren Vertretern einer Ethik gegenübergestellt, die sich auf Regeln beruft. Hier gelten keine Regeln. Es wird behauptet, daß das Anliegen einer Sache gegenüber – und die damit verbundenen Gefühle – das sittlich Wesentliche sei. Man ist an dem Problem nicht nur interessiert, sondern hat gleichzeitig ein tiefes Gefühl dafür und weiß daher (instinktiv, irgendwie aus seinem Inneren?), wie man handeln soll. Was genau dieses „innere Sichkümmern" oder das eben beschriebene Anliegen sind, ist (in sittlicher Hinsicht) unklar: Es kann einem auch ein „Anliegen" sein, daß Gräßliches geschehen soll: Daß so viele Juden wie möglich vergast werden sollen, oder daß man entweder abtreiben soll oder nicht abtreiben darf! Verschiedene Menschen in unterschiedlichen Situationen haben ganz unterschiedliche „Anliegen" und „Sorgen": Eine gesunde Mutter, die mit einem gewünschten Kind schwanger ist, ist darum besorgt, diese Schwangerschaft gut zu überstehen; eine andere, die nicht schwanger sein wollte und z.B. vergewaltigt worden ist, hat gegenüber dem Kind ganz andere Gefühle. Ohne einen Entscheidungsrahmen, ohne Kriterien dafür, was sittlich „gut" oder sittlich „schlecht" ist, kann eine solche Ethik kaum gelten. Der Begriff ist im Englischen, nicht anders als im Deutschen, unklar und unbestimmt: Das Unklare liegt nicht an der Sprache, sondern am Begriff selbst. Diese sogenannte Ethik ist in manchem Sinn eine antiintellektuelle: Der Grundsatz besteht nicht darin, scharf nachzudenken, sorgfältig Probleme zu untersuchen, zu analysieren und zu verstehen, um dann Regeln zu finden, sondern dem Gefühl entsprechend zu handeln [17].

Diese vier neuen Vorschläge in der Ethik, die eine Basis zu schaffen trachten (also Fletchers Situationsethik, Tugendethik, Kasuistik und „care ethics") leiden meines Erachtens alle darunter, daß sie „rahmenlos" sind. Praktisch wäre es etwa sehr gut möglich, einen Patienten anzulügen, „um ihn zu schonen", und dennoch in Einklang mit einer dieser Theorien zu handeln. Schließlich könnte man sich einreden, daß zu lügen das liebevollste sei, könnte sogar darin sehr geschickt werden und auch darauf bestehen, daß man es nur zum Wohl des Patienten tut. Solche rahmenlose Methoden – denn von Theorien im eigentlichen Sinn kann man nicht sprechen – erlauben einem, eine Menge Dinge zu tun, die man als grundlegend unanständig ansehen würde.

Man soll aber solche Methoden (oder „Theorien") keineswegs völlig außer acht lassen. Mit einem „Rahmen" könnten sie leicht günstig angewendet werden. Der Zusammenhang zwischen ethischer Theorie, Regeln und der Anwendung solcher Regeln mag (in der Praxis) nicht allzu schwer zu verstehen sein. Regeln werden von einer Theorie abgeleitet: Sie sind, was Kant als Maximen bezeichnet. Um solche Regeln in individuellen Fällen anwenden zu können, ist es aber günstig (sogar notwendig, um anständig zu handeln), daß man darüber nachdenkt und versucht, solche Regeln der Situation anzupassen. Dadurch wird man immer fähiger (tugendhafter im Sinne von Aristoteles) und lernt durch wiederholte Übung dazu. Aber es ist keine Einbahnstraße: Die individuellen Fälle helfen einem, die Maximen zu verbessern, und indem man das tut, wird man auch gezwungen, über die ethische Theorie weiter nachzudenken und sie womöglich zu verbessern [17]. Es ist hier angebracht, Regeln nur als „prima facie" zu betrachten.

Um ein praktisches Beispiel zu geben: Man soll niemanden anlügen; zu lügen im Sinn der Regel-Utilitaristen oder nach Kant ist prima facie nicht etwas, das erlaubt werden kann. Wenn man aber so eine Regel am Krankenbett anwenden will, muß man es mit Vorsicht und Einsicht tun. Obwohl die Regel besteht, mag es in gewissen Fällen notwendig sein, die Wahrheit nur unvollkommen und schrittweise auszudrücken, oder sogar – unter sehr seltenen Umständen – die Wahrheit zu verbergen, d.h. besser gesagt, zu lügen. Aber weil Lügen nicht sittlich „erlaubbar" sein kann, so muß man dieses „Verbergen" immer für sittlich problematisch halten und es nur dann tun, wenn man es in einem individuellen Fall vertreten kann, was nur höchst selten vorkommt (siehe 7. Kapitel).

Eine der Hauptfragen der Ethik ist, was einem Objekt sittlichen Wert gibt. Utilitaristen beantworten diese Frage eigentlich nicht. Um die Frage zu beantworten: „Was gibt einem Objekt ethischen Wert?" (oder – anders als eine der Grundfragen der Ethik formuliert: „Was macht ein Objekt zu einem Subjekt?") würde sich Kant auf die menschliche Fähigkeit berufen, sich selbst seine eigenen Gesetze zu geben. Wer diese Fähigkeit besitzt, hat absoluten Wert und ist ein Subjekt, *mit* – und nicht: *an* – dem man handeln kann. Laut Kant haben nur Menschen eine solche Fähigkeit, und Tiere haben daher keinen wesentlichen ethischen Wert. Grausamkeit an Tieren ist verwerflich, weil es den Menschen brutalisiert, nicht aber, weil es dem Tier schadet [18].

Eine solche Philosophie ist problematisch. Wenn wir die Frage stellen: „Was unterscheidet in sittlicher Hinsicht einen Studenten von einem Hund und was beide von einem Stein?" – so ist die Antwort kaum befriedigend, daß Hunde und Steine nicht ihre eigenen „Gesetze machen können", und daß daher Steine und Hunde denselben sittlichen Wert haben. Diese Beantwortung ist nicht nur höchst unbefriedigend, sondern eigentlich sogar abstoßend: Fast alle würden darauf bestehen, daß (sittlich gesehen) einen Hund zu prügeln, eine vollkommen andere Sache ist, als auf einen Stein zu schlagen. Besonders in der Medizinethik sind ziemlich viele Menschen selbst nicht in der Lage, eigene Gesetze zu machen, und dennoch sprechen wir ihnen Wert zu: beispielsweise Schwachsinnigen, senilen Menschen oder Säuglingen.

Eine Ethik, die sich auf die Leidensfähigkeit beruft, ist eine neue Idee, die ziemlich alte Wurzeln hat. Schon Jeremia Bentham sagte in einer Nebenbemerkung, daß die Fähigkeit zu leiden das ist, worum es eigentlich geht. Rousseau spricht bereits von „einem primitiven Sinn des Mitleids" („l'impulsion intérieur de la compassion"), der allen Menschen und den meisten Tieren angeboren ist [20]. Auch Schopenhauer verwendet den Begriff „Mitleid" in seiner Ethik und meint, daß Mitleid die Triebfeder aller Sittlichkeit ist [21]. Ich selbst, in meiner auf Leidensfähigkeit begründeten Ethik, halte Mitleid – an sich sittlich neutral – nicht nur für die Triebfeder, sondern auch für den Grundbegriff und das Wesen der sittlichen Frage [2, 22]. Ohne Mitleid würde die Frage selbst (außer vielleicht als rein intellektuelle Spielerei) kaum gestellt werden können. Mitleid (als primitives Gefühl) ist, wie andere Gefühle auch, sittlich neutral: Es ist wertvoll, weil es einen dazu führt, daß man über Ethik nachdenkt und in der Folge sittlich handelt.

Die Frage, was Steine, Hunde und Studenten voneinander in sittlicher Hinsicht unterscheidet, beantworte ich, indem ich mich unter anderem auf die Leidensfähigkeit berufe [22]. Hunde und Studenten können leiden und haben daher direkten sittlichen Wert; Steine sind dazu nicht imstande, und ihr Wert ist daher ein anderer. Leidensfähig zu sein, gibt einem ein „prima facie"-Recht (also kein absolutes): Niemand darf ohne sittlich triftigen Grund und ohne Einwilligung des Betroffenen eine

2. Kapitel: Theoretische Fragen

Handlung setzen, die sich auf diesen anderen Menschen bezieht (das gilt sinngemäß auch für ein Tier). Leid zuzufügen ist nicht nur damit verbunden, Schmerz zu erzeugen; man kann ohne Schmerzen körperlich leiden und kann seelisch leiden, ohne (körperliche) Schmerzen zu haben. Leidensfähig sein heißt, sittliche Bedeutung haben. Wesen, die Lebenspläne, Hoffnungen, Gefühle u.a.m. besitzen, und die daher, sittlich gesprochen, von Bedeutung sind, sind Subjekte und nicht einfach Objekte [22].

Anhand dieses Begriffs behaupte ich, daß Wesen, die leiden können, „Primärwert" haben. Primärwert ist stets positiv und ist immer mit der „prima facie"-Pflicht verbunden, ein Wesen als von sittlicher Bedeutung zu behandeln. Selbst ein Schwerverbrecher, selbst Hitler, hat positiven „Primärwert". Es ist ethisch zulässig, ihnen genug Leid zu verursachen, um sie außer Gefecht zu setzen: D.h. man darf gerade genügend Gewalt anwenden, um andere vor ihnen zu schützen. Aber es wäre beispielsweise nicht sittlich erlaubbar, sie nutzlos zu foltern. Dinge, die nicht leiden können, mögen „Sekundärwert" haben, d.h., der Wert eines solchen Objekts bestimmt sich durch den Wert, den ein zu Leid fähiges Wesen einem Objekt beimißt. Es ist also ein „reflektierter Wert". Solch ein Wert kann materieller Art (ein Buch, ein Auto, Geld) oder symbolisch (religiöse, aber sonst wertlose Gegenstände, Ideen, u.a.m.) sein. Sekundärwert kann sowohl positiv als auch negativ sein. Diese Art von Wert ist ähnlich dem Kantschen „Marktpreis" (materiell) bzw. seinem „Affektionspreis" (symbolisch). Überdies muß man der Gemeinschaft und der Natur im weiteren Sinn ebenfalls einen Wert zugestehen: Einen Wert, den ich „Prioritätswert" nenne, weil Gemeinschaft und Natur alles andere ermöglichen [2].

Diese hier sehr kurz skizzierte Philosophie ist in der Medizinethik anwendbar. Dafür möchte ich ein Beispiel anführen: Nehmen wir an, daß ein vierundzwanzigjähriger verheirateter Mann, von dem man kaum etwas weiß, nach einem Unfall bewußtlos in die Intensivstation eingeliefert wird. Nach ein paar Stunden ist die Situation noch keineswegs klar, aber dessen Frau und Eltern wollen, daß die Ärzte „Schluß machen" und sind damit einverstanden, daß seine Leiche zum Organspenden verwendet werden könnte. Der Spitalsleiter sagt, daß die Betten in der Intensivstation dringend gebraucht werden, und deutet auch das „Schlußmachen" an. Aber der Patient hat Primärwert, insbesondere da die Prognose noch gar nicht klar ist, und für den Arzt besteht daher die Pflicht, alles zu tun, um ihn am Leben zu erhalten. Angenommen, der Neurologe stellt ein paar Tage später fest, daß der Patient bewußtlos bleibt und nie mehr aufwachen wird: Nun ändert sich der Sachverhalt. Der nicht mehr Leidensfähige hat nicht mehr Primär-, sondern Sekundärwert – positiven materiellen Wert als Organspender; negativen Wert als einer, der ein Bett belegt, das in der Intensivstation gebraucht wird; und symbolischen Wert als Mensch und als Verwandter. Die Pflicht des Arztes besteht jetzt keineswegs mehr hauptsächlich gegenüber dem Patienten selbst. Der Patient, der – Primärwert besitzend – im Zentrum der sittlichen Überlegungen stand, ist nun nicht mehr im Mittelpunkt. Andere, die selbst leidensfähig sind, stehen jetzt im Zentrum solcher Überlegungen.

Eine Ethik, die die Fähigkeit zum Leiden als zumindest ein wesentliches Kriterium auf die Frage „Was verleiht etwas sittlichen Wert?" angibt, muß – wie Ethik überhaupt und insbesondere wie Deweys Ethik – mit einer Gemeinschaftsethik zusammenhängen. Sittliches Handeln findet unvermeidlich im Rahmen einer Gemeinschaft statt, daher ist ethisches Handeln, ohne auch die Gemeinschaft in Betracht zu ziehen, kaum als sittliches Handeln zu betrachten. Mein Handeln geht nicht nur den an, der unmittelbar davon betroffen ist; mein Handeln muß schließlich auch die Gemeinschaft angehen, in der sich dieses Handeln abspielt. In diesem Kapitel werde ich aber nicht über Gemeinschaftstheorien sprechen, sondern werde dieses Thema erst in späteren Kapiteln kurz anschneiden (siehe 9. Kapitel).

Ethische Theorien und die von diesen abgeleiteten Regeln, sowie die dadurch gewonnene Einschätzung und Anwendung sind bei konkreten Problemen wichtig, wenn Ärzte und andere Beteiligte mit Patienten in logischer, konsequenter und nach außen hin vertretbarer Weise umgehen wollen. Um andere zu überzeugen, oder um seine eigene Vorgangsweise hinsichtlich des Handelns zu untersuchen und zu verteidigen, ist es notwendig, daß man über Stärken und Schwächen solcher Theorien (zumindest ein wenig) Bescheid weiß. Wie schon oft erwähnt, sind Theorien und Regeln hilfreiche und sogar notwendige Wegweiser; wenn man aber versucht, solche Theorien und Regeln gedankenlos anzuwenden, und wenn man darangeht, das Problem den Regeln anstatt die Regeln dem Problem anzupassen, so wird man oft sehr merkwürdige Entschlüsse fassen. Theorien, Regeln sowie das Anwenden von Theorien und Regeln müssen mit Vorsicht und mit Rücksichtnahme auf die spezifischen individuellen Zustände gemacht werden. Hier kann man die Ideen der Sorgfaltethik („care ethics") verwenden: Man muß die Regeln, die den Rahmen unseres Handelns bilden und bilden müssen, mit individueller Sorgfalt anwenden. Unsere Theorien geben uns nicht nur Regeln, und unsere Regeln führen nicht einfach zum Handeln: Unsere Erfahrungen und unsere Schwierigkeiten mit den Regeln beim Handeln werden uns dazu anspornen, diese Regeln besser zu formulieren und gegebenenfalls unsere Theorien weiter zu entwickeln. Zwischen dem individuellen Handeln und den – solchem Handeln zugrundeliegenden – Regeln und Theorien besteht eine dynamische Verbindung, die – wenn wir dies alles richtig anwenden – unser sittliches Handeln stetig verbessern wird.

Im großen und ganzen besteht ein beträchtlicher Unterschied zwischen Menschen, die sich hauptsächlich an Prinzipien klammern, und solchen, die mehr auf die menschliche Urteilskraft setzen. Ethische Theorien sowie ein Abwägen dieser Theorien sind nicht dazu da, um in ihrer Gesamtheit unkritisch angewendet zu werden. Methoden, die sich vollkommen auf Prinzipien stützen, können unter Umständen zu blindem Gehorsam führen: Wenn man den Grundsatz „Befehl ist Befehl" gelten läßt, so ist es leicht möglich, die schrecklichsten Dinge unkritisch und sogar ohne schlechtes Gewissen nur deshalb auszuführen, weil sie befohlen worden sind. Andererseits muß die Urteilskraft sich nach irgend etwas richten können. Wenn man sich auf eine „wegweiserlose" Urteilskraft verließe, so hätte man keine verteidigbaren Kriterien, auf die man sich stützen sollte, sondern wäre einfach auf seine eigenen Instinkte und Gefühle angewiesen – und dies kann zu ebensolchen Gräßlichkeiten führen. Man muß also versuchen, Prinzipien als Richtlinien – aber nicht als Zwangsjacken – zur Anwendung zu bringen. Wenn man das tut und sich danach richtet, so wird man Probleme zwar nicht endgültig lösen können, wird aber zu einer vorläufig brauchbaren Lösung gelangen, die man weiter entwickeln und von der man künftig lernen kann. Dazu sind die kritische Rechtfertigung von Prinzipien, der Ross'sche Begriff der „prima facie"-Pflichten und vor allem Deweys Begriff der Ideen und Moralentwicklung durch Praxis wichtig.

Da ich die absolute Wahrheit bezweifle (es ist kaum anzunehmen, daß man „da draußen" die Wahrheit finden wird oder kann), so ist sittliches Handeln für mich nicht anders als sonstiges Handeln: Mit Dewey glaube ich, daß wir immer im Lernen begriffen sind, immer bessere und präzisere Antworten geben können und müssen, und daß wir als Menschen auch die Pflicht haben, dies zu tun. Sich an eine gewisse Ethik zu klammern und „kritiklos" verschiedenen daraus folgenden Prinzipien Gehör zu schenken, ist, zumindest für mich, nicht wirklich sittliches Handeln und schon gar nicht im Sinne Kants, denn es ist nicht wirklich autonom. Da uns als Menschen nicht nur logische Überlegungen bezüglich der Vorgangsweise und menschliche Erfahrungen gemeinsam sind, sondern wir auch die Fähigkeit haben, aus unserem Tun zu lernen; und da wir in einer Gemeinschaft leben, in der unser Tun unvermeidlich andere und die Gemeinschaft selbst betrifft, so ist es unsere menschliche und sittliche Pflicht, unsere ethischen Entschlüsse im Licht unserer Erfahrungen sowie durch unser weiteres Nachdenken zu untersuchen und gegebenenfalls zu ändern. Die materiellen sowie auch die kulturellen Zustände ändern sich stetig, so daß wir auch unsere Regeln und unser Tun danach richten und verändern müssen. Diese kurze und daher vereinfachte Einführung in die ethische Theorie soll nur einen knappen Überblick über gewisse Denkungsarten und deren Anwendungen in der Medizinethik geben.

Literaturangaben

1. Loewy EH: Textbook of Medical Ethics. New York, N.Y.: Plenum Publishers; 1989.
2. Loewy EH: Freedom and Community: the Ethics of Interdependence. Albany, N.Y.: State University of New York Press; 1993.
3. Kant I: Grundlegung zur Metaphysik der Sitten. In: Immanuel Kant: Kritik der Praktischen Vernunft, Grundlegung der Metaphysik der Sitten. (Wilhelm Weischedel, Hrsg) Frankfurt a/M, Deutschland: Suhrkamp Verlag; 1989.

4. Platon: Der Staat. In: Platon Werke. Berlin, Deutschland: Akademie Verlag; 1984.
5. Aristoteles: Nikomachische Ethik. Berlin, Deutschland: Akademie Verlag; 1964.
6. Kant I: Von den Pflichten gegen sich selbst. In: Immanuel Kant: Eine Vorlesung über Ethik. (Gerd Gerhardt, Hrsg) Frankfurt a/M, Deutschland: Fischer Taschenbuch Verlag; 1990 (130–206).
7. Engelhardt HT: Bioethics and Secular Humanism. Philadelphia, PA: Trinity Press International; 1991.
8. Hobbes T: Leviathan. New York, NY: Collier Books; 1962.
9. Nozick R: Anarchy, State and Utopia. New York, NY: Basic Books; 1974.
10. Engelhardt HT: The Foundations of Bioethics. New York, NY: Oxford University Press; 1989.
11. Ross WD: The Right and the Good. Oxford, England: Clarendon Press; 1938.
12. Dewey J: Reconstruction in Philosophy. In: John Dewey: The Middle Works, 1899–1924. Vol 12. (Jo Ann Boydston, Ed) Carbondale, IL: Southern Illinois University Press; 1977.
13. Fletcher J: Situation Ethics. Philadelphia, PA: Westminster Press; 1966.
14. MacIntyre A: After Virtue. Notre Dame, Indiana: Notre Dame University Press; 1983.
15. Jonsen AR, Toulmine S: The Abuse of Casuistry. Berkeley, CA University of California Press; 1988.
16. Gilligan C: In a Different Voice. Cambridge, MA: Harvard University Press; 1982.
17. Loewy EH: Care Ethics: A Concept in Search of a Framework. Cambridge Quarterly 1994; 3(4): (im Druck).
18. Kant I: Von den Pflichten gegen Nichtmenschliches. In: Immanuel Kant: Eine Vorlesung über Ethik. (Gerd Gerhardt, Hrsg) Frankfurt a/M, Deutschland: Fischer Taschenbuch Verlag; 1990 (256–259).
19. Bentham J: The Principles of Morals and Legislation. New York, NY: Hafner; 1948.
20. Rousseau JJ: Discours sur l'Origine et les Fondements de l'Inégalité parmi les Hommes. Paris, France: Gallimard; 1965.
21. Schopenhauer A: Preisschrift über die Grundlage der Moral. In: Arthur Schopenhauer, Sämtliche Werke. Band III. Frankfurt a/M, Deutschland: Suhrkamp Verlag; 1986.
22. Loewy EH: Suffering and the Beneficent Community: Beyond Libertarianism. Albany, NY: State University of New York Press; 1989.

3. Kapitel: Wie trifft man sittliche Entscheidungen? Eine Methodik

Schön und gut: man hat ein ethisches (oder sittliches) Problem in der Medizinethik und muß sich entscheiden, was man tun soll. Schließlich ist es einem kaum möglich, weder als Arzt am Krankenbett, als Verwandter oder Befreundeter eines Menschen, der im Krankenbett liegt, und schon gar nicht als Patient selbst, sich in verschiedene theoretische Überlegungen lange zu verwickeln. Natürlich muß man über das Problem nachdenken – was man von ethischer Theorie weiß, wird den Hintergrund des Nachdenkens färben, ein Verständnis der Theorie wird das Nachdenken viel schärfer und leichter machen, und schließlich wird es höchst nützlich sein, die Theorie selbst sowie auch ihre Anwendung zu verstehen. Aber man kann nicht, wie erwähnt, einfach eine Theorie wie eine Schablone anwenden und blind das tun, von dem man glaubt, daß es auf solche Weise der Ethik entspreche. Prinzipien, die von der ethischen Theorie abgeleitet werden können, sollten als Richtlinien verstanden werden und mit gesundem Menschenverstand und unter voller Berücksichtigung der individuellen Probleme eines gewissen Falles angewendet werden, der sich in einem bestimmten Kontext und einer gewissen Kultur abspielt. In vieler Hinsicht gehören das Grübeln und Sichsorgen über das Problem (weitaus mehr als die Antwort, die man letztlich gibt) zu den wichtigsten Aspekten, die bei der Entscheidung eigentlich sittlichen Wert haben. Ohne sich wirklich darum zu kümmern, und einfach solche Prinzipien anzuwenden oder sie einfach, ob sie gut passen oder nicht, aufzupfropfen (also die Prinzipien wie einen Keksformer einfach über den Fall zu pressen), ist kaum wirkliches „ethisches Handeln". In vieler Hinsicht kann man so etwas kaum – im Kantschen Sinn schon gar nicht – als „autonomes" Handeln bezeichnen, sondern es ist ein Handeln, das von außen und nicht von einem selbst bestimmt wird.

Wenn Patienten zurechnungs- und entscheidungsfähig, also „kompetent" sind (siehe Kapitel 4), können letzten Endes nur Patienten selbst oder jemand, der von ihnen dazu bestimmt ist, die Entscheidungen treffen. Schließlich ist es das Leben des Patienten, es sind seine Werte, und es ist für gewöhnlich der Patient selbst, der die Folgen der Entscheidung zu tragen hat. Keinesfalls aber spricht die Tatsache, daß letztlich Patienten selbst entscheiden müssen, Ärzte oder Krankenschwestern davon frei, die Situation mit den Betroffenen zu diskutieren und damit die Entscheidung in gewisssem Maß zu steuern. Das heißt aber nicht, daß Ärzte (oder Schwestern) berechtigt sind, Gewalt anzuwenden oder zu versuchen, Patienten zu etwas zu zwingen: Aber es bedeutet, daß sie immer bei der Entscheidung helfen müssen und vor allem zum Ausdruck bringen sollen, daß ihnen an den Patienten und an Entscheidungen zu deren Wohl viel gelegen ist. Die Tatsache, daß Patienten das volle Recht haben, ihre eigenen Entschlüsse und Entscheidungen zu treffen, heißt jedoch nicht, daß man – wie Pontius Pilatus – zurücktreten und sich einfach die Hände in Unschuld waschen kann [1, 2]. Patienten ohne Hilfestellung einfach ihrer eigenen sogenannten „Autonomie" auszuliefern, hieße ärztliche oder „schwesterliche" Pflicht sehr leicht zu nehmen.

Dieses „volle Recht", die eigenen Entschlüsse zu treffen, ist aber, wie alle sogenannten Rechte, eines, das nur im Rahmen einer bestimmten sozialen Situation ausgeübt werden kann. Ein „Recht" ist, ohne Voraussetzung einer Gesellschaft, in der dieses Recht beschlossen und zum Ausdruck gebracht wird, praktisch nicht möglich. Ein Recht steht nicht allein, sondern muß immer sozial bedingt sein und sozial ausgeübt werden. Einfach zu behaupten, daß nur der Patient allein entscheiden kann und soll, schließt andere Interessen, die wir für sittlich wichtig halten, nicht aus [3, 4]. Ein Anrecht auf etwas zu haben (sagen wir das Recht, unsere eigenen Entscheidungen zu treffen), kann nicht vom Kontext, in dem dieses Recht ausgeübt werden soll, getrennt werden. Man kann vom sittlichen Standpunkt aus gesehen, sein Recht nur dann geltend machen, wenn damit nicht anderen schwerer Schaden zugefügt wird: Diese anderen sind sowohl bekannte (die Familie) als auch unbekannte (die Gemeinschaft) „andere", die davon betroffen werden könnten. Nur weil ein Patient auf einen Eingriff besteht, der, angenommen, nur eine sehr geringe Chance auf Heilung hat, aber furchtbar teuer ist, heißt dies nicht, daß Familie oder Gemeinschaft dafür aufkommen müssen. Selbst wenn ein Gesundheitswesen dem Patienten und der Familie alle direkten Kosten abnimmt, so kann so etwas doch katastrophal für andere sein. Und solche Interessen beziehen sich schließlich und endlich kaum nur auf finanzielle Probleme. Auch wenn ein Patient etwa unbedingt nach Hause will und sich weigert, in ein Pflegeheim zu gehen, so bedeutet das noch lange nicht, daß die Familie alles – nur um des Patienten Willen – opfern muß. Daher ist es viel zu einfach zu behaupten, daß die Entscheidung nur den Patienten und niemanden sonst angeht.

Patienten haben nicht nur Rechte, sondern auch, wie jeder andere Mensch, Pflichten. Diese Pflichten werden allerdings durch ihr „Patientsein" anders gestaltet: Sie sind einerseits qualitativ nicht anders als die von Gesunden (Kranke sollten auch nicht lügen und sollten rücksichtsvoll sein), andererseits handelt es sich dabei um Pflichten, die sich durch ihr „Patientensein" neu gestalten können [5].

Patienten können für den Fall, daß sie vielleicht später einmal nicht mehr „kompetent" (d.h. zurechnungs- oder entscheidungsfähig) sein

3. Kapitel: Wie trifft man sittliche Entscheidungen? Eine Methodik

sollten, ein sogenanntes „Patiententestament" machen oder eine Vollmacht erteilen, was anderen Personen das Recht gibt, für sie zu sprechen. Vom Gesetz her wird so ein Dokument in verschiedenen Staaten unterschiedlich gehandhabt, aber im großen und ganzen sind diese Dokumente, die bei Entscheidungen helfen sollen, äußerst nützlich [6, 7]. Das Patientendokument tritt erst in Kraft, wenn der Patient unfähig wird, für sich selbst zu sprechen, und der Arzt ihn außerdem für unheilbar krank hält. Es hinterläßt Anweisungen dafür, was ein nicht mehr zurechnungsfähiger Patient in gewissen Situationen wünschen würde: Ob er beispielsweise sein Leben, selbst wenn kaum mehr Hoffnung besteht, verlängert haben, bzw. ob er wieder belebt werden will. Eine Vollmacht gibt hingegen jemandem, den der Patient ausgewählt hat, das Recht, Eingriffen oder Behandlungen zuzustimmen oder sie zu verweigern. Eine solche Vollmacht ist ein ungemein „schärferes" und genaueres Instrument, da ja eine bestimmte Situation nur schwer vorherzusehen ist. Vom gesetzlichen Standpunkt sind solche Vollmachten bis jetzt nur in wenigen Ländern Europas zugelassen; aber es scheint wahrscheinlich, daß sie in den nächsten Jahren immer üblicher und auch vom Gesetz anerkannt werden.

In den Vereinigten Staaten, in denen Patiententestamente und Vollmachten immer häufiger werden, und wo sie in fast allen Bundesstaaten als gesetzlich gültiges Instrument gelten, haben sie sich teilweise bewährt. Die Gefahr besteht allerdings, daß sie mißbraucht werden, d.h., daß Ärzte einfach ohne genauere Prüfung der Umstände zu allem einwilligen [6]. Nur weil so ein Dokument besteht, oder weil jemand eine Vollmacht besitzt, heißt das noch lange nicht, daß der Arzt einfach „aussteigen" kann: Ärzte sind weiterhin verpflichtet, die Sachlage mit Patienten oder Inhabern von Vollmachten zu diskutieren, und sich selbst ihr eigenes Urteil zu bilden, ob eine Entscheidung sowohl verfahrensmäßig als auch dem Inhalt nach zu rechtfertigen ist. Ein Testament mag für eine gewisse Situation nicht geeignet sein, oder jemand, der eine Vollmacht hat, trifft eine Entscheidung, die dem Wunsch des Patienten offensichtlich widerspricht; deshalb haben Ärzte weiterhin die Pflicht, die Angelegenheit genauestens zu untersuchen und dürfen eine solche Entscheidung nicht, ohne sich selbst zu engagieren, einfach einem anderen oder einem „Papier" überlassen [6].

Es ist immer gut, wenn man zur Beantwortung von Fragen eine Idee von einer nützlichen (und daher die Antworten erleichternden) Vorgangsweise hat. In diesem Kapitel will ich kurz meine Vorgangsweise beschreiben, die mir langsam, über Jahre hinweg, klar geworden ist. Dazu will ich meine Tätigkeit als Ethikberater („ethics consultant") im Spital beschreiben, sowie auch die Tätigkeit von sogenannten „ethics committees" (unter denen etwas anderes gemeint ist, als gewöhnlich im deutschen Sprachraum unter „Ethik-Komitees" verstanden wird – siehe unten). Ich muß hier betonen, daß meine Methodik einfach meine eigene Vorgangsweise ist – eine Vorgangsweise, die ich für mich „gemütlich" und äußerst nützlich befunden habe (und die auch von anderen angewendet wird), die aber keineswegs die einzig „richtige" oder brauchbare darstellt. Es ist eine Vorgangsweise, die ich langsam entwickelt habe, mit der ich vertraut geworden bin, und die eben für mich tauglich ist.

Um eine Methodik anwenden zu können, muß man nicht nur wissen, wo man sie anwenden soll, sondern man muß auch mit praktischen Schwierigkeiten rechnen, die auftreten können (und in der Tat vorkommen). Es muß außerdem betont werden, daß so eine Vorgangsweise in einem gegebenen Fall oft etwas anders gehandhabt werden muß als unter anderen Umständen, und daß man aus dem Fall selbst lernen soll, wie man eine solche Vorgangsweise in Zukunft besser gestalten und „geschmeidiger" anwenden könnte.

Im deutschen Sprachraum versteht man unter „Ethik-Komitee" etwas ganz anderes als im Englischen. Ein Ethikkomitee im deutschen Sprachraum wird im englischen Sprachraum als „I.R.B." oder „institutional review board" bezeichnet: Komitees, die wissenschaftliche Versuchsvorgänge sittlich bewerten und mit experimentellen Vorgangsweisen in der Medizin zu tun haben. „Ethics committees" im englischen Sinn haben andererseits mit sittlicher Bewertung von Versuchen nichts zu tun. Die „ethics committees" befassen sich mit Problemen, die mit der Behandlung von Patienten im Spital zu tun haben [8]. Sie haben drei anerkannte Funktionen: 1) Ausbildung und Erziehung; 2) Vorgangsregeln im Krankenhaus vom sittlichen Standpunkt zu beurteilen und der Verwaltung beim Verfassen solcher Regeln zu helfen; und 3) bei medizinethischen Problemen eines bestimmten Patienten Rat zu geben oder zu untersuchen und zu bewerten, was bereits unternommen worden ist. Ethikberater werden andererseits von Ärzten bei individuellen Fällen, in denen es schwerwiegende sittliche Probleme gibt, genau wie andere Spezialisten zu Rate gezogen [9].

Ob „ethics committees" oder „ethics consultants", die es in den Vereinigten Staaten und auch anderswo gibt, auch einen Platz in einem anderen Kulturkreis haben können, ist fraglich. Ich beschreibe sie hier nicht, um sie zu loben oder ihre Einrichtung anzuraten: Der Versuch, Institutionen einfach von einer in die andere Kultur zu übertragen, ist eine Art kultureller und ethischer Imperialismus, der mir widerstrebt. Allerdings haben diese Institutionen sich in den Vereinigten Staaten ziemlich gut bewährt und fangen jetzt auch in anderen Ländern an, in Erscheinung zu treten. Es ist gut möglich, daß solche Einrichtungen, allenfalls in einer modifizierten und der Kultur angepaßten Weise, auch anderswo von Wert sein würden. Hier will ich diese Einrichtungen nur kurz beschreiben, hauptsächlich um ein Schema der Entscheidungsabläufe anzugeben.

Kurz zusammengefaßt ist Ausbildung die erste (und meines Erachtens die wichtigste) Funktion eines „ethics committees". Unter Ausbildung versteht man eigentlich wiederum drei Aufgaben: 1) sich selbst klar zu werden über sittliche Fragen sowie über die Denkweise und Methodik, die man anwendet, um mit solchen Themenbereichen umgehen zu können; 2) durch Vorträge, Seminare und andere Tätigkeiten mit

Ärzten, Krankenschwestern und anderen Mitarbeitern im Spital über solche Fragen zu diskutieren und zu sprechen, sie zu informieren und Probleme und Vorgangsweisen zu klären; 3) Patienten und anderen interessierten Laien zu helfen, solche Fragen zu verstehen und darüber konsequent nachdenken zu können. Daß „ethics committees" nicht immer, ja sogar nur ziemlich selten, all diese Pflichten erfüllen, ist eine andere Sache. Wenn „ethics committees" ihre Sache gut machen, so werden sie darauf bestehen, daß verschiedene Personen, die an solchen Fragen Interesse haben und diese studiert haben, an der Ausbildung teilnehmen. Es gibt außerdem viele Bücher, Wochenendseminare und andere Veranstaltungen, die eine solche Ausbildung unterstützen und zur Weiterentwicklung dieser Komitees beitragen.

In Krankenhäusern, die von verschiedenen Religionsgemeinschaften gegründet und unterstützt worden sind, gab es schon seit vielen Jahren (ungefähr seit der Jahrhundertwende) „committees", die dazu dienten, mit Krankheit oder Gesundheit verbundene religiöse Regeln im Spital aufrechtzuerhalten. In den sechziger Jahren sind „ethics committees" im heutigen Sinn das erste Mal in den Vereinigten Staaten entstanden; sie wurden damals „Prognose-Komitees" genannt. Der Anlaß dazu waren einige Gerichtsbeschlüsse (insbesondere der Fall Quinlan), aufgrund derer man die Gründung solcher „committees" für angebracht hielt. Seither haben sich solche „ethics committees" in den Staaten stark verbreitet, so daß heutzutage etwa 80% aller Krankenhäuser solche Einrichtungen haben. Es ist höchst wahrscheinlich, daß noch vor der Jahrtausendwende alle Spitäler über „ethics committees" verfügen werden [10]. In den letzten Jahren sind solche Komitees auch in anderen Ländern eingerichtet worden. Daß keineswegs alle gut funktionieren, ist leider wahr, sie verbessern sich allerdings zusehends. Die Mitglieder eines solchen Komitees sind Ärzte, Schwestern, Sozialarbeiter; manchmal – aber keineswegs immer – gehören diesem auch ein Jurist und für gewöhnlich auch ein Geistlicher irgendeiner Konfession an. Oft sind auch Vertreter der Gemeinschaft, Vertreter von Behinderten, Leute, die in Altersheimen arbeiten, und andere dabei. Häufig (und optimalerweise) ist auch ein Medizinethiker anwesend oder, wenn keiner verfügbar ist, ein Philosoph, der an Medizinethik interessiert ist. Die Hauptaufgabe eines Philosophen oder Medizinethikers in einem solchen Komitee ist es, Ratgeber zu sein und bei der Analyse der jeweiligen Situation sein Spezialwissen und seine Literaturkenntnisse zur Verfügung zu stellen.

Weil sittlich zu denken eine gewisse Art des Denkens erfordert, wird sich ein Komitee, das sich nicht mit ethischen Problemen, Theorien und Fragen befaßt, oft wirkungslos bleiben und bei der Klärung von sittlichen Problemen kaum weiterkommen. Daher ist Selbsterziehung eine unbedingt notwendige Vorbedingung für alles andere, was solch ein Komitee unternehmen will oder soll. Die Selbsterziehung kann in verschiedener Weise erfolgen, ist aber unbedingt erforderlich [11].

Ein solches „committee" soll die Regeln, die ein Spital für Patienten aufstellt, sittlich überprüfen. Es gibt in jedem Krankenhaus beispielsweise Protokolle, die den ethischen Umgang mit Patienten betreffen: Unter welchen Umständen und in welcher Form man eine ärztliche Anordnung schreiben kann oder soll, einen Patienten nicht wieder zu beleben; wie man bei Bettennot bestimmt, wer aus der Intensivstation entlassen werden soll u.a.m. Als drittes und letztes kann so ein Komitee auch in individuellen Fällen Rat geben. Obwohl immer die Gefahr besteht, daß solch ein Komitee zu einem „Gott-Komitee" wird und ex cathedra bestimmt, was zu geschehen hat, ist es notwendig, so einer Versuchung unter allen Umständen zu widerstehen. Wenn man das nicht tut und sich anmaßt zu bestimmen, was geschehen soll, so verliert ein solches Komitee alle Nützlichkeit. Es ist schließlich und endlich der Arzt, der im Einklang mit dem Patienten und der Familie handeln muß, und dieses Handeln hat letztlich in der Verantwortlichkeit des Arztes selbst zu liegen und zu bleiben. Ein Komitee kann diese Aufgabe nicht übernehmen, denn die Verantwortung eines Komitees ist diffus und daher problematisch. Was es tun kann, ist die Vorgangsweise zu prüfen, dem Gedankengang zu helfen, ein Problem zu beleuchten und Perspektiven zu geben und zu versuchen, das Problem klarzustellen. Und schließlich und endlich kann es Ratschläge (aber nicht Anweisungen) geben.

Ich halte es für besser, die Worte „korrekt", „richtig", „schlecht", „angebracht" usw. soweit wie möglich zu vermeiden und statt dessen die Formulierung des „Nicht-Unangebracht-Seins" zu verwenden. In den meisten Fällen gibt es Lösungen (sogar grundlegend verschiedene und manchmal einander widersprechende), die in bestimmten Fällen nicht unbedingt unangebracht sein würden. Gewöhnlich bestimmt man aber nicht, ob eine gewisse Handlung „sittlich angebracht" ist, sondern ob eine Handlung „sittlich nicht unangebracht" ist. Das macht einen großen Unterschied aus: Etwas „sittlich Angebrachtes" ist etwas, das man eigentlich tun *muß*; etwas „sittlich nicht Unangebrachtes" ist etwas, das man sittlich tun *darf*. Wenn man behauptet, daß etwas „angebracht" ist, so bestimmt man, daß es so geschehen *soll*; wenn etwas „nicht unangebracht" ist, so drückt man dies mit den Worten aus, daß so etwas geschehen *darf* oder *kann*. Ein Beispiel: Es mag bei einem gewissen Patienten „nicht unangebracht" sein, die Behandlung einzustellen oder fortzusetzen; das kommt auf den Patienten und seine Werte und Wünsche an. Andererseits sollte das nicht heißen, daß es nicht – da es viele „nicht angebrachte" Wege gibt – auch Lösungen gibt, die sittlich nicht erlaubbar sein könnten: Einen Patienten, der noch gute Überlebenschancen hätte, nicht mehr zu behandeln, einfach weil dessen Frau keine Behandlung mehr für ihn will, oder einen sichtlich entscheidungsfähigen Patienten, der nicht operiert werden will, dennoch zu operieren, u.a.m.

Der Nachteil eines Komitees besteht im einzelnen in dessen unvermeidlicher Schwerfälligkeit. Es ist nicht gut möglich, ad hoc und auf einmal alle Mitglieder zusammenzubringen, um gemeinsam über ein Problem nachdenken zu können. Solch ein Komitee ist aus vielen und vielbeschäftigten Menschen zusammengesetzt, die oft nicht wirklich Zeit haben, manchmal stundenlang zu diskutieren. Und außerdem ist es schwer für ein solches Komitee, mit dem Patienten oder mit den Verwandten selbst den Fall selbständig zu besprechen. Ein Komitee, das aus einer Menge verschiedener Menschen zusammengesetzt ist, und da zusammensitzt oder -steht, muß einschüchternd auf diejenigen wirken, die vor dieses hintreten müssen. Ein weiterer Nachteil besteht darin, daß sich das einzelne Mitglied nicht wirklich verantwortlich fühlt, wenn ein Komitee handelt: „Ich hab's ja nicht gemacht; es war eine Entscheidung des Komitees". Es ist allzu leicht, eine Entscheidung gelten zu lassen, die nur von einem besonders „starken" Mitglied gemacht worden ist.

Trotz allem kann eine Gruppe von Menschen mit verschiedenen Interessen sowie mit unterschiedlicher Ausbildung und verschiedener Weltanschauung einem beim Durchdenken eines Falles sehr viel helfen; sie kann auf verschiedene Perspektiven hinweisen und kann daher helfen, die Probleme besser zu verstehen und besser zu regeln: Aber schließlich und endlich kann die wahre Verantwortung für das, was geschehen soll oder geschehen ist, nur vom behandelnden Arzt selbst und nicht von anderen getragen werden. Da es letztlich in der Macht des Mediziners liegt, ob die Ausführung gut oder schlecht ausfällt, so kann das kaum anders sein.

Aus diesen und aus anderen Gründen hat sich Ethikberatung in den letzten Jahren entwickelt. Ethikberater können Ärzte, Philosophen oder manchmal auch andere sein. Ein Ethikberater muß genug Einsicht sowohl in die Medizin als auch in die Philosophie haben, um mit beiden umgehen zu können [11]. Die Denkweise eines Arztes ist notwendigerweise eine ganz andere als die eines Menschen, der darauf eingestellt ist, medizinische Probleme sittlich (d.h. philosophisch) anzugehen. Die Denkweise eines Arztes wiederum ist dem gewöhnlichen Philosophen fremd. Aber beide Gesichtspunkte sind eben für einen Ethikberater notwendig. Wenn der Berater entweder nur den Standpunkt der Medizin oder bloß den der Philosophie vertritt, so besteht einerseits die Gefahr, daß das sittliche Problem nur vom medizinischen Standpunkt aus betrachtet wird (d.h, daß nur, was man tun „kann", eine große Rolle spielt) oder andererseits, daß der Berater die medizinischen Probleme und die medizinische Sichtweise nicht versteht und letztere daher überhaupt nicht würdigen kann.

In den meisten Krankenhäusern, in denen „ethics committees" sich bewährt haben, kann jeder, der ein gerechtfertigtes Interesse an einer ethischen Frage hat (also Patienten, Familie, Freunde, Ärzte, Krankenschwestern oder Sozialarbeiter), das Komitee um Rat bitten. Meist ist es für Berater besser, wenn sie (wie ich) darauf bestehen, vom behandelnden Arzt selbst (oder von Assistenzärzten) ein Konzilium anzufordern. Ethikkomitees und Ethikberater stehen nicht miteinander in Konkurrenz. So eine Konkurrenz würde der ganzen Sache – die dazu dient, Ärzten und Patienten bei schweren Entschlüssen zu helfen – höchst schädlich sein [9]. Ethikberater und -komitees können gut und erfolgreich zusammenarbeiten. Es ist beispielsweise oft der Fall, daß das

Komitee den Berater bittet, zu begutachten, ob ein Fall überhaupt vom Komitee behandelt werden soll. Sollte es aber dem Berater wirklich unmöglich sein, einen Konsens zu erreichen, dann kann ein solcher Fall an das ganze Komitee weiterverwiesen werden. Außerdem kann und soll das Komitee auch dazu dienen, Fälle, die vom Berater beurteilt worden sind, im nachhinein zu überprüfen, so daß eine „Qualitätskontrolle" bestehen kann [11].

Ich will erst kurz meine eigene Vorgangsweise beschreiben, wenn ich gebeten werde, bei einem Fall zu helfen, und dann genaue Einzelheiten des Vorgangs bei individuellen Problemen schildern. Eine Beratung fängt fast immer mit einem Telefongespräch an: Leider ist es oft die Krankenschwester, die mich informiert, daß ein Arzt mich zu einer Beratung bittet. Ich sage „leider", weil es unbedingt notwendig ist, zuerst mit dem Arzt zu sprechen, damit er den Fall kurz beschreiben und vor allem die genauen Fragen stellen kann, die er beantwortet haben will; das bedeutet natürlich nicht, daß ich nicht mit der Krankenschwester sprechen will, was auch unbedingt geschehen muß. Es ist notwendig, zuerst die genaue Frage oder Fragen herauszufinden, auf die Antworten gesucht werden, obwohl das nicht immer leicht ist. Wenn der Arzt dazu gezwungen wird, die Fragen zunächst einmal genau zu formulieren, wird ihm oft erst der Fall in sittlicher Hinsicht klar. Bei dem Gespräch ist es auch wichtig, abzuklären, was der Arzt selbst tun will, und wozu er zusätzlich bereit ist. Man muß die Grenzen, in denen er selbst bereit ist zu handeln, vorher festlegen, um dann mit dem Patienten oder den Verwandten weiter verhandeln zu können. Nicht, daß es unmöglich wäre, solch eine ärztliche Grenze zu überschreiten; aber falls dies notwendig sein sollte, müßte man einen anderen Arzt bitten, den Fall zu übernehmen. Nachdem man das getan hat, muß man dann etwas über die Familie, ihre Zusammensetzung und ihre inneren Verhältnisse herausfinden – wie sie sich nach Meinung des behandelnden Arztes darstellen. Das heißt jedoch nicht, daß man all dies glauben muß: Aber die Auskunft ist eine wichtige Grundlage für alles weitere. Stimmt die Einschätzung des Arztes im großen und ganzen mit der des Patienten und der Familie überein, so ist das ganz anders, als wenn sie nicht übereinstimmt: Besteht keine Übereinstimmung, dann liegt ein Mißverständnis oder sogar ein Streitpunkt vor. Die verschiedenen Gesichtspunkte (wie jeweils die Beteiligten den Fall sehen) helfen dem Berater, den Fall in all seinen Dimensionen besser einschätzen zu können.

Als nächstes gehe ich dann auf die Station, um die Akten durchzulesen und mir ein weiteres Bild zu machen. Ich versuche nicht (und kann es ja auch selbstverständlich nicht), den medizinischen Vorgang vom medizin-technischen Standpunkt zu beurteilen; für mich ist die Hauptsache, daß qualifizierte Experten ihre Meinung klar ausgesprochen haben; daß es also ein Neurologe war, der festgestellt hat, daß der Patient hoffnungslos bewußtlos ist. Dann gehe ich ans Krankenbett, um den Patienten kennenzulernen, und, falls möglich, um mit ihm zu sprechen. Selbst wenn der Patient bewußtlos ist, so will ich ihn als Mensch kennenlernen – als Mensch, bei dem ich helfen soll und eine schwere Entscheidung zu treffen habe. Nicht alle Ethikberater handeln so: Manche untersuchen den Patienten selbst (was ich nicht für angebracht halte), andere gehen überhaupt nicht ans Krankenbett. Vorher oder nachher spreche ich mit den Krankenschwestern, die den Patienten kennen, und will auch von ihnen wissen, was sie vom Fall, seinen Problemen und von den Fragen halten, die zu beantworten sind. Weiterhin will ich wissen, wie sie über die Grenzen denken, die der Arzt gesetzt hat, und ob sie bereit wären, weiterhin mitzuhelfen. Es ist oft möglich, sich auf diese Weise ein besseres Bild zu machen. Falls der Patient damit einverstanden ist, oder falls der Patient nicht zurechnungsfähig, nicht entschlußfähig oder zumindest nicht genügend bei Bewußtsein ist, um mitsprechen zu können, rufe ich die Familie an und bitte sie, mit mir zusammenzukommen.

Die Vorgangsweise oder die Methodik, die ich unter solchen Umständen mit Patienten und/oder der Familie anwende, um sittliche Probleme zu analysieren und eine Antwort auf sittliche Fragen zu finden, ist die, die ich in der Praxis als Berater entwickelt habe. Ich will sie hier kurz im Rahmen solch eines Treffens zwischen einem Patienten, seiner Familie und mir beschreiben. Bei diesem Treffen sollen so viele Familienmitglieder, Krankenschwestern, Assistenten usw. wie nur möglich dabei sein und mitsprechen. Für gewöhnlich sind aber nur Familienmitglieder anwesend. Unter „Familie" verstehe ich all jene, die dem Patienten wirklich nahestehen, nicht nur Blutsverwandte oder die durch Heirat verwandt sind, sondern eben – und manchmal sogar hauptsächlich – eng Befreundete. In vieler Hinsicht habe ich zwei Funktionen, die miteinander verbunden werden müssen: Die eine Tätigkeit ist die eines „Reiseveranstalters" oder Beraters; die andere die eines Unterhändlers, der versucht, verschiedene Standpunkt zu vereinigen oder wenigstens miteinander zu versöhnen.

Es ist, glaube ich, wichtig zu betonen, daß die Antwort – oder der Entschluß – nicht von mir stammen soll oder darf, sondern den Wünschen und sichtbaren Werten des Patienten angepaßt werden muß. In den letzten paar Jahren habe ich in etwa 75% der Fälle, zu denen ich als Ethikberater gebeten worden bin, eine Handlungsweise letztlich doch unterstützt, die ich weder bei mir selbst noch bei meiner Familie als wünschenswert ansehen würde. Es ist nicht *mein* Problem, und es sind nicht *meine* Wünsche oder Werte, die zu unterstützen sind: Meine Funktion besteht nicht darin, meine eigene Vorstellung von Sittlichkeit oder meine eigene Handlungsart durchzusetzen. Ich muß sicher sein, daß alle, die ein legitimes Interesse haben, auch am Entschluß mitbeteiligt waren, daß die Fragen und die Überlegungen gut verstanden worden sind, und daß allen die Folgen solcher Entschlüsse bekannt sind. Meine Pflicht ist es, danach zu sehen, daß das Verfahren richtig durchgeführt worden ist. Es ist nicht meine Pflicht (oder mein Recht), selbst zu entscheiden, was geschehen soll. Das heiß nicht, daß alle Wünsche unterstützt werden sollen oder können, oder daß alles sittlich erlaubt ist: Natürlich sind manche Wünsche, die Patienten, Verwandte oder Ärzte haben, aus sittlichen oder rechtlichen Gründen nicht erfüllbar. Obwohl es oft diverse „nicht unpassende" Entschlüsse (sogar solche, die an sich einen Widerspruch darstellen) geben kann, so gibt es gewiß viele, die in der Tat unpassend (im Rahmen breiter Moralbegriffe oder im Rahmen von Moralbegriffen in gewissen Kulturen) sind.

Wünschen, die Patienten erst äußern, wenn sie bereits unzurechnungsfähig sind, kann man nicht Folge leisten. Solche Patienten können die Tatsachen nicht verstehen, sind nicht imstande, konsequent zu denken oder die Folgen ihrer Wünsche abzusehen; manchmal haben sie aber ihre Wünsche, entweder schriftlich oder mündlich, bereits vorher zum Ausdruck gebracht. Solchen Wünschen kommt in manchen Ländern gesetzlicher Zwang zu (darüber in späteren Kapiteln mehr). Wenn weder ein Dokument vorhanden noch ein bestimmter Wunsch bekannt ist, muß in solchen Fällen die Familie (im weiteren Sinn) einem bei dem Entschluß helfen. Aber auch da kann man nicht allen Wünschen nachgeben: Wenn eine Familie will, daß man einem sterbenden Patienten, der „Lufthunger" hat und von künstlicher Beatmung abhängig ist, den Respirator einfach wegnimmt, um ihn sterben zu lassen, ohne vorher irgendwelche Betäubungsmittel verabreicht zu haben, so ist das kaum durchführbar. Solch ein Entschluß, jemanden langsam ersticken zu lassen, wäre ein „nicht angebrachter", und man kann ihn nicht als „nicht unangebracht" bezeichnen. Aber Ärzte wollen auch öfters Dinge, die sittlich (oder sogar rechtlich) nicht zulässig sind: Wenn ein entschlußfähiger Patient eine Behandlung ablehnt, und der Arzt ihn dennoch behandeln möchte, so ist dies sittlich oder rechtlich nicht gut möglich.

Ein Reiseveranstalter oder -berater muß drei Fragen behandeln – im Grunde dieselben Fragen, wie sie auch ein Ethikberater anschneiden und voneinander trennen muß. Es ist schwer, solche Fragen zur gleichen Zeit und auf einmal zu diskutieren; es ist ratsam, diese Fragen zu trennen und eine nach der anderen zu beantworten. Die erste Frage, von der alles weitere abhängt, ist für den Reiseberater: „Wo sind wir?" – eine Frage, die nur durch Tatsachen beantwortet werden kann. Erst nachdem uns die Antwort klar ist (erst bevor wir alle übereinstimmen, daß wir in Wien, Paris oder Berlin sind), kommt die nächste Frage: „Wo wollen wir hin?" zur Sprache. Die letzte, und erstaunlicherweise meist nicht die schwerste, ist die Frage, wie wir am besten von hier nach dort kommen könnten.

Um brauchbare sittliche Antworten auf komplizierte und oft schwierige sittliche Fragen geben zu können, muß man gute oder bestmögliche Tatsachen erkennen und darüber Bescheid wissen. Die erste Frage (die Frage, wo wir eigentlich sind) erfordert die Ansichten von ärztlichen Experten: Es ist eine Frage nach Diagnose und Prognose, aber es ist auch eine Frage, auf die manchmal keine vollkommen klare Antwort zu geben ist. Man muß mit Patienten und Familien ehrlich sein: Man muß nicht nur das, was man weiß, sondern auch das, was man nicht weiß (oder nicht wissen kann), mit ihnen besprechen. Oftmals ist es

3. Kapitel: Wie trifft man sittliche Entscheidungen? Eine Methodik

weder der Familie noch dem Patienten klar, wie die Sache eigentlich steht; manchmal sind sie nicht gut informiert worden, oft wollten sie oder konnten sie nicht zuhören. Nach meiner Erfahrung ist es nicht selten, daß kein weiteres Problem mehr zu diskutieren ist, wenn man es für Patienten und Familie verständlich gemacht hat. Falls der Patient oder die Familie nicht glauben wollen, was man ihnen sagt (was erstaunlicherweise selten der Fall ist), so ist es keine sittliche, sondern eine medizintechnische Frage, die nicht durch einen Ethikberater, sondern von anderen medizinischen Experten geklärt werden kann und muß. Bevor eine solche Frage nicht geklärt und akzeptiert ist, kann man nicht mit dem ethischen Teil des Problems anfangen.

Die Pflicht des Ethikberater bei der Tatsachenfeststellung ist in erster Linie, sich zu vergewissern, daß die kritischen Fakten von dazu qualifizierten Ärzten stammen; zweitens, diese Fakten dem Patienten und der Familie klar zu machen; und drittens, so gut wie möglich die Fragen des Patienten und der Familie zu beantworten. Hier kommt die Frage: „Können wir sicher sein?" oft auf. Es ist eine Frage, die von primitiveren Menschen als die Frage: „Könnte nicht ein Wunder geschehen?" oft gestellt wird. Die zweite Frage, die nach dem Wunder fragt, ist leicht zu beantworten: Wenn ein Wunder geschehen soll, so können wir Menschen es kaum verhindern! Die erste dieser Fragen kann nur ehrlich beantwortet werden: Absolute Sicherheit gibt es im Leben nicht. Die Tatsache etwa, daß noch nie jemand nach diesem Zustand wieder das Bewußtsein erlangt hat, heißt nicht, daß es vollkommen unmöglich ist, daß so etwas je geschehen kann; es ist nur so unwahrscheinlich, daß man unser Handeln nicht auf solch eine Unwahrscheinlichkeit stützen kann. Im Leben handeln wir schließlich und endlich immer unter der Voraussetzung von Wahrscheinlichkeiten und nie mit vollkommener Sicherheit. Die Wahrscheinlichkeit muß zwar groß sein, aber man kann nicht darauf bestehen, daß man völlig sicher ist. Man muß handeln, denn selbst nicht zu handeln, ist eine unvermeidliche Art des Handelns. Vernünftige Leute sind sich dessen bewußt, und sind die erste Ungewißheit und der erste Schock vorbei, werden vernünftige Leute meist dazu bereit sein, vernünftig zu handeln, ohne Gewißheit zu erwarten oder zu verlangen.

Die Frage: „Wo wollen wir hin?" kann nur zu einem kleinen Teil von den Ärzten bestimmt werden. Klarerweise müssen die Ärzte uns den Rahmen der Möglichkeiten erklären. Man muß wissen, ob es überhaupt möglich wäre zu heilen, ob diese Möglichkeit groß oder klein, leicht oder schwer zu erreichen, mit Schmerzen verbunden oder nicht allzu schmerzhaft sein würde. Man muß wissen, was bestenfalls möglich wäre und was am wahrscheinlichsten ist, und was man tun könnte, wenn man nicht heilen kann: Soll man das Leben verlängern, mit welchen Nebenwirkungen hat man dabei zu rechnen, soll man die Schmerzen lindern oder vielleicht etwas ganz anderes unternehmen? Auch hier ist man vollkommen auf die Aussage der Ärzte über das, was möglich ist, angewiesen, und es müssen andere Überlegungen angestellt werden, sollten

Patient oder Familie dies nicht glauben wollen und davon überzeugt sein, daß es doch noch andere Möglichkeiten gibt oder geben müsse.

Der Hauptteil dieser Antwort ist aber von etwas ganz anderem abhängig: nämlich vom Patienten und dessen Kontext, von den Werten, die der Patient hat und von seiner Lebensgeschichte, und wie er in Zukunft leben will. (Wie Erich Cassell einst so schön geschrieben hat: „Unser Leben ist unser eigenes Kunstwerk, und nur wir selber können bestimmen, wie unser Kunstwerk weitergeführt und schließlich beendet werden sollte" [12]). Wir alle haben einen eigenen Stil, und dieser kann nie völlig von einem anderen in derselben Weise verstanden oder durchgeführt werden. Man stelle sich ein Selbstportrait Rembrandts vor, das von Van Gogh vollendet worden wäre, oder man denke an Schuberts Unvollendete, die Mahler beendet hätte. Selbst wenn Van Gogh oder Mahler ihr Bestes getan hätten, das Kunstwerk im Stil des anderen zu Ende zu bringen, so bliebe dieses Vorhaben doch immer ein Versuch und wäre nie so gut, wie es der Künstler selbst hätte ausführen können.

In der Medizinethik ist man aber oft auf andere als auf den Patienten selbst angewiesen. Hier ist es notwendig, ein wenig über das Leben und die Lebensgeschichte des Kranken zu wissen: Es ist doch gewissenhafter und besser möglich (wenn auch nicht vollkommen), den Stil des Kunstwerkes nachzuahmen, wenn man das Leben und die Werte des Kranken sowie die Verhältnisse versteht, in die er eingebunden war und ist. Daher spricht man über die Lebensgeschichte des Patienten mit den Verwandten und fängt an, sich ein Bild darüber zu machen, was für ein Mensch der Kranke eigentlich ist oder war. Und nicht nur einem selbst wird es auf diese Weise klarer: Indem sie über den Kranken und sein Leben berichten, werden auch manche Dinge den Verwandten bewußt, die ihnen vorher vielleicht nicht verständlich waren. Es ist dann besser möglich, die Frage: „Wo wollen wir hin?" dem Stil und der Lebensweise des Patienten entsprechend zu beantworten.

Bei der letzten Frage: „Wie kommt man von hier nach dort?" besteht wieder eine Ähnlichkeit zwischen Ethik- und Reiseberater. Der Weg, den man einschlagen will, muß ausführlich beschrieben werden: Was und wieviel von dieser und jener Handlung oder „Nicht-Handlung" zu erwarten ist, was die Folgen für den Patienten, für die Familie und für alle, die damit zu tun haben, sein würden. Und der Weg ist derjenige, den der Patient unter Berücksichtigung seines Kunstwerks einschlagen will oder würde, oder den man mit Rücksicht auf sein Kunstwerk schließlich einschlägt. Wenn man einmal die Frage, wo man hin will, gut diskutiert hat, und die Tatsachen, die Geschichte und den Kontext des Falles gut versteht, so ist diese Frage für gewöhnlich nicht schwer zu beantworten.

Schließlich und endlich muß ein Ethikberater als Unterhändler zwischen verschiedenen Ansichten und Gesichtspunkten dienen. Er muß geschickt verhandeln und versuchen, Meinungsverschiedenheiten zu schlichten und verschiedene Standpunkte (und oft Menschen, die unterschiedlicher Ansichten sind) miteinander zu versöhnen. Wenn z.B. der Arzt unbedingt weiterbehandeln will, weil er glaubt, daß der Patient zu retten sei, und die Familie dies einfach nicht mehr wünscht, so ist es oft möglich, zwischen den beiden zu vermitteln. Normalerweise haben Ärzte eine Ahnung, wann sie bereit sein müssen, den Patienten aufzugeben, und oft kann man dann mit den Verwandten verhandeln, so daß ein bestimmter Termin vereinbart werden kann, der von allen eingehalten wird. Manchmal bestehen auch verschiedene Standpunkte innerhalb der Familie: Die einen wollen unter allen Umständen weitermachen, die anderen denken, daß bereits genug oder vielleicht sogar schon zu viel getan worden ist. Oft ist es möglich, die beiden Ansichten miteinander zu versöhnen, indem man auf der Frage: „Wo wollen wir hingehen?" besteht. Manchmal ist dies leider unmöglich; entweder ist es dem Ethikberater unmöglich, einen Kompromiß zu finden, oder der Patient bzw. die Familie will etwas tun, was der Arzt oder das Krankenhaus einfach (oft aus privaten oder institutionellen sittlichen Gründen) nicht tun wollen. Das kommt vor. Im ersten Fall zieht der Ethikberater das „ethics committee" zu Rat; im zweiten Fall muß dann der Patient oder dessen Familie einen Arzt finden, der deren Ansichten teilt, und der Patient muß Arzt oder Krankenhaus wechseln. Meiner Erfahrung nach ist das aber im großen und ganzen äußerst selten der Fall. Vernünftige Menschen können üblicherweise dazu gebracht werden, miteinander zu reden, einander kennenzulernen und einen Kompromiß zu schließen.

Ist es mir gelungen, Übereinstimmung über das zu erzielen, was man tun soll (was fast immer möglich ist), so endet damit der Fall. Die Tatsachen und die Vorgangsweise werden in einem Protokoll festgehalten, und es ist dann der zuständige Arzt, der – genau wie bei einer anderen Beratung – schließlich und endlich die Verantwortung (allerdings nicht mehr allein) trägt. Falls dies nicht möglich ist, so lege ich den Fall einem „ethics committee" vor, in dem weiter diskutiert und zu schlichten versucht wird. Nur als letzten Ausweg geht man zu Gericht, was im Laufe meiner Praxis nur höchst selten notwendig war. Eine sehr wichtige und bedeutende Aufgabe des „ethics committees" ist es schließlich auch, die Fälle des „ethics consultant" rückwirkend zu besprechen und zu begutachten, so daß nicht der Ethikberater selbst ohne Kontrolle bleibt.

Wenn man über sittliche Fragen in der Medizinethik bei einzelnen Patienten nachdenken muß, so ist eine methodische Vorgangsweise nützlich. Sie wird nicht immer erfolgreich – und unter verschiedenen Umständen unterschiedlich – anzuwenden sein. Man darf nie vergessen, daß erstens solche Fragen fast immer unter sehr schlechten und emotionell komplizierten Umständen gestellt und geschlichtet werden müssen, und zweitens, daß sittliche Fragen in der Medizinethik nur selten eine „gute" Antwort ermöglichen. Das Beste, was man für gewöhnlich erhoffen kann, ist, daß man unter vielen mehr oder weniger ungünstigen Handlungsmöglichkeiten eine findet, die unter den gegebenen Umständen am wenigsten schlecht ist und am ehesten dem „Kunstwerk" des Patienten entspricht.

Literaturangaben

1. Loewy EH: Textbook of Medical Ethics. New York, NY: Plenum Publishers; 1989.
2. Illhardt FJ: Medizinische Ethik. Berlin, Deutschland: Springer Verlag; 1985.
3. Blustein J: The Family in Medical Decisionmaking. Hastings Center Report 1993; 21(3): 6–13.
4. Hardwig J: What about the Family? Hastings Center Report 1990; 19(2): 5–10.
5. Loewy EH: Ethical and Communal Issues in AIDS: An Introduction. Theoretical Medicine 1990; 11: 173–183.
6. McCloskey EL: Hopes for the PSDA. J Clinical Ethics 1991; 2:172–173.
7. Loewy EH: Advance Directives and Surrogate Laws: Ethical Instruments or Moral Cop-Out? Archives Internal Medicine 152: 1973–1976.
8. Thomasma DC: Hospital Ethics Committees and Hospital Policy. Quality Review Bulletin 1985; July 29: 204–209.
9. Loewy EH: Ethics Consultation and Ethics Committees. HEC Forum 1990; 2(6): 351–359.
10. Gibson JM, Kushner TK: Will the Conscience of an Institution Become Society's Servant? Hastings Center Report 1986; 16: 9–11.
11. Loewy EH: An Inquiry into Ethics Committees Understanding: How Does one Educate the Educators? Cambridge Quarterly of Health Care Ethics; 1993: 2(4): 551–556.
12. Cassel EJ: Life as a Work of Art. Hastings Center 1984; 14(5): 35–37.

4. Kapitel: Ärzte und Patienten: Rechte und Pflichten – ein sich stets änderndes Verhältnis

In den letzten Jahrzehnten hat sich in den meisten Teilen der westlichen Kultur die Beziehung zwischen Patienten und Ärzten grundlegend geändert. Im Altertum und bis ins neunzehnte Jahrhundert war dieses Verhältnis fast durchwegs „paternalistisch", d.h., der Arzt hat befohlen, und der Patient hat (insofern man das beurteilen kann) gehorcht. Ärzte fanden es selbstverständlich, daß sie nicht nur die medizintechnischen Maßnahmen (also die Mittel zum Zweck) allein wählten, sondern daß sie auch einzig und allein den Zweck bestimmten. Weiters fanden sich Ärzte keineswegs verpflichtet, ihren Patienten die Wahrheit zu sagen. Wenn die Diagnose oder Prognose ungünstig war, so war es nicht nur ratsam, sondern sogar ihre Pflicht, die Wahrheit zu umschreiben und notfalls sogar zu lügen. Es wurde fest angenommen, daß Ärzte ihren Patienten schaden, falls sie diesen schlechte Nachrichten über deren Gesundheitszustand mitteilen; Patienten mußten von der Wahrheit „verschont" bleiben. Andererseits war es im Mittelalter Pflicht, darauf zu bestehen, daß schwerkranke Patienten gebeichtet und die letzte Ölung empfangen hatten: eine Tatsache, die sich (außer wenn man, was vielleicht stimmt, annimmt, daß Menschen oft krank genug waren, um diese Sakramente zu empfangen) nicht gut mit dem Verheimlichen schlechter Nachrichten verträgt.

Die Beziehungen, die Ärzte, Patienten und andere, die an der Behandlung eines Patienten beteiligt sind, miteinander haben, sind auch systembedingt. Aber „System" kann in zwei – nicht unbedingt miteinander zusammenhängenden – Bedeutungen verstanden und verwendet werden: erstens entweder im ökonomischen Sinn (in einem fast „externen" Sinn, wobei gefragt wird, wie man das Gesundheitswesen finanziert, wie Patienten Zugang finden können, wie knappe finanzielle Mittel und medizinische Güter verteilt werden, usw.); oder, zweitens, im Sinn einer „internen" Struktur (wobei gefragt wird, wie eine Ärztewahl stattfindet, und welcher Arzt wen, wofür und wo behandelt). Im 9. Kapitel werden wir manche der ökonomischen Fragen des Systems zu erläutern suchen; hier will ich kurz die interne Frage anschneiden, die im 9. Kapitel kaum erwähnt wird.

Die Möglichkeit einer sogenannten völlig „freien" Ärztewahl hat ganz andere Folgen für die Beziehungen zwischen Ärzten, Schwestern und Patienten, als wenn so eine Wahl durch das System beschränkt ist.

Eine solche völlig „freie" Wahl hängt oft, aber nicht unbedingt, von ökonomischen Umständen ab. In manchen Ländern haben Patienten völlig „freie" Wahl: Das heißt, sie können zu jedem Arzt ihrer Wahl gehen; und falls der Arzt sie als Patienten akzeptiert, werden sie dann dessen Patient sein. Anderswo haben Patienten nur eine teilweise oder zeitlich begrenzte Wahl. In den Vereinigten Staaten gibt es sogenannte „HMO" (Health Maintenance Organizations). Dies sind größere oder kleinere Ärztegruppen, die sich zusammengeschlossen haben, um Patienten zu behandeln, mit denen sie einen Vertrag haben (oder Ärzte können auch nur Angestellte solcher „HMO" sein). In den meisten „HMO" schließt ein bestehender Vertrag mit Patienten oder deren Arbeitgebern Ausgaben für Krankenhaus, Röntgen und andere Leistungen ein. In diesen Organisationen besteht für gewöhnlich keine freie Arztwahl.

In manchen Ländern sind fast alle Ärzte sowohl im Spital als auch in ihrer Privatpraxis tätig: Wenn ein Patient ins Krankenhaus eingewiesen werden muß, so wird ihn dort derselbe Arzt (Belegsarzt) betreuen, der ihn bereits in seiner Praxis behandelt hat. Fachärzte, ebenso wie praktische Ärzte (oder „Haus-" bzw. „Familienärzte", wie sie auch oft genannt werden), können in ihrer eigenen ambulanten wie auch in ihrer eigenen Spitalspraxis tätig sein. In solchen Ländern (die Vereinigten Staaten sind dafür ein Beispiel) kann der Patient einfach zu einem selbstgewählten Spezialisten gehen; in anderen Ländern (England, Holland und Skandinavien etwa) muß der Patient zuerst zum praktischen Arzt gehen, der ihn dann gegebenenfalls zum Facharzt schickt. Und wieder in anderen Staaten ist die Arztwahl durch die Versicherung oder durch die Fähigkeit, selbst zu zahlen, bedingt.

Jedes dieser „Systeme" besitzt Vor- und Nachteile. In den Vereinigten Staaten, wo fast alle Ärzte zugleich auch Belegsärzte im Spital sind, ist es oft der Fall, daß Patienten gleich zu einem Facharzt ihrer Wahl gehen. Daher gibt es relativ weniger „praktische" Ärzte als „Spezialisten". Da aber solch ein „völlig freies" System leider fast immer vom Marktmechanismus abhängig ist, übt es hauptsächlich aus ökonomischen Gründen einen gewissen Zwang auf alle aus: Praktische Ärzte hüten sich davor, Patienten, wenn irgendwie vermeidbar, zu einem „Spezialisten" zu schicken, und viele Fachärzte führen nebenbei oder sogar hauptsächlich eine Praxis eines Allgemeinmediziners. In diesem beschriebenen System besteht zwar mehr Kontinuität zwischen ambulanter Behandlung und Krankenhaus: Theoretisch kennt der Arzt den Patienten besser, wenn er ihn auch im Krankenhaus betreut. In der Praxis ist das aber leider nicht wirklich allzu oft der Fall. Außerdem sind in einem derartigen System, in dem fast alle Ärzte zugleich auch Belegsärzte sind, Krankenhäuser oft ohne Stationsärzte, sodaß es leicht möglich ist, daß nachts oder sonntags überhaupt kein Arzt im Spital zur Verfügung steht. Für unsere momentanen Zwecke sind die Vor- und Nachteile dieser verschiedenen Systeme nicht so wichtig wie die Tatsache, daß das Verhältnis, das zwischen Ärzten und Patienten besteht, klarerweise von dem

4. Kapitel: Ärzte und Patienten: Rechte und Pflichten

System stark beeinflußt wird und daß man, um das Verhältnis einschätzen zu können, erst das System verstehen muß.

Was sich die ganze Geschichte hindurch nicht grundlegend geändert hat, was normalerweise nicht systembedingt ist und sich auch kaum ändern wird, ist die Tatsache, daß Ärzte in ihrem direkten Umgang mit einzelnen Patienten es nicht so sehr mit „Krankheit", als mit „kranken Menschen" zu tun haben [1]. Dies ist im Sinn und in der Struktur des Wortes Patient oder „Leidender" (eigentlich „Geduldiger") und Arzt oder „Heiler" enthalten.

Schließlich und endlich müssen Ärzte, Schwestern und das Gesundheitssystem selbst sich mit den individuellen Fragen eines bestimmten Patienten befassen. Im Grund genommen ist der Sinn des Gesundheitswesens, sich mit kranken Menschen zu befassen – mit Menschen, die immer bestimmte, durch ihre Eigentümlichkeiten bedingte Persönlichkeiten bleiben werden. Selbst Präventivmedizin (bei der der Zweck oft hauptsächlich der Gesellschaft dienen soll) soll schließlich die Krankheit der Individuen verhindern. Wenn man sich mit Fragen der Medizin befaßt, so müssen individuelle Umstände immer berücksichtigt werden: Das ist sowohl in der technischen Medizin (Frau Müllers Lungenentzündung ist nicht genauso wie die von Frau Krukowicz) als auch in der Ethik der Medizin der Fall; und obwohl das nicht heißen soll, daß „jeder Fall vollkommen anders ist, so daß man keine Regeln anwenden kann", so bedeutet es doch, daß der Arzt bei der Behandlung des Patienten individuelle Darstellungen und Nuancen in Betracht ziehen muß. Ärztliches Handeln dreht sich in vielen Fällen um einen leidenden Menschen, und letztendlich ist es eines der Hauptziele der Medizin, das Leiden zu lindern. Und obwohl Ärzte immer mehr Naturwissenschaftler geworden sind (was weiter unten Gegenstand der Ausführungen sein wird), so bleibt diese Aufgabe dennoch im Zentrum ärztlichen Handelns gegenüber Patienten.

Wenn man über Beziehungen zwischen Medizinern und Patienten sprechen will, so muß man zunächst die menschlichen Verhältnisse überhaupt in Betracht ziehen. Das „Kreatursein" selbst ist eine Basis: Ob wir es wollen oder nicht, wir sind als biologische Wesen mit der Natur und ihren Kreaturen verbunden. Diese naturbedingte Verbundenheit ist der Anfang aller Verhältnisse. Aber menschliche Verhältnisse, obwohl naturbedingt, sind weit mehr als einfach naturbedingte Ereignisse. Menschliche Verhältnisse sind darüber hinaus kulturbedingt und werden durch gegenseitige Notwendigkeit, Bekanntschaft, Freundschaft, Feindschaft, Beruf oder Vertrag geschaffen. Sie beinhalten immer ein Element von Stärke und Schwäche: Die eine Seite kann in mancher Hinsicht etwas stärker, in anderer Hinsicht wieder etwas schwächer ausgeprägt sein, und diese unterschiedlichen und gegensätzlichen Elemente ergänzen einander und schweißen oft ein menschliches Verhältnis zusammen [2].

Um ein Verhältnis mit einem anderen Wesen im wahrsten Sinn des Wortes aufrechtzuerhalten, muß eine Gegenseitigkeit oder die Möglichkeit einer solchen gegeben sein. In diesem Sinn ist es nicht möglich (außer in einem symbolischen), ein echtes Verhältnis mit einem Bild, das man liebt, zu haben. Obwohl es durch die Rolle, die man im Leben hat, sicherlich Ausnahmen gibt, so sind im großen und ganzen Pflichten mit Verhältnissen verbunden, die man miteinander oder zueinander hat. Verschiedene Verhältnisse bzw. Rollen sind mit verschiedene Pflichten verbunden und werden in der Tat teilweise durch letztere charakterisiert. Grundlegend für alle Verhältnisse und die Pflichten, die daraus abzuleiten sind, sind selbstverständlich jene Pflichten, die in allgemein anerkannter Weise Menschen gegenüber anderen Lebewesen haben. Dies sind primitive Pflichten und bilden die Grundlage, auf der die anderen dann aufgebaut und gestaltet werden.

Die Pflichten einer Mutter ihrem Kind gegenüber, diejenigen von Lehrern und Schülern gegeneinander und die gegenseitigen Pflichten, die Ärzte und Patienten haben, sind rollenbedingte Pflichten. Verpflichtungen, die sich auf Rollen beziehen, so wie alle anderen Pflichten, sind von der Kultur, die diese Rolle bestimmt, abhängig. Die Begriffe Vater, Freund, Arzt oder Krankenschwester können alle nur in einer gewissen Kultur und in einer bestimmten Weise verwirklicht werden. Die Pflichten, die solche Rollen mit sich bringen, müssen also in der und durch die Kultur verstanden werden und ändern sich auch – genau wie die Kultur selbst. Um also Pflichten zu verstehen, die mit der Rolle, die ein Mensch hat, zusammenhängen, muß man den Begriff dieser Rolle in einer bestimmten Kultur zu einer bestimmten Zeit würdigen.

Außerdem gehen Verhältnisse und Pflichten nicht nur jene an, die sie haben. Unsere Pflichten und unsere persönlichen Verhältnisse beeinflussen unvermeidlich nicht nur andere Personen, sondern auch unsere Gesellschaft und Gemeinschaft. Dazu einige Beispiele aus der Medizin: Ein besonders teures Heilmittel, das wenig Chancen bringt, wirklich zu helfen, für bestimmte Patienten zu verwenden, kann die Finanzierung der medizinischen Betreuung anderer Menschen und die „Ressourcen" der Gemeinschaft stark beeinträchtigen; eine ansteckende Krankheit eines Patienten dem Gesundheitsamt nicht zu melden, weil der Patient es nicht will, kann die Gesundheit einer ganzen Stadt gefährden, usw.

Ein Verhältnis zwischen Medizinern und Patienten hängt natürlich in erster Linie mit der Rolle des Arztes oder der Schwester und der Rolle, die einem Patienten in einer Gesellschaft zugeteilt wird, zusammen. Selbstverständlich müssen menschliche Pflichten weiterhin bestehen, obwohl sie durch die Rolle Arzt, Schwester oder Patient modifiziert und gestaltet werden. Oftmals reichen diese Verhältnisse aus vielen Gründen in die Intimsphäre des Patienten. Letzere haben Angst und sehen in der Medizin vielfach ihre Rettung (sogar selbst dann, wenn sie wissen, daß dies in ihrem Fall nicht wirklich oder nicht wahrscheinlich zutrifft). Die Hoffnung, an die sich Patienten klammern, wird oft vom Arzt (oder im weiteren Sinn von der Medizin) genährt. Auch kennen Ärzte, Krankenschwestern – und in der heutigen Welt fast alle, die mit den Befunden und der Krankengeschichte des Patienten etwas zu tun haben – Geheimnisse, die der Patient selbst manchmal nur ahnt. Patienten und Mediziner

4. Kapitel: Ärzte und Patienten: Rechte und Pflichten

kommen oft in einer Krise zusammen, einer Situation, die bedrohlich und erschreckend ist, und wo sie sich aufeinander verlassen müssen. Durch den Beruf des einen zusammengeführt, notwendigerweise mit größeren oder kleineren Schwächen behaftet und miteinander verbunden, oft durch die Not des anderen bedingt, kann so ein Verhältnis sich manchmal zu einer Art Freundschaft entwickeln: einer Freundschaft, die allerdings, solange es sich um Krankheit oder „Medizin" handelt, eine sehr bedingte sein muß. Ob sich solch eine Freundschaft jenseits des medizinischen Aspektes weiterentwickeln wird, hängt von gemeinsamen Interessen ab, die für gewöhnlich außerhalb der Medizin liegen.

Die Rolle des Kranken ist auch in verschiedenen Kulturkreisen ganz unterschiedlich [3]. Das ist nicht nur in sehr unterschiedlichen Kulturen der Fall, sondern auch in solchen, die sich voneinander nicht so sehr unterscheiden. In Österreich und in manchen anderen europäischen Staaten ist die Zeit der Rekonvaleszenz kulturell viel anerkannter als z. B. in den Vereinigten Staaten – und daher gibt es viel mehr soziale Einrichtungen für solche Menschen. In vieler Hinsicht benehmen sich Kranke so, wie es in ihrer Kultur erwartet wird. Kranke in Italien verhalten sich anders als Menschen mit derselben Krankheit in Norwegen. Was ein „guter Patient" ist, kommt auf die Kultur an [4]. Die Krankenrolle (genauso wie die Arztrolle) ist in dem Verhältnis Arzt-Patient äußerst wichtig.

Das Verhältnis zwischen Arzt und Patient gestaltet die Pflichten, die Ärzte gegenüber den Patienten haben und anerkennen. Diese Verhältnisse müssen aber mit der Kultur und der Gemeinschaft oder Gesellschaft, in der ein solches Verhältnis gegeben ist, zusammenhängen. Um das Verhältnis in einer gewissen Gesellschaft, in einem bestimmten Land oder in einer gewissen Kultur zu verstehen, muß man die Kultur selbst untersuchen. Wenn Ärzte Patienten, die aus ganz unterschiedlichen Kulturkreisen stammen, behandeln müssen, kann es oft zu großen kulturbedingten Schwierigkeiten kommen. Wenn sich Aspekte eines solchen Verhältnisses in der heutigen Welt – und besonders in der westlichen – geändert haben, so ist das hauptsächlich aus zwei Gründen geschehen: Erstens hat sich die Kultur (oft auch grundlegend) geändert, und zweitens sind die technischen Möglichkeiten heutzutage viel größer geworden. Diese Veränderungen in der Kultur und unser größeres wissenschaftliches Können haben sich auch gegenseitig beeinflußt: Die Kultur gestaltet die Art der wissenschaftlichen Arbeit, und die Resultate solcher Arbeit beeinflussen selbstverständlich die Kultur. Eine „wissenschaftliche Tatsache" ist mit der Kultur, in der diese Tatsache herausgearbeitet worden ist, aufs engste verbunden [5]. Einige Veränderungen, die in der westlichen Kultur stattgefunden haben, müssen hier berücksichtigt werden. Unter anderem hat sich – seit dem Anfang der Reformation und dann besonders seit der amerikanischen und französischen Revolution – die Idee des „freien Menschen" immer mehr durchgesetzt. Der Mensch ist frei (oder „sollte frei sein"), seinen eigenen Weg zu bahnen, und trägt daher – und zwar in dem Grad, in dem er frei ist – auch die Verantwortung für sein Tun und Lassen selbst. Einerseits (und meines Erachtens günstigerweise) hat das zur Demokratie geführt; andererseits ist meiner Meinung nach diese Einstellung dazu mißbraucht worden, um einen asozialen Kapitalismus zu fördern (darüber mehr in dem kurzen 9. Kapitel über soziale Gerechtigkeit in der Medizin). Unter diesem Aspekt hat sich die Erziehung der Massen in Europa zu einer sehr populären Idee entwickelt (jedenfalls am Anfang sehr von den sozialdemokratischen Parteien gefördert). Immer mehr Möglichkeiten wurden für die Weiterbildung aller Menschen geschaffen: Bildung und Weiterbildung (und nicht nur technische und manuelle Ausbildung), die früher fast ausschließlich Kindern vorbehalten waren, deren Eltern ihrerseits eine fundierte Ausbildung oder ein Studium absolviert hatten und daher wohlhabend waren, ist in zunehmendem Maß auch für andere Gesellschaftschichten möglich geworden. Das gesamte Niveau der Ausbildung und Bildung ist seit dem letzten Jahrhundert – und besonders am Anfang dieses Jahrhunderts – sehr gestiegen. (Obwohl es manche Anzeichen dafür gibt, daß heutzutage das Niveau etwas gesunken ist, so ist der Fortschritt im großen und ganzen dennoch enorm gewesen.)

Durch diese größere Volksbildung wurde erst eine Basis für ein Mitbestimmungs- und schließlich für ein Selbstbestimmungsrecht geschaffen. In einer Gesellschaft, in der jeder frei ist, seine eigenen Entscheidungen zu treffen, aber auch Verantwortung für solche Entscheidungen trägt, ist medizinischer Paternalismus unangebracht und auch nicht lange aufrechtzuerhalten. Patienten beanspruchen zumindest ein Mitbestimmungsrecht mit Medizinern, wenn nicht schon ein Selbstbestimmungsrecht für sich selbst – und mit möglichst wenig Einspruchsrecht der Ärzte. In einer Gesellschaft, in der alle Menschen lesen und schreiben können, und in der die meisten genug Bildung besitzen, um die medizinischen Fakten, allenfalls teilweise, verstehen zu können, ist medizinischer Paternalismus nicht nur unangebracht, sondern auch anachronistisch. In einer Welt, in der die Anwendung und das Unterlassen technischer Möglichkeiten mit so vielen Folgen verbunden sind, wollen die meisten ungern jemand anderen für sich entscheiden lassen. Das gilt nicht nur im ethischen Sinn, denn dieses Mit- und Selbstbestimmungsrecht ist in vielen Ländern zum Gesetz geworden.

Kranke Menschen, wie Eric Cassell schon vor einiger Zeit bemerkt hat, sind nicht einfach gesunde Menschen, „die den Rucksack der Krankheit am Buckel tragen" [6]. Kranke Menschen haben sich durch ihre Krankheit sowie durch deren psychische Folgen grundlegend verändert. Sie befürchten und fühlen, daß ihre Macht über sich selbst und über ihre Umwelt viel kleiner geworden ist, und oft werden sie nicht nur etwas weniger „erwachsen", sondern sogar fast kindisch. Ihre Entschlußfähigkeit ist oftmals schwer beeinträchtigt, und aus psychischen Gründen ist es für solche Menschen manchmal notwendig, ihren Ärzten enorme Macht zuzuschreiben. Und häufig scheint es für den Arzt am einfachsten zu sein, alle Entscheidungen selbst zu treffen und den Patienten vollkommen als Kleinkind zu behandeln. Aber dann fühlt sich der Patient noch machtloser. Eine der wichtigsten Aufgaben der Medizin ist es doch, den Patienten wieder zur Macht der eigenen Entscheidungen zurückzuhelfen und die Selbstbestimmungsfähigkeit so gut wie möglich zu fördern, was oft viel schwieriger (aber auch viel befriedigender) ist, als einfach alle Entscheidungen dem Arzt zu überlassen [6].

Paternalismus, so wie jede gefährliche Medizin, darf nur mit großer Vorsicht angewendet werden. Wir haben das Wort „Paternalismus" ohne weitere Erklärung verwendet. Ich möchte hier daher zur Begriffsklärung zunächst einmal die Übersetzung von Dworkins Definition anführen: „Paternalismus ist eine zwingende Einmischung in die Handlungsfreiheit eines anderen aus Gründen, die sich ausschließlich auf das Gute für einen anderen, auf das Wohl und das Glücklichsein, sowie auf die Bedürfnisse, Interessen oder Werte dieses anderen berufen" [7]; mit anderen Worten, man zwingt den anderen zu seinem eigenen (vermutlichen) Glück oder etwas für ihn Guten. So ein „Zwingen" ist, wenn man es bedenkt, a priori weder gut noch schlecht: Ein Kind oder einen Bewußtlosen zu etwas zu zwingen, das für es oder ihn „gut" wäre, ist eine ganz andere Sache, als jemanden, der voll informiert wurde und sich weigert, sich operieren zu lassen, zu einer Operation zu zwingen. Diese Definition ist daher nur ein Anfang.

Feinberg verbessert Dworkins Definition, indem er weitere Unterscheidungen einführt: Erstens trifft er eine Einteilung in „schädlichen" und „nützlichen Paternalismus" [8]. Unter dem ersteren versteht Feinberg Freiheitsbeschränkung, um Menschen davor zu schützen, sich selbst Schaden zuzufügen; unter dem zweiten Begriff wird gemeint, die persönliche Freiheit eines Menschen einzuschränken, um ihm letztlich Nutzen zu bringen. Obwohl es sehr auf die bestimmte Situation und den Kontext ankommt, ist Schaden zu verhüten im großen und ganzen eine wichtigere Pflicht, als Nutzen zu bringen.

Weiters unterscheidet er zwischen „schwachem" und „starkem" Paternalismus [9]. Schwacher Paternalismus ist im ethischen Sinn eigentlich uninteressant: Der Begriff bedeutet, jemanden zu schützen, der sich seines Handelns und dessen Folgen nicht bewußt ist: beispielsweise ein Kind zu retten, das vor ein Auto läuft; oder jemanden, der unter dem Einfluß von gewissen Drogen glaubt, daß er fliegen könne, davon abzuhalten, aus dem Fenster zu springen. „Schwacher" bzw. „starker" Paternalismus können sowohl „Schaden-" als auch „Nutzen-Paternalismus" sein. In der Medizin kommt es täglich vor, daß ein schwer verletzter Patient, der vor Angst hysterisch ist und nicht genug Zeit hat, die Sache zu verstehen, sich weigert, einen augenblicklich notwendigen Eingriff zu erlauben. Hier einzugreifen, würde Feinberg „schwachen Paternalismus" nennen. Letzterer ist uninteressant, weil ein Eingreifen in diesem Fall fast eine selbstverständliche Verantwortung darstellt. (Übrigens handelt es sich bei diesem Beispiel um eine Art „Schaden-Paternalismus".)

„Starker Paternalismus" (oder von mir für gewöhnlich als „krasser Paternalismus" bezeichnet) ist eine ganz andere Sache. „Krasser Paternalismus" bedeutet, jemand anderen, der entscheidungsfähig ist und der sein Glück anders sieht, zu „ seinem" eigenen Glück zu zwingen. Hier besteht kein Streit über das Mittel zum Zweck, sondern um den Zweck selbst. „Der Patient versteht eben nicht" (was man oft hört), ist hier nicht zutreffend: Der Patient versteht ganz gut, versteht die Folgen, will aber – aus Gründen, die sich auf persönliche Werte beziehen – anders handeln. Es gibt dazu täglich Beispiele in der Medizin: Zeugen Jehovas gegen ihren Willen Blut zu verabreichen; Krebskranke zur Chemotherapie, oder Patienten, die nicht mehr aktiv behandelt werden, sondern sterben wollen, zur Chemotherapie oder zu einer anderen Behandlung zu zwingen; um eine gesetzlich mögliche Abtreibung (die man selbst für ethisch falsch hält) zu verhindern, schwangere Frauen anzulügen, usw.

Leider gibt es da sehr oft „graue Zonen": Handeln, das nicht wirklich völlig „schwach" oder in der Tat „stark" ist, oder Handeln, das man ebenso gut „Schaden-" wie auch „Nutzen-Paternalismus" nennen könnte. Oft hört man auch als Entschuldigung für ziemlich starke paternalistische Handlungsweisen, daß die Handlung wirklich schwach und nicht stark war. In solchen Fällen beruft man sich häufig auf die angeblich fehlende Entschlußfähigkeit des Patienten: Der Patient sei eben nicht entschlußfähig oder „nicht kompetent". Entschlußfähigkeit (oder „Kompetenz") ist nicht eine „Entweder-Oder-Frage": Man kann in mancher Hinsicht sehr „kompetent" sein, in anderer hingegen wieder nicht. In der Medizinethik ist es nicht wesentlich, ob jemand selbst seine finanziellen Belange regeln kann, sondern es ist nur von Bedeutung, ob er seine fünf Sinne beisammen hat, um als medizinisch entscheidungsfähig zu gelten. Und das bedeutet keineswegs immer dasselbe. Die Fragen, ob ein Patient wirklich bewußt handelt, ob er wahrhaft entschlußfähig (oder „kompetent") ist, ober er die Sache eben versteht, sind nur unzureichend mit „völlig" oder „überhaupt nicht" zu beantworten. Wann kann man überhaupt sagen, daß jemand „genügend" informiert ist, oder „genug" versteht? Man kann da keine einfache Regel aufstellen, die man dann jedesmal anwendet, kann aber doch gewisse Richtlinien angeben, die hilfreich sein können. Obwohl man in fraglichen Fällen vielleicht einen Psychiater zuziehen sollte, ist das unter normalen Umständen nicht notwendig.

Um entschlußfähig zu sein, um einen „kompetenten" Entschluß treffen zu können, müssen vier Vorbedingungen da sein. Diese Bedingungen können fast nie hundertprozentig erfüllt werden, aber sollten doch in genügendem Ausmaß (was nicht immer leicht zu entscheiden ist) vorhanden sein [10].

(1) Die erste Vorbedingung ist genügendes Wissen. Dies bedeutet, Patienten müssen ihre Diagnosen, Prognosen und die möglichen Behandlungsweisen ausreichend verstehen, um die Folgen zu begreifen. Es genügt nicht, Patienten einfach „zu informieren". Einem Patienten lediglich eine medizinisch-technische Diagnose ohne Erklärung zu ge-

ben, sie so zu erklären, daß er sie nicht verstehen kann (was leider nicht selten vorkommt) oder sich hinter Fachausdrücken zu verstecken, ist ethisch nicht zulässig. Selbst bei nicht sehr gebildeten Patienten (es kommt hier viel weniger auf die Ausbildung als auf die Intelligenz an) kann mit geduldiger Erklärung fast immer genug Verständnis erreicht werden, damit sie aktionsfähig sind. Dieses Wissen also darf bei der Vermittlung nicht einfach „heruntergeleiert" werden: Erklärungen müssen mit viel Zeitaufwand und Geduld, mit ausreichendem Mitgefühl für die Situation des Patienten, und auch mit Berücksichtigung der Ängste des Kranken gegeben werden. Man muß versuchen, dem Patienten wirkliches Verständnis zu ermöglichen. Weiters reicht es nicht aus, „Wissen" bzw. nur Tatsachen weiterzugeben. Ärzte sollten Patienten auch „mitdenken" lassen: D.h. sie sollten ihre Gedankengänge „durchsichtig machen" , so daß Patienten nicht nur die Tatsachen, sondern auch die Schlußfolgerungen, wie sie sich aus den Tatsachen ergeben, und „wie der Arzt denkt", so gut wie möglich verstehen können [11]. Zugegebenerweise ist das weder *immer* noch jemals *völlig* möglich, für gewöhnlich und in den meisten Fällen aber doch!

(2) Zweitens müssen Patienten die Möglichkeit, die Fähigkeit und die Zeit zum Überlegen haben. Obwohl manchmal ein plötzlicher Entschluß notwendig ist, kommt es doch relativ selten vor. Meistens sollte es für Patienten möglich sein, die Tatsachen, die ihnen die Ärzte mitgeteilt haben, zu internalisieren, mit ihren Verwandten und Freunden zu besprechen, darüber nachzudenken und dann noch Fragen stellen zu können. Oft wird der Versuch gemacht, Patienten zu schnellen Entscheidungen zu zwingen, die für Arzt oder Spitalsverwaltung bequem sind: „Also bitte, entscheiden Sie sich doch!" hört man allzu oft – gleich nachdem das Problem präsentiert worden ist. Und dies führt dann manchmal zu einem unbedachten Entschluß, mit dem der Patient (besonders wenn nicht alles „glatt geht") später Schwierigkeiten haben kann. Ohne die Fähigkeit oder Möglichkeit ausreichend zu überlegen, ist eine Entscheidung (gleichgültig ob sie mit dem, was der Arzt für gut oder nicht gut hält, übereinstimmt) nicht hinzunehmen bzw. nicht als „kompetent" zu betrachten.

(3) Ein Entschluß darf nicht erzwungen sein. Zwang wird häufig in medizinischen Situationen ausgeübt, ist oft sogar unvermeidbar und kann extern oder intern sein. Bei externem Zwang werden Patienten oft einfach vor ein „fait accompli" gestellt, indem man sie unter Druck setzt, oder Patienten fühlen sich durch Verwandte oder Freunde gezwungen. Der Druck, der von Ärzten oder Krankenschwestern ausgeübt wird, ist leider (und manchmal unvermeidlich) oftmals ausgesprochen stark. Externer Druck kann auch ein finanzieller sein, kann von anderen mit der besten Absicht und sogar liebevoll ausgeübt werden, u.a.m. Zwang kann aber auch intern sein: wahnsinnige Furcht, nicht genug Sauerstoff, Adrenalin oder andere organische Veränderungen können Zwang ausüben. Niemand in einer medizinischen Situation – besonders (aber nicht nur) wenn sie kritisch ist – ist jemals völlig frei von Zwang. Beein-

flussung (ob durch Familie oder Arzt) bedeutet immerhin auch eine Art „Druck", den der Betroffene aber als Preis für Aussprache, Rat, Fachkenntnis und die Liebe anderer gern zu zahlen bereit ist. Man muß versuchen, die Art des Zwanges zu verstehen und krassen Zwang (sei er extern oder intern) auf ein Minimum zu reduzieren.

(4) Am kompliziertesten ist die vierte und letzte Vorbedingung. Ein Entschluß, um als von einem entscheidungsfähigen Menschen kommend zu gelten, soll soweit wie möglich mit der Weltanschauung des Patienten übereinstimmen. Das heißt, er soll „authentisch" sein. Darunter versteht man, daß solch eine Entscheidung nicht allen Erwartungen widersprechen sollte, die Menschen, die den Patienten kennen, von diesem haben. Meine Freunde könnten bei mir von so einem Entschluß sagen, daß er „zu erwarten" oder jedenfalls „nicht völlig unerwartet" war. Diese Vorbedingung ist keineswegs absolut: Menschen ändern ihre Weltanschauung und daher auch ihre Meinung; auch diejenigen können sich irren, die einen am besten zu kennen glauben. Aber ein Entschluß, der vollkommen unerwartet ist, muß wenigstens zu einer nochmaligen Untersuchung der ersten drei Vorbedingungen führen: Ist der Patient wirklich gründlich informiert worden? Hat er genug Zeit zum Überlegen gehabt? Stand er unter Zwang? Wenn ein Patient sich plötzlich weigert, eine Bluttransfusion anzunehmen, weil ihm sonst das Himmelreich versperrt bleibt, so muß man die ersten drei Vorbedingungen nochmals sorgfältigst untersuchen. Wenn Patienten plötzlich etwas anderes wollen, als man erwartet hat, so ist es gut möglich, daß wir uns eben geirrt haben, oder daß sie wirklich ihre Meinung (oder ihre Weltanschauung) geändert haben; zumindest aber soll so etwas einem zu denken geben und der Anlaß für weitere Fragen sein.

Man war immer der Meinung und hat auch in der Medizinethik gelehrt, daß Depression die Entscheidungsfähigkeit der Patienten einschränkt. Patienten, die nicht mehr behandelt werden wollen und deprimiert sind, werden oft als nicht entscheidungsfähig (nicht kompetent) betrachtet. Häufig werden die Entscheidungen solcher deprimierter Menschen einfach nicht angenommen. Man muß sich auch klar sein, daß dieses „Deprimiert-Sein" manchmal angebracht ist: Wenn einem seine Frau stirbt; wenn jemand erfährt, daß er Lungenkrebs hat; oder wenn der Patient weiß, daß er nicht mehr zu retten ist, so ist „Deprimiert-Sein" ganz „normal" und angebracht. Davon begeistert und nicht darüber deprimiert zu sein, würde als psychisch nicht normal gelten. In den letzten Jahren haben sich bezüglich dieser Lehre einige Zweifel ergeben [12, 13]. Nur weil die neueste medizinische Fachliteratur Zweifel ausspricht, muß man noch lange nicht alles über Bord werfen. Aber man sollte immer bereit sein, Depression zwar zu berücksichtigen, aber nicht unbedingt als entscheidend zu behandeln. Es wäre vielleicht angebracht, den Entschluß des Patienten (z.B. Behandlung abzulehnen) im Rahmen seines früheren Lebens zu bewerten. Wir alle wollen unser eigenes „Kunstwerk" (unser Leben) in unserem eigenen Stil weiterführen; andere können das schwerlich für uns so gut tun [14]. Wenn der Entschluß des

Patienten diesem Stil entspricht, so kann man vielleicht, trotz Depression, annehmen, daß es sich um eine authentische Entscheidung handelt und dem wahren Willen des Patienten entspricht; wenn der Entschluß aber nicht wirklich mit dem Stil, den man erwartet hat, im Einklang steht (wenn er also nicht authentisch zu sein scheint), so ist dies eine ganz andere Sache.

Meinungsverschiedenheiten oder sogar manchmal Streit zwischen Medizinern und Patienten kann man oftmals auf ein Mißverständnis der „Werte", auf die es ankommt, zurückführen. Obwohl Patienten und Ärzte im großen und ganzen dasselbe wollen (beide wollen, daß der Patient gesund wird), so kommt es doch manchmal zu einem Streit über die Mittel zum Zweck oder manchmal sogar über den wichtigsten Zweck selbst. Es ist ein Unterschied in den Werten, die Menschen verschiedenen Dingen zuordnen: und solche Werte sind höchst individuell. Pellegrino und Thomasma sagen, daß man solche „Güter" in vier Teile, die eine Hierarchie bilden, einteilen kann [15].

Das „höchste Gut" eines Menschen ist dasjenige, dem alle anderen „Güter" Folge leisten müssen. So ein „Gut" mag das Glaubensbekenntnis einer gewissen Religion oder ein nicht religiöser Glaube sein; es kann „hedonistisch" oder „altruistisch" sein; wir mögen für ein bestimmtes „Gut" vielleicht überhaupt kein Verständnis haben: aber es ist ein „Gut", das wir alle (bewußt oder unbewußt) in irgendeiner Form haben, und dem wir unser Leben anpassen. So ein „Gut" wird unvermeidlich unsere Entschlüsse und unser Handeln bestimmen. Wenn das höchste Gut für jemanden das Himmelreich ist, und wenn ihm sein Glaube sagt, daß er das Himmelreich nur dann erreichen kann, wenn er nie eine Bluttransfusion bekommen hat (selbst wenn den meisten so ein Glaube als Irrglaube erscheint), so wird solch ein Patient sich wahrscheinlich weigern, Blut anzunehmen.

Das nächste „Gut" ist der Wert, den wir alle unserer Selbstentscheidung beimessen. Wir wollen, daß andere uns und unsere Werte, wenn auch nicht annehmen, so doch respektieren. Dieses „Gut" ist der Wert, den wir darauf legen, daß wir uns selbst entscheiden können und von niemandem zum Handeln gezwungen werden.

Dem untergeordnet ist das „bestimmte Gut": Es bedeutet, in einer gewissen Situation eine gewisse Wahl treffen zu können, z.B. uns selbst zu entscheiden, welche Operation wir bei einem „Mammakarzinom" haben wollen. Dieses „Gut" sucht also das Mittel zum Zweck aus. So ein Entschluß bezieht sich auf unser „höchstes Gut" (ist es wichtiger, eine bessere Chance zu haben, oder soll man ein größeres Risiko in Kauf nehmen, aber die Brust erhalten?), stützt sich auf das Recht, selbst Entscheidungen zu treffen und erwartet, daß andere unsere Weltanschauung und unsere Entschlüsse respektieren werden.

Das vierte menschliche „Gut", das eigentlich in erster Linie zwischen dem Patienten und dem Arzt normalerweise in Frage kommt, ist, was Pellegrino und Thomasma das „biomedizinische Gut" nennen: also meine Gesundheit, das Lindern meiner Schmerzen, usw. Es ist das

„Gut", das mich in erster Linie zum Arzt führt. Gewöhnlich ist es nicht umstritten: Ich bin krank, mein Arzt rät mir etwas und ich tue es. Aber manchmal gerät dieses „biomedizinische Gut" in Konflikt mit einem der „höheren Güter" eines Patienten. Ein Zeuge Jehovas z.B. will ja nicht sterben, wenn er sich weigert, eine Transfusion anzunehmen: Er will leben, genau wie jeder andere. Aber für den Zeugen heißt Blut zu bekommen, das Himmelreich zu gefährden, und das ist für ihn unmöglich. Eine Frau mit einem Mammakarzinom will die beste Chance haben, geheilt zu werden, aber vielleicht ist ihre Idee von „Schönheit" (was eben für sie als „schön" gilt) und die „Schönheit ihrer Brust" noch wichtiger für sie, und sie ist daher mit einem größeren Risiko einverstanden. Bei solchen Konflikten geht es nicht um ein Mißverständnis oder darum, daß Patienten nicht genügend informiert sind, nicht nachgedacht haben oder unter Druck stehen; der Zeuge Jehovas glaubt dem Arzt, daß er ohne Blut sterben werde, und die Patientin ist sich dessen bewußt, daß sie ein höheres Risiko eingeht. Hier geht es um einen Konflikt der Werte: Für Ärzte, zumindest in der Ausübung ihres Berufes, ist der höchste Wert das Leben (oder die Gesundheit) des Patienten – was für den Patienten auch einen Wert, aber nicht immer oder unbedingt den höchsten darstellt.

Soll der Arzt seine Werte ändern? Soll für Ärzte das Leben des Patienten nicht mehr der höchste Wert sein? So etwas ist damit nicht gemeint. Im allgemeinen stimmen Ärzte und Patienten darin überein, was geschehen muß, und wenn sie es nicht tun, ist es oft einfach eine Frage des Nicht-Wissens oder des „Nicht-Nachgedacht-Habens". Aber wenn ein höherer Wertkonflikt besteht, so muß der Arzt genug menschlichen Respekt für andere Werte haben: Sogar für Werte, die dem Arzt „falsch", „unsinnig" oder sogar „unmoralisch" erscheinen und stark von seinen eigenen abweichen. Es mag sein, daß in manchen Fällen der Arzt das, was der Patient will, nicht mit seinem eigenen Gewissen vereinbaren kann. Dabei vertrete ich keineswegs die Position, daß der Arzt einfach ein „Gesundheitsbürokrat" [16] sein sollte, der dazu verpflichtet wäre, immer dem Willen des Patienten (und sogar wider das eigene Gewissen) Folge zu leisten. Der Arzt ist ebenso ein moralisch handelndes Wesen und hat ebenso ein eigenes Gewissen, das genauso wie das des Patienten respektiert werden muß. Gewisses Handeln mag für den Arzt aus persönlichen ethischen Gründen (weil es eben sein „höchstes Gut" nicht erlauben würde) nicht möglich sein. So kann man etwa in moralischer Hinsicht einen Arzt nicht zwingen, eine Abtreibung vorzunehmen, falls so etwas seinem Moralbegriff widerstrebt. Aber das heißt weder, daß der Patient der Gefangene des Arztes oder dem Moralbegriff des Arztes ausgeliefert ist, noch daß der Arzt einfach der Agent des Patienten sein sollte. Es kommt vor, daß unvereinbare Ethikbegriffe einander gegenüberstehen: Die Vertreter der beiden Standpunkte müssen dann genug gegenseitigen Respekt haben, um sich in solchen Fällen friedlich voneinander zu trennen.

Es gibt einige „Modelle" des Verhältnisses zwischen Ärzten und Patienten. Ein Modell ist nicht eine Tatsache, sondern eine Methode, um

4. Kapitel: Ärzte und Patienten: Rechte und Pflichten

Tatsachen besser verstehen zu können. Ich will hier nur kurz auf einige dieser vorgeschlagenen Modelle eingehen. Historisch gesprochen war für lange Zeit – wie bereits erwähnt – das vorherrschende „Modell" ein paternalistisches. Mit der „wissenschaftlichen Methode" (Bacon und Newton) ist der Arzt mehr und mehr Naturwissenschaftler, und der Patient damit immer mehr zum Objekt geworden (und gleichzeitig weniger als Subjekt behandelt worden). Solch eine Wende ist nicht unbedingt schlecht: In vieler Hinsicht muß der Arzt, um einen Patienten gut behandeln zu können, seine Objektivität bewahren; aber er hat es zustandezubringen, objektiv zu bleiben, ohne seine Menschlichkeit zu verlieren. In manchen Weltteilen ist der Arzt leider zusehends zum Unternehmer geworden, und es gibt sogar Trends in der Medizinethik, die es für angebracht halten, und in der Tat behaupten, daß man Medizinethik aus dem Unternehmertum des Arztes entwickeln könne [15]. Solch eine Weltanschauung halte ich persönlich und aus Gründen, die ich später in dem Kapitel über Sozialfragen anschneiden werde, für verheerend (siehe 9. Kapitel).

Traditionellerweise gibt es einige Modelle, die es wert sind, näher betrachtet zu werden. Ein Modell, das vom Behaviorismus kommt und von Hollender und Szasz vorgeschlagen worden ist, ist ein dreistufiges Modell, das von der klinischen Situation abhängt [17]. Die erste Ebene wird als „passiv-aktiv" bezeichnet und beschreibt die Verhältnisse in kritischen Situationen, in denen der Patient bewußtlos oder nicht entscheidungsfähig ist, und wo etwas unternommen werden muß. In solch einer akuten Situation, in der der Arzt (außer wenn der Beschluß, nicht zu handeln, bereits vorher getroffen wurde) ohne die Einwilligung des Patienten (und aufgrund geringer Information) handeln muß, ist von mehr als äußerst „schwachem Paternalismus" kaum zu sprechen. In einer Situation, in welcher der Patient schwer krank ist oder vielleicht große Angst hat, und bei der seine Selbstbestimmungsfähigkeit zwar nicht vollkommen fehlt, aber doch stark reduziert ist, kommt ein zweites Modell in Frage, bei dem der Patient der Führung des Arztes Folge leistet. Dieses Modell (das als „Kooperation mit ärztlicher Anleitung" bezeichnet werden kann) findet öfters im Krankenhaus bei akut kranken Menschen Anwendung. Diese „graue Zone" ist eine Situation, bei der die Begriffe „schwacher" bzw. „starker Paternalismus" oft nicht leicht geklärt werden können. Und hier kann, um den Patienten und dessen Wünsche zu verstehen, die Familie von größter Hilfe sein. Aber in den meisten Fällen, in denen Ärzte und Patienten einander treffen, ist die Lage nicht so akut, der Patient nicht so schwer krank und die Selbstbestimmungsfähigkeit des Patienten nicht so stark reduziert. Diese Situation, die als „Zusammenarbeiten" oder „gegenseitige Anteilnahme" bezeichnet werden kann, findet man in der Praxis am häufigsten. Hier sind Paternalismus oder Zwang vollkommen unangebracht.

Es ist genau die alltägliche Situation, in der Zusammenarbeit möglich ist, wo der Arzt und die Krankenschwestern mit dem Patienten dessen Wünsche im Falle schwerer Krankheit diskutieren sollten. Sind solche

Fragen bereits im vorhinein gut durchdiskutiert, wird Handeln im ersten und im zweiten Modell viel leichter. Die Resultate solcher Diskussionen sollten dann in die Akten des Patienten kurz eingetragen werden: z.B., daß der Patient entsprechend der jeweiligen Situation keine weitere aktive Behandlung wünscht. Ärzte beklagen sich allzuoft, daß sie bei Patienten, die nicht mehr ihre eigenen klaren Wünsche äußern können, keine Richtlinien für ihr Handeln haben: Aber das ist leider öfters ihre eigene Schuld. Patienten, von denen man erwarten kann, daß sich ihr Zustand durch die Krankheit zusehends verschlechtert (sagen wir: Patienten mit nicht operierbarem Lungenkrebs), sind genau die Patienten, mit denen solche Fragen nicht nur besprochen werden *sollten*, sondern eigentlich besprochen werden *müßten*.

Wenn Ärzte vermuten können, daß eine kritische Lage zu erwarten ist, sollten sie diese akute Situation und die in Betracht kommenden Handlungsmöglichkeiten mit dem Patienten vorher besprechen und die Wünsche des Patienten in die Akten eintragen.

Die Einstellung: „Ich bin doch Arzt, ich weiß, was ich tun muß", ist in den meisten Teilen der westlichen Kultur nicht mehr angebracht. Es steht außer Frage, daß Ärzte mehr über Medizin als Patienten wissen: „Natürlich" ist das der Fall. Und es ist sogar der Fall, wenn der Patient selbst ein Arzt ist, denn „mehr Wissen" besteht nicht nur aus Tatsachen, sondern hat auch psychologische Aspekte. Und da der Arzt „mehr weiß", so muß er natürlich erklären, „Ratschläge" geben und die Sache besprechen. Aber „mehr zu wissen" heißt noch lange nicht, das Bestimmungsrecht zu haben. Vor allem haben Patienten Angst, machtlos zu werden, und gerade Patienten, die sich machtlos fühlen und Angst haben, weigern sich, auf ein gemeinsames Ziel hinzusteuern. Oft wird der Patient viel besser und konsequenter mit den Ärzten und Schwestern zusammenarbeiten, wenn er über die Macht verfügt, letztendlich selbst zu entscheiden.

Ein neueres Modell des Arzt-Patient-Verhältnisses ist ein interaktives, in dem die Rolle des Arztes mit dessen größeren faktischen Wissen zusammenhängt. In diesem Modell sind Ärzte und Patienten Partner, die für einander Respekt haben müssen [18]. Das Verhältnis in solch einem Modell (das nicht viel anders als das des Zusammenarbeitens ist) wird natürlich durch die Kultur und deren soziale Grundlagen mitbestimmt.

Obwohl Modelle einem helfen, ein Arzt-Patient-Verhältnis besser verstehen zu können, so sind keine dieser Modelle genaue faktische Darstellungen. Immer sind es zwei Menschen, die einander treffen und in einem Verhältnis zueinander unter bestimmten Umständen und in gewissen Situationen stehen. Beide sind Persönlichkeiten mit ihren spezifischen Eigenarten, ihrer eigenen Weltanschauung, ihren eigenen Sorgen und ihren eigenen übrigen Beziehungen. Wenn solch ein Verhältnis echt („authentisch") sein soll (um brauchbar zu sein, sollte es das eigentlich sein), so bildet es zwar einen gewissen Rahmen, wird aber doch bei jedem individuellen Patienten und jedem Arzt sowie in jeder Situation anders gestaltet sein. Eine der Hauptforderungen ist es, gegenseitig ehrlich, konsequent und mit Respekt zu handeln, sowie bereit zu sein, miteinander Probleme zu diskutieren und über Meinungsverschiedenheiten offen zu sprechen. Sowohl Ärzte als auch Patienten sind aber auch nur Menschen, die einander unter oft schwierigen Umständen treffen, um zusammenzuarbeiten. Für gewöhnlich wird es möglich sein, Meinungsverschiedenheiten zu schlichten und einen annehmbaren Kompromiß zu finden; aber manchmal ist es nicht möglich, und dann mag es notwendig sein, den Arzt zu wechseln und mit der Hilfe des einen Arztes einen anderen, genauso fähigen Arzt zu finden. Weder Arzt noch Patient haben das Recht, sich gegenseitigen Zwang aufzuerlegen.

Eines der Probleme zwischen Ärzten und Patienten ist die Schweigepflicht, die der Arzt hat. Historisch geht diese allenfalls bis vor Hippokrates zurück. Der Arzt hat nicht das Recht, die Geheimnisse des Patienten an andere weiterzugeben: Unter „Geheimnissen" versteht man ziemlich alles, was im Gespräch zwischen Arzt und Patienten erwähnt wird, sowie alle klinischen Tatsachen, die der Arzt über den Patienten weiß. Ist eine solche Schweigepflicht „absolut"? Wenn nicht, wann ist es dann angebracht, von ihr abzusehen?

Die Frage des Aufhebens der Schweigepflicht ist nicht selten. Erstens einmal wird das ja immer unter fast trivialen Umständen getan. Ärzte besprechen Fälle untereinander oder mit Krankenschwestern und anderen Mitarbeitern, Studenten werden miteinbezogen und Versicherungen und andere Papiere müssen ausgefüllt werden. Im Spital ist es tatsächlich kaum möglich, eine vollkommene Schweigepflicht einzuhalten. Trotzdem ist es die Pflicht des Arztes, das so ehrlich wie möglich zu tun und das Triviale von dem Wichtigeren behutsam zu unterscheiden.

Oft wird es für völlig angebracht gehalten, mit der Familie zu sprechen; und üblicherweise ist das ja auch der Fall. Die Rolle der Familie ist übrigens in verschiedenen Kulturen ganz unterschiedlich. Bis vor nicht allzulanger Zeit, und in vieler Hinsicht auch noch heute, ist es in italienischen Familien (besonders in denen, die nicht aus Großstädten stammen) üblich, viele Dinge mit der Familie (und besonders mit dem männlichen Teil der Familie), aber nicht mit dem Patienten zu besprechen [19, 20]. Dies mag auf den ersten Blick den Eindruck erwecken, daß dadurch die Autonomie des Patienten aufs stärkste beeinträchtigt wird. Das muß aber nicht unbedingt stimmen: In vielen Fällen will der Patient es ohnehin so und hat, mit anderen Worten, aus freiem Willen selbst diesen Teil seiner Autonomie anderen überlassen. Solch ein Handeln ist weder „falsch" noch „richtig", sondern eben anders. Der Arzt muß für solche Nuancen zugänglich sein und lernen, die Umstände richtig zu bewerten. Eine kurze Frage an den Patienten („Schaun Sie her, liebe Frau Tortelli, Ihr Mann sagt mir, daß Sie lieber wollen, daß ich mit ihm als mit Ihnen über Ihren Fall sprechen soll – stimmt das?") wird gewöhnlich genügen, um so etwas aufzuklären. Das Arzt-Patient-Verhältnis spielt sich eben nicht in einem Leerraum ab, sondern wird von der Familie, von anderen und von der Kultur gestaltet.

Andererseits wird ein Patient manchmal direkt sagen: „Bitte sagen Sie das ja nicht meinem Mann (oder meiner Frau), der (oder die) würde das nicht ertragen können". Solche Fälle sind nicht selten und beruhen oft auf einem Mißverständnis: Hier hat der Arzt vor allem der Familie klarzumachen, daß solch ein Verschweigen für gewöhnlich eher mehr als weniger Sorgen verursacht, und daß in einer guten Ehe (oder einer guten Freundschaft) Ehrlichkeit zueinander eine Bedingung ist. Ärzte sollten versuchen, solche Mißverständnisse aufzuklären und gegebenenfalls anbieten, selbst mit dem Mann oder der Frau in Gegenwart des Patienten zu sprechen.

Die großen Probleme mit der ärztlichen Schweigepflicht betreffen normalerweise die Verwandten. Die schwierigen Probleme treten nicht selten auf, wenn jemand von einem Patienten gefährdet ist oder werden könnte. Das Anzeigen von ansteckenden Krankheiten ist fast immer vom Gesetz geregelt, und Patienten und Ärzte wissen daher genau, was meldepflichtig ist. Das Problem tritt eher bei nicht anzeigepflichtigen Krankheiten (seien sie ansteckend oder nicht) oder Geisteszuständen auf: Der Geisteskranke, der jemanden umbringen will; der Mann, der sich weigert, seiner Frau zu sagen, daß er HIV-positiv ist; der Flugzeugpilot, der einen epileptischen Anfall hat und nicht will, daß der Arzt diese Tatsache seiner Fluggesellschaft meldet; der Patient, der jemanden erschossen hat, dabei verletzt worden ist und zum Arzt geht, der nun über den Tatbestand Bescheid weiß; u.a.m. Das sind alles äußerst schwierige Probleme.

Wenn man fest davon überzeugt ist, daß die Schweigepflicht eine absolute Pflicht ist, so wird man unter keinen Umständen irgendeine dieser Tatsachen preisgeben. Aber Pflichten sind selten absolute, sondern werden von den Umständen und dem Umfeld gestaltet. In den hier beschriebenen Fällen handelt es sich um einander widersprechende Pflichten: erstens die Schweigepflicht und zweitens die Pflicht, unschuldigen Menschen nicht zu schaden. Diese beiden Pflichten sind schwer miteinander zu vereinbaren: Wie immer man handelt, ist ein solches Handeln nicht an und für sich „gut"; weder ist es an und für sich eine gute Tat, wenn man es unterläßt zu verhindern, daß Unschuldigen Schaden zugefügt wird, noch wenn man das Vertrauen des Patienten enttäuscht. Hier – und wie so oft bei ethischen Problemen – muß das kleinere Übel gewählt werden.

Im großen und ganzen ist es leichter, das Abweichen von der Schweigepflicht zu dulden, um Unschuldige zu schützen, als das Zulassen von schwerem Schaden zu verteidigen. Jemand, der herzlos oder gedankenlos bereit ist, andere zu gefährden, kann aber deswegen nicht von sich auf andere schließen und erwarten, daß auch Ärzte willige Mitarbeiter beim Zufügen von Schaden sein würden. Ein solcher Mensch ist bereit, seine eigenen ethischen Pflichten unbeachtet zu lassen und will dazu einen Mittäter finden: Und wenn der Arzt die Unschuldigen nicht warnt, wird er – indem er absichtlich unterläßt, etwas zu verhindern, was verhindert werden könnte – zum Mittäter. Sobald Ärzte von der

4. Kapitel: Ärzte und Patienten: Rechte und Pflichten

Gefahr wissen und den Schaden verhindern könnten, aber nichts tun, sind sie in die Kausalkette des „Schaden-Zufügens" unmittelbar verstrickt. Solche Situationen sind immer heikel und müssen mit großer Vorsicht behandelt werden. Aber obwohl die Schweigepflicht in der Medizin äußerst wichtig ist, ist sie doch keine absolute und unabänderliche Pflicht.

Wenn der Arzt vermutet, daß ein Kind oder ein alter Mensch mißhandelt worden ist, so hat der Arzt zweifellos die sittliche (und in manchen Ländern auch die gesetzliche) Pflicht einzugreifen, um die Gefährdeten zu schützen. In den meisten Fällen besteht dieses „Etwas-Tun" im Anzeigen des Verdachts an die Behörde, so daß diese den Fall untersuchen kann. Allerdings muß sich der Arzt im klaren sein, daß sich die Anzeige sowie die darauffolgenden Verdächtigungen und Untersuchungen verheerend auf eine Familie auswirken können. Ärzte dürfen hier nicht unbedacht und einfach pro forma eingreifen.

Ärzte, die aufgrund eines Gesprächs oder der ärztlichen Untersuchung vermuten, daß der Patient an einem Verbrechen beteiligt sei, sind vor ein kompliziertes Problem gestellt. Unter anderem kommt es hier auf den weiteren vorhersehbaren Schaden an: Für den Arzt stellt sich die Frage völlig anders: einerseits, ob es sich um jemanden handelt, der einen anderen verletzt hat, von dem aber zu erwarten ist, daß er so etwas nie wieder tun wird (weil die Situation einfach kaum wieder eintreten könnte); oder andererseits, ob es um jemanden geht, der weiterhin Schaden anrichten wird. Ein Patient, der seinen Partner betrügt, stellt einen anderen Sachverhalt dar, als ein Patient, der seinen Partner vergiftet. Trotzdem müssen sich die Ärzte im klaren sein, daß sie – wenn sie einmal davon etwas wissen – unvermeidlich in die Kausalkette des Geschehens verwickelt sind und (was leichter gesagt als getan ist) das kleinere Übel wählen müssen. Was allerdings das kleinere Übel ist, kommt sehr auf die genaue Situation und ihre oft sehr verwickelten Umstände an.

Aus dem, was über Paternalismus gesagt worden ist, geht hervor, daß für Ärzte gegenüber ihren Patienten Aufklärungspflicht besteht: D.h., Patienten muß über Eingriffe oder medikamentöse Behandlung genug Information gegeben werden, damit diese eine „wissende Entscheidung" selbst treffen können. Einem Patienten nicht alle Vor- und Nachteile oder alle Gefahren einer Therapie oder Nicht-Therapie mitzuteilen; also einen Patienten (wenn auch aus den besten Beweggründen) zu betrügen, kann ethisch nicht zugelassen werden. Um einen Eingriff (oder eine Behandlung) als ethisch korrekt betrachten zu können, müssen Patienten (oder falls sie nicht entschlußfähig oder kompetent sind, ihre Familienmitglieder) voll informiert sein. Solche Information muß, wie schon vorher erwähnt, in einer für den Patienten verständlichen Sprache gegeben werden. Die Einwilligung oder Ablehnung des Patienten kann nicht als Kriterium für dessen Entscheidungsfähigkeit angenommen werden: Mit dem Arzt übereinzustimmen heißt nicht, daß der Patient „kompetent" ist, und nicht übereinzustimmen bedeutet nicht das Gegenteil. Klarerweise kann Information nie „vollständig" sein: Nicht jede kaum vorkommende Gefahr kann oder muß erwähnt werden. Die Information muß entsprechend dem Risiko und dessen Häufigkeit gegeben werden: Komplikationen, die selten eintreten, aber sehr gefährlich sind; oder ein Sachverhalt, der zwar oft vorkommt, aber trivial ist, müssen besprochen werden.

Hier will ich zunächst kurz die Aufklärungspflicht bei chirurgischen Eingriffen besprechen, möchte aber gleichzeitig darauf hinweisen, daß diese Aufklärungspflicht bei chirurgischen Eingriffen einfach eine Art der allgemeinen Aufklärungspflicht darstellt. Natürlich ist es in kritischen Notfällen oft nicht möglich, Patienten voll aufzuklären; aber die meisten Fälle sind nicht Notfälle. Obwohl die Art der Aufklärung sich dem Fall anpassen muß, so besteht immer die Pflicht aufzuklären, und wenn man dieser Pflicht nicht oder in nur ungenügender Weise nachkommt, so muß dafür immer ein einleuchtender und triftiger Grund bestehen, wobei die Tatsache und der Grund genau im Protokoll vermerkt werden sollten.

Patienten, die operiert werden sollen, müssen in den meisten westlichen Kulturen voll informiert werden. Die Information hat dem Patienten die Operation selbst, ihre Notwendigkeit, ihre Gefahren und die Alternativen zu beschreiben; und zwar muß dies in einer Sprache geschehen, die Patienten verstehen können: Sie muß den Umständen, der Bildung des Patienten und der Situation selbst angepaßt sein. Es ist nicht angebracht (und rechtlich zumindest zweifelhaft), daß diese Aufklärung (außer im wahren Notfall) einfach schnell am Vorabend oder kurz vor der Operation von einer Krankenschwester, die ein Formular zum Unterschreiben bringt, gemacht wird. Das erklärende Gespräch ist Pflicht des Arztes und sollte von ihm selbst, wenn irgendwie möglich, einige Zeit vor dem Eingriff mit dem Patienten geführt werden. So besteht für den Kranken die Möglichkeit, Fragen zu stellen, die Lage zu überdenken und mit der Familie zu besprechen; sonst ist zwar die Sache vielleicht vom rechtlichen (und das steht nicht fest), aber auf keinen Fall vom ethischen Standpunkt aus gut gehandhabt worden. Einen Kranken so zu überrumpeln, widerspricht sittlichen und menschlichen Regeln.

Vom rechtlichen wie auch vom ethischen Standpunkt aus haben Ärzte diese Aufklärungspflicht, die zwar hauptsächlich bei chirurgischen Eingriffen gilt, die aber auch sonst klar besteht [1, 10]. Nicht so klar ist das Ausmaß der Mitteilungen, die dem Patienten angeboten werden sollen. Es ist schwer, passende Regeln aufzustellen: Die grundlegende Regel geht aus dem Selbstbestimmungsrecht des Patienten hervor. Patienten müssen sich selbst entscheiden (selbst wenn sie sich entscheiden sollten, keine Entscheidungen selbst zu treffen, was ja auch ein Entschluß ist), und um das tun zu können, müssen sie genügend über die Tatsachen aufgeklärt werden. Ärzte haben die Pflicht, nicht nur das, was sie wissen, sondern auch ihre Bedenken und das, was sie noch nicht wissen oder einfach nicht wissen können, ihren Patienten mitzuteilen. Eine Entscheidung zu treffen, ist schließlich und endlich eine gemeinsame Aufgabe. Zwischen Arzt, Schwester und Patienten besteht auf alle Fälle eine große Kluft: Patienten haben normalerweise weder das medizinische Wissen noch die Erfahrung des Arztes, außerdem sind sie krank und fürchten sich. So besteht aus diesen, wie auch aus vielen anderen Gründen ein großer Machtunterschied: Ärzte müssen (so gut es eben geht) versuchen, diesen Machtunterschied so klein wie möglich zu machen. Das ist nur durch Aufklärung, durch Mitgefühl und durch Wahrheit möglich. Was „volle Aufklärung" bedeutet, ist in jedem Fall anders, und es liegt in der Natur der Sache, daß dies auch nicht wirklich vollständig möglich ist. Immer kommt es auf das ehrliche Gewissen und das ehrliche Urteil der Ärzte und Krankenschwestern an, wie viel einem bestimmten Patienten zu einer gewissen Zeit mitgeteilt werden soll oder muß.

Wenn aber alles gesagt und getan ist, so ist das Verhältnis zwischen Ärzten (bzw. Krankenschwestern) und Patienten, wie alle anderen engen Verhältnisse, auch ein persönliches. Es wird zwischen jedem Arzt (und jeder Schwester) und jedem Patienten ein anderes sein und wird auch nicht an allen Tagen in gleicher Weise zum Ausdruck kommen. Alle Menschen, ob Ärzte, Patienten und Krankenschwestern, haben ihren eigenen Stil und haben miteinander unterschiedliche Beziehungen; alle Menschen sind nicht an jedem Tag die gleichen wie an allen anderen Tagen, sondern haben Sorgen, Freuden oder fühlen sich gut oder schlecht und benehmen sich daher auch dementsprechend unterschiedlich. Klarerweise findet dieses Verhalten im Rahmen der Kultur und der Tradition statt. Man kann aber als erste Bedingung erwarten, daß Menschen miteinander ehrlich umgehen: Heucheleien sind in keiner Beziehung erwünscht. Unter allen Umständen sollte man aber von Menschen, die mit kranken Leuten umgehen müssen, erwarten können, daß sie mit ihren Patienten Mitgefühl haben. Daher ist es zumindest angebracht zu versuchen, die Gefühle der Patienten zu verstehen und auf sie Rücksicht zu nehmen.

Eine der schrecklichsten, aber leider nicht ungewöhnlichen Geschichten widerfuhr einer Bekannten von mir in Wien. Die Dame ist eine rüstige und hoch talentierte Frau im siebenten Lebensjahrzehnt, die vorher eigentlich nie schwer krank gewesen ist, und die zum Arzt ging, weil sie um ihre Gesundheit besorgt war. Dieser fand einige verdächtige Knoten am Hals, machte eine Biopsie und gab ihr einen weiteren Termin. Als sie wieder kam, war nur ein junger Assistenzarzt da, der sie kaum anschaute und sie mit der Frage: „Was wollen Sie denn hier?" begrüßte. Als sie ihm ihren Namen nannte, sagte er ihr einfach: „Ja, meine liebe Dame, Sie haben eben Krebs und müssen morgen ins Spital". Keine weitere Erklärung, kein menschliches Gefühl, die nackte Wahrheit und sonst nichts. Der Patient wird dadurch zum Objekt und, was vielleicht noch schlimmer ist, er weiß es und kann oft nur wenig dagegen unternehmen!

Es ist klar, daß man Patienten, die die Wahrheit wissen wollen, aufrichtig informieren muß. (Es ist ebenso klar, daß Patienten, wenn sie es so wünschen, das Recht haben, die Wahrheit nicht zu hören: Was bei beiden gleich ist, ist die Tatsache, daß Patienten normalerweise Selbstbestimmungsrecht haben und sich aussuchen sollten, was sie wollen). Obwohl es noch immer Stimmen dagegen gibt, Patienten die Wahrheit zu sagen (Stimmen also, die sich dafür aussprechen, Patienten direkt oder indirekt anzulügen) [21], so sind doch heutzutage Ethiker – so wie die meisten Ärzte – sich darüber einig, daß wenigstens unter den häufigsten Umständen Patienten, die die Wahrheit hören wollen, auch die Wahrheit gesagt werden müsse [1, 22–24].

Die Ansicht, daß Patienten vor der Wahrheit beschützt werden sollen, beruht auf der Furcht, daß Menschen durch die Mitteilung einer schlimmen Wahrheit völlig ihren Mut verlieren würden [21]. Aber wie Kübler-Ross schon vor langer Zeit bewiesen hat, ist das einfach kaum je der Fall [24]. Patienten wissen beispielsweise sehr schnell, daß sie Krebs haben oder im Sterben liegen. Mit ihren Pflegern und mit ihrer Familie darüber ernsthaft sprechen zu dürfen, ist für sie äußerst wichtig: Ohne Tatsachen, ohne offiziell von ihrem eigenen Schicksal zu wissen, ist dies kaum oder nur sehr schwer möglich. So spielen Ärzte, Pfleger, Patienten und Familie oft ein Spiel, das für alle schädlich ist.

Wenn man also die Pflicht hat, Patienten die Wahrheit zu sagen, so bleibt noch immer die schwierige Frage, wie man das tun soll. Da die Verhältnisse zwischen verschiedenen Menschen unterschiedlich gestaltet sind, so kann man darauf keine stereotype Antwort geben. Von wesentlicher Bedeutung ist aber, daß Ärzte und Schwestern diese Aufklärung und diese Gespräche als höchst wichtige Aufgabe betrachten und sich daher dazu Zeit nehmen. Einfach „die Wahrheit" herauszuschreien, einfach kurz und schroff Patienten „etwas mitzuteilen", ist weder menschlich noch rechtlich vertretbar.

Wie man mit Patienten sprechen soll, kommt auf das bestimmte Verhältnis an, das man mit einem Patienten hat: Wie gesagt: Heuchelei ist nie angebracht. Ärzte, die sich mit Patienten gut verstehen, finden für gewöhnlich den richtigen Ton; Ärzte, die arrogant oder uninteressiert sind, werden dies nur unter großen Schwierigkeiten lernen und dann nur, wenn sie ihre Arroganz ablegen und sich auch für den Patienten – und nicht nur für den Fall – interessieren. Man muß sich darüber klar sein, daß man nicht nur mit einer Krankheit zu tun hat, sondern daß man mit einem bestimmten Patienten sprechen und handeln muß, der eine bestimmte Krankheit hat und ein bestimmtes Leben gelebt hat, der aus einem gewissen Kulturkreis kommt, einen bestimmten Glauben besitzt und eine Familie und Freunde hat. Vor allem muß man sich für solch ein Gespräch Zeit lassen, darf nicht gehetzt und zerstreut erscheinen, sondern muß den Eindruck erwecken, nicht nur wissenschaftliches Wissen zu vermitteln, sondern auch Menschlichkeit entgegenzubringen; und ein bißchen Humor ist oft angebracht und kann die Sache erleichtern.

Das Arzt-Patient-Verhältnis ist für die meisten Fragen der Medizinethik wichtig, die sich kritisch mit individuellen Problemen beschäftigen. Ethische Fragen und deren Lösung hängen fast immer mit diesem Ver-

4. Kapitel: Ärzte und Patienten: Rechte und Pflichten

hältnis und dessen Gestaltung in individuellen Fällen zusammen. Da dieses Verhältnis in verschiedenen Kulturen oft unterschiedlich ist, muß man, um „ethisches Handeln in der Medizin" zu verstehen, auch die Kultur und die genaue Beziehung zwischen Arzt und Patienten im Rahmen dieser Kultur in die Überlegungen einbeziehen. Um medizinethisches Handeln (außer höchstens in sehr groben Umrissen) bewerten zu können, muß man die Kultur und das individuelle Verhältnis in einer gegebenen Situation verstehen. Ohne dieses Verständnis wären solche Bewertungen eine Art ethischer Imperialismus.

Wenn Patienten eine ansteckende Krankheit haben, so gefährden sie andere. Inwiefern sie diese anderen in Gefahr bringen, kommt auf die Krankheit selbst an, und wie ansteckend sie sein kann. In den meisten Fällen sind Ärzte, Schwestern und andere, die mit solchen Patienten umgehen müssen, zwar gefährdet, aber heutzutage bedeutet „gefährdet zu sein" gewöhnlich etwas anderes als im letzten Jahrhundert. Man kann sich besser durch Immunisierungen schützen, und außerdem kann man die meisten ansteckenden Krankheiten in unserer Zeit leicht behandeln. Eine Lungenentzündung ist zwar unangenehm, aber in den meisten Fällen nicht tödlich. Daher nimmt man an, daß Ärzte und andere Mitarbeiter verpflichtet sind, dieses kleine Risiko auf sich zu nehmen.

Seit HIV ein großes Problem geworden ist, haben sich manche Ärzte dagegen gesträubt, solche Patienten zu behandeln. Außerdem haben Patienten auch manchmal die Furcht, daß sie selbst durch Kontakt mit Ärzten oder anderen Patienten von AIDS angesteckt werden könnten. Wie bei allen sittlichen Problemen, kann man erst darüber zu reden anfangen, nachdem man über alle Tatsachen Bescheid weiß. Es ist nicht leicht, sich mit HIV anzustecken: Einfach mit jemandem zu sprechen, ihn zu untersuchen, ihm die Hand zu schütteln oder sogar zu küssen, genügt dazu nicht. Um angesteckt zu werden, müssen Körperflüssigkeiten oder Blut des Kranken in das Blut des Gesunden gelangen; selbst dann kommt es auf die Menge an: Beispielsweise ist Hepatitis B, die genauso übertragen wird, weitaus ansteckender als HIV; allerdings scheint HIV, wenn es einmal zu AIDS führt, tödlich auszugehen. Chirurgen, Pathologen und andere, die größere Eingriffe vornehmen, sind also gefährdet. Trotz Gummihandschuhen ist es möglich, daß bei einem Nadel- oder Messerstich die Viren übertragen werden – je komplizierter und langwieriger der Eingriff, desto größer die Gefahr. Obwohl die Wahrscheinlichkeit der Ansteckung pro Eingriff klein ist, so ist sie – bedenkt man all die Eingriffe, die ein Chirurg ausführt, der mit langwierigen Fällen zu tun hat – kaum gering: und einmal angesteckt, ist da nicht mehr allzuviel zu machen. Andererseits gibt es keinen einzigen bekannten Fall von Übertragung von Chirurgen an Patienten.

Ärzte, genau wie Polizisten oder Feuerwehrleute, haben gewisse, in der Gesellschaft anerkannte Pflichten [10]. Ein Polizist nimmt das Risiko in Kauf, in der Ausübung seines Berufes erschossen zu werden. Niemand wird klarerweise von einem Polizisten erwarten, daß er sich in tödliches Kreuzfeuer stürzen sollte; aber man kann verlangen, obwohl damit ein kleines Risiko verbunden ist, daß er versucht, einem Bewaffneten die Pistole wegzunehmen. Man erwartet also ein kleineres, aber nicht ein größeres Risiko. Daß Ärzte, die nicht durch HIV-infizierte Patienten gefährdet sind, die Pflicht haben, solche Patienten wie jeden anderen zu behandeln, ist klar; dies ist auch bei den meisten Internisten, Psychiatern, Neurologen, Kinderärzten und anderen der Fall. Wenn sich Ärzte fürchten, so ist solch eine Furcht ein Aberglaube.

Im großen und ganzen sind Ärzte verpflichtet, ein kleines Risiko, das mit ihrem Beruf verbunden ist, auf sich zu nehmen. Ist das Risiko größer, so kann man wie die Utilitaristen argumentieren: „Je größer das Risiko, desto kleiner die Pflicht" [25]. Besteht ein hohes Risiko, so schwindet angeblich auch die Pflicht. Andererseits kann man, wie ich es getan habe, argumentieren, daß die Pflicht gleich bleibt, daß es aber immer verständlicher wird, wenn Ärzte sich weigern, dieser Pflicht nachzukommen [10]. Habe ich von jemandem bis zum 4. Dezember hundert Schilling ausgeborgt, so bin ich auch verpflichtet, ihm diesen Betrag zum vereinbarten Termin zurückzuerstatten. Falls ich aber seit dem 1. Dezember kein Geld und auch nichts mehr zu essen gehabt habe, am 4. Dezember hundert Schilling auf der Straße finde und mir sofort damit etwas zu essen kaufe, so ist das zwar verständlich, aber meine Schuld ist dennoch lange nicht abgegolten. Obwohl meine Pflicht zu zahlen (oder als Arzt jemanden zu behandeln), trotz Gefahr oder Hungers weiterhin besteht, so wird mein Nicht-Ausüben dieser Pflicht verständlicher. Darin liegt der Unterschied: Wenn ich weiß, daß ich noch immer eine unerfüllte Pflicht habe, so werde ich versuchen, ihr nachzukommen; ich werde versuchen, Geld zu verdienen, um es zurückzuzahlen – oder werde versuchen, mich besser schützen zu können.

Das Verhältnis Patient-Arzt dreht sich aber nicht immer nur um individuelle Probleme, die Ärzte mit Patienten haben. Das Verhältnis zwischen Ärzten, Schwestern, anderen Mitarbeitern und Patienten hat nicht ausschließlich mit Behandeln oder anderen individuellen Fragen zu tun. Da weiteres Wissen zu sammeln und dadurch in Zukunft vielleicht besser wirken zu können, auch eine der Aufgaben der Medizin darstellt, gibt es zwischen Ärzten und Patienten mindestens zwei andere Berührungspunkte: bei wissenschaftlichen Versuchen und in der Ausbildung von jungen Schwestern und Ärzten. Es ist nicht schwer, sich die Konflikte vorzustellen, die hier vorkommen können und auch tatsächlich auftreten.

Versuche machen – im Sinne von Erforschen neuen Wissens (nicht in der Bedeutung: „Ich will versuchen, dir zu helfen, weiß aber nicht, ob ich es kann") hat einen anderen Zweck (eine andere Zielvorstellung) als das Behandeln individueller Patienten [26]. Der Arzt als Forscher hat logischerweise als Hauptaufgabe, neues Wissen zu schaffen und dadurch eventuell anderen Patienten zu helfen: Das Schaffen von Wissen – und nicht der individuelle Patient – steht hier im Mittelpunkt der Fragestellung [26]. Die Hauptaufgabe praktizierender Ärzte ist es aber, einem bestimmten Patienten zu helfen und – wenn möglich – zu heilen: Das

Schaffen von neuem Wissen (obwohl es manchmal vorkommt) ist für den praktizierenden Arzt eine Nebensache oder ein glücklicher Zufall.

Wie bereits im 1. Kapitel erwähnt, haben die unverschämten Versuche der Nationalsozialisten in den Konzentrationslagern (Frier- und Wiedererwärmensexperimente, Sterilisationen, chirurgische Eingriffe, u.a.m.) und ähnliche Erfahrungen in Tuskeegee, USA, zu gewissen international anerkannten Regeln geführt. Um bei einem Menschen einen Eingriff vornehmen zu können (gleichgültig ob Behandlung, chirurgischer Eingriff oder Versuch irgendeiner Art), muß man die Zustimmung des voll informierten Patienten haben: D.h., daß man dem Patienten die Vor- und Nachteile, die Gefahr und die Alternativen auseinandersetzt, damit er das Problem soweit wie möglich versteht und dem Eingriff entweder zustimmen oder ihn ablehnen kann. Aber hierin besteht eine der Schwierigkeiten: Da es sich um einen Versuch handelt, ist man sich über die Folgen oft überhaupt nicht oder nur mangelhaft im klaren und kann sie daher nur andeuten, nicht aber mit Genauigkeit angeben. Und da ein Experiment eben ein Experiment ist, so ist es auch wahrscheinlich, daß oft unerwartete Folgen entstehen. Auch das muß Patienten mitgeteilt werden.

„Experimente" können aus verschiedenen Gründen durchgeführt werden; daher sind die sittlichen Voraussetzungen auch nicht immer dieselben. Erstens muß man zwischen Versuchen unterscheiden, die an gesunden Menschen, und solchen, die an bereits kranken Patienten gemacht werden, und außerdem zwischen Versuchen bei Menschen, die zustimmen können bzw. nicht dazu fähig sind, oder deren Entscheidungsfähigkeit durch Druck oder sogar Zwang vermindert ist. Hier wird nur von Versuchen im Rahmen der Medizin gesprochen, denn es gibt ja auch Versuche im Schulwesen, Versuche in der Psychologie und anderswo, deren Folgen mindestens so verheerend sein können wie die in der Medizin.

Gesunde Menschen, die einwilligen können, werden beispielsweise für Versuche in der Physiologie (normale Hormonschwankungen) oder für Versuche in der Pharmakologie (beim Ausprobieren neuer Medikamente) verwendet. Aber man verwendet auch Menschen, die nicht einwilligen können und doch „gesund" sind: etwa Kinder, senile Menschen und geistig Behinderte. Es wäre einfach, solche Menschen auszuschließen, aber dies ist nicht immer vorteilhaft bzw. in der Praxis nicht gut möglich. Kinder sind in physiologischer Hinsicht nicht einfach kleine Erwachsene, und senile Menschen oder geistig Behinderte sind nicht einfach nur weniger intelligent. Bestimmte Sachen können nur bei solchen bestimmten Menschengruppen erforscht werden (Hormonspiegel, verschiedene Medikamente, u.a.m.). Diese Forschung mag für die Zukunft dieser Gruppen von Menschen besonders wichtig sein, und man kann sie nicht einfach einstellen, ohne damit die Zukunft weiterer solcher Menschen zu riskieren. Aber wie auch immer: je geringer die Urteilskraft oder die Verstandesmöglichkeiten eines Patienten sind, desto vorsichtiger muß man vorgehen.

Versuche, zu denen man gesunde Menschen braucht, können folgendes bezwecken: (a) neues Wissen über Physiologie oder Pharmakologie zu schaffen, oder (b) unter gewissen kontrollierbaren Umständen eine Krankheit zu erzeugen. Bei gesunden wie auch bei kranken Menschen ist eine Einwilligung des Betreffenden erforderlich, die aufgrund möglichst vollständiger Information erfolgen soll. Wie erwähnt, ist das gerade bei Versuchen, bei denen niemand genau die Folgen absehen kann, schwierig und dennoch notwendig: Wie auch in der Praxis, muß man bereit sein, sein Unwissen genau wie auch sein Wissen mit dem Patienten zu teilen. Es ist also besonders wichtig: (a) Patienten auch darüber zu informieren, was man nicht wissen kann, und (b) Patienten die Chance zu geben, jederzeit einfach nicht „mitzumachen". Außerdem ist es unbedingt notwendig, daß alle Vorsichtsmaßnahmen getroffen werden und Patienten beim Eintreffen von Unerwartetem augenblicklich weiter informiert werden.

Versuche an bereits kranken Menschen können ebenfalls unter verschiedenen Bedingungen gemacht werden. Man kann an Kranken Versuche vornehmen, die ihnen möglicherweise helfen könnten (z.B., um neue diagnostische Verfahren, neue Heilmittel oder neue chirurgische Eingriffsmethoden zu erproben). Oder man kann Versuche machen, die zwar dem Kranken nicht helfen, aber die dazu angelegt werden, um die Krankheit besser zu verstehen. Auch hier muß man mit den Patienten ehrlich sein, ihre Einwilligung einholen und ihnen die Möglichkeit geben, jederzeit den Versuch abbrechen zu lassen.

Manche Patienten können nicht einwilligen: Es sind kleine Kinder, senile Menschen oder geistig Behinderte. Hier macht es wiederum einen großen Unterschied, ob solch ein Experiment gefährlich oder schmerzhaft ist; wie groß die Aussicht ist, daß es dem Patienten selbst helfen könnte; und ob es sich um ein Experiment handelt, von dem der Patient selbst irgendwelchen Nutzen hat. Bei solchen Menschen müssen die Vorgangsweise sowie die Begutachtung durch Ethik-Komitees (d.h. das Aussuchen und das Informieren derer, die für den Patienten sprechen sollten, sowie die Untersuchungen, die das Ethik-Komitee durchführt) besonders vorsichtig geschehen [27]. Darüber hinaus bestehen beträchtliche Probleme mit Menschen, die zwar entschlußfähig sind und informiert werden können, möglicherweise aber unter Druck oder sogar Zwang stehen (Sträflinge, Medizinstudenten, Angehörige des Heeres, u.a.m.). Solche Menschen darf man nur mit besonderer Vorsicht – wenn überhaupt – zu Experimenten zulassen.

Eines der großen Probleme in der experimentellen Medizin besteht darin, daß das Wohl des Patienten (das normalerweise für den Arzt im Vordergrund steht), hier mit dem Sammeln des Wissens in Konkurrenz steht. Es besteht hier also ein Konflikt: Einerseits muß für den Arzt der Patient im Vordergrund stehen; andererseits stellt für den Wissenschaftler die Wissenschaft und das, was man lernen kann oder könnte, das Hauptziel dar. Es ist schwierig für einen Menschen, einem solchen Konflikt zu entgehen. Von Zeit zu Zeit kommt der Vorschlag, daß zwei

4. Kapitel: Ärzte und Patienten: Rechte und Pflichten

Ärzte beteiligt sein sollten: ein Arzt, der hauptsächlich das wissenschaftliche Interesse wahrnimmt, und ein anderer Arzt, dessen Hauptanliegen vor allem der Schutz des Patienten ist. Obwohl solch eine Vorgangsweise ungewöhnlich und etwas kompliziert ist, so mag sie doch angemessen sein.

In den letzten Jahrzehnten haben sich in England und Amerika „Institutional Review Boards" (oder „I.R.B."), im deutschen Sprachkreis als „Ethik-Komitees" bekannt, entwickelt. Solche Ethik-Komitees (der Ausdruck im deutschen Sprachraum bedeutet etwas ganz anderes als im Englischen: „Ethics committees" befassen sich mit Problemen der Praxis – siehe das 3. Kapitel) müssen alle vorgeschlagenen Experimente begutachten. Um ein Experiment durchführen zu können, müssen Wissenschaftler die Genehmigung eines solchen Komitees haben. Die Begutachtung des Komitees ist vor allem in wissenschaftlicher Hinsicht wichtig: Kein Versuch, der nicht wissenschaftlich genau und ordentlich gemacht wird, ist sittlich erlaubbar. Immerhin stellt ein Versuch immer ein Risiko dar, oder ist zumindest nicht immer angenehm, und die erste Pflicht besteht darin, danach zu trachten, daß sich wenigstens einige neue Erkenntnisse daraus ergeben. Außerdem hat solch ein Ausschuß die Aufgabe, verschiedene Formulare zu begutachten, die Patienten aufklären sollten, und die vom Patienten unterzeichnet werden müssen. Falls nicht alles stimmt, müssen sie dafür sorgen, daß die notwendigen Korrekturen gemacht werden. Ein ethisch erlaubbarer Versuch muß ein klares Ziel haben; muß wissenschaftlich korrekt angelegt sein; muß etwaigen Schaden so weit wie möglich reduzieren, ihn gegenüber einem möglichen Nutzen abwägen – und all das muß dem Patienten so gut wie möglich erklärt werden.

Die meisten wissenschaftlichen Zeitschriften bestehen heutzutage darauf, daß alle Versuche von solch einem Komitee begutachtet worden sind. Obwohl viel besser als nichts, ist so eine Vorgangsweise keine Garantie dafür, daß in sittlicher Hinsicht alles stimmt. Da die Begutachtung eines Experiments eines Mediziners durch andere Kollegen erfolgt, so kann es unangenehme Folgen haben, wenn dabei ein Kollege den anderen kritisiert und ihm dabei zu nahe tritt. Man muß sich also klar sein, daß eine solche Vorgangsweise nur der erste, wenn auch ein sehr wichtiger, Schritt ist.

Ein Problem, das auf den ersten Blick kaum aktuell erscheint, ist die Beteiligung von Ärzten, Schwestern oder anderen medizinischen Mitarbeitern an Foltern von Menschen. Obwohl sowohl der hippokratische Eid als auch der Eid des Maimonides (wie auch die Schriften von Scribonus Largus) Ärzten ausdrücklich verbieten, irgendetwas zu unternehmen, das nicht im Interesse des Patienten liegt, so haben sich doch Ärzte fast überall an Untaten beteiligt und tun es auch heute noch [28].

Was aber ist Folter? Obwohl in „Principles of Medical Ethics, the Tokyo Declaration, the Convention against Torture" der Versuch unternommen wurde, eine Definition von Grausamkeit in Zusammenhang mit Menschenmißhandlung und Menschenerniedrigung zu geben, so ist eine derartige Definition nicht sehr genau. Der Zweck einer physischen oder psychischen Folter ist nicht nur, ein Geständnis herauszupressen oder das Opfer zu strafen, sondern bedeutet oft die völlige Zerstörung der persönlichen Identität der Opfer, wie es ja in den Konzentrationslagern der Nationalsozialisten oder unter den Bolschewisten in der Sowjetunion der Fall gewesen ist. Manche behaupten auch, daß besonders grausame oder harte Strafen (Peitschen, oder Abhacken von Händen für Diebstahl, oder die Todesstrafe) eine Art Folter ist. Ich persönlich bin der Meinung, daß dies zutrifft – jedenfalls (ob nun als Folter anerkannt oder nicht) dürften Ärzte sich an solchen Grausamkeiten nicht beteiligen.

Die Ausbildung eines Arztes, einer Krankenschwester oder eines anderen Mitarbeiters ist nicht eine rein individuelle Angelegenheit; selbst wenn (was in manchen Weltteilen, z.B. in den Vereinigten Staaten, üblich ist) die hohen Kosten – jedenfalls zum Großteil – von dem Individuum, das ausgebildet wird, gezahlt werden, so erfordert eine Ausbildung dennoch unbedingt die Mitwirkung und Hilfe der Gemeinschaft. Und die Gemeinschaft hat bestimmte berechtigte Forderungen und Erwartungen. Zumindest besteht eine allgemeine Erwartung, daß medizinisches Personal Patienten nicht absichtlich Schaden zufügt oder daran teilnimmt. Ärzte dürfen also (vom menschlichen Aspekt ganz abgesehen) mit den Werkzeugen der Medizin – gleichgültig, ob mit materiellen oder intellektuellen – ihren Patienten nicht schaden [10, 29]. Das Patient-Arzt-Verhältnis ist ohne gegenseitiges Vertrauen (zumindest das gesellschaftliche Vertrauen, daß der Arzt dem Patienten nicht absichtlich schadet) unhaltbar.

Ärzte haben immer wieder Machthabern bei der Ausübung ihrer Macht geholfen, obwohl das Abschlagen eines solchen Ansinnens selbstverständlich sein sollte. Und wie es aus zahlreichen Berichten hervorgeht, kommt das leider noch immer vor. Folter wird oftmals mit ärztlicher Hilfe durchgeführt (Ärzte bestimmen z.B., wann man aufhören soll und wann man weiterfoltern kann), und in den Vereinigten Staaten wird die Todesstrafe immer öfter durch eine Spritze oder eine Infusion durchgeführt: und dabei muß ein Arzt (selbst wenn er nicht selbst die Spritze gibt) irgendwie mitwirken. Selbst wenn Ärzte „nur" als Teil ihrer routinemäßigen Aufgabe Hingerichtete für tot erklären, so bedeutet das auch ein Anwenden des während des Studiums erworbenen Wissens zum Schaden des Patienten. (Ohne einen Arzt oder einen vom Arzt Ausgebildeten, der einen Hingerichteten für tot erklärt, wäre der Vollzug der Todesstrafe kaum möglich).

Der Vergleich zwischen Hinrichten und Euthanasie ist, obwohl oft gezogen, nicht zutreffend. Bei Hilfe zum Sterben hilft der Arzt einem Patienten, der (1) sterben will und (2) nur die Option hat, entweder länger und qualvoller – oder kürzer und unter weniger Qualen zu leben. Der zum Tode Verurteilte hingegen mag manchmal sogar selbst den Wunsch ausdrücken, getötet zu werden, aber er hat nicht nur die Wahl eines schon sterbenden Menschen: Ein Verurteilter hat zusätzlich noch viele Optionen; er kann begnadigt werden, kann im Gefängnis neue, große Interessen entwickeln, usw. Hier kann von Optionslosigkeit nicht die Rede sein [29].

Nur wenige werden bestreiten, daß Ärzte nicht beim Foltern mithelfen dürfen, und eine Mehrzahl wird auch gegen jegliche Hilfe bei der Todesstrafe sein. Die Frage bleibt offen, ob und inwiefern Ärzte verpflichtet sind, sich daran nicht nur nicht zu beteiligen, sondern sogar gegen alle Arten von Folter Stellung zu beziehen. Ärzte als Bürger haben dieselben Verpflichtungen wie andere Bürger, aber da Ärzte durch ihr spezielles Wissen noch zusätzlich andere Pflichten haben, so mag die Pflicht der Ärzte, gegen Gesundheitsschädigungen Stellung zu nehmen, noch etwas zwingender sein.

Bis jetzt habe ich immer nur über die Pflichten des Arztes, der Krankenschwestern und anderer medizinischer Mitarbeiter gegenüber Patienten gesprochen. Haben denn Patienten nicht auch Pflichten? Menschen haben gegeneinander Pflichten, solange sie fähig sind, diesen nachzukommen; Pflichten, die unter anderem mit der Tatsache zusammenhängen, daß wir alle fühlende Wesen sind. Im medizinischen Bereich wie auch im Sozialwesen haben solche Pflichten mitunter mit der relativen Stärke und Schwäche der Partner, sowie mit anderen bereits besprochenen Aspekten zu tun. Aber die Tatsache, daß der eine viel Macht besitzt, während der andere nur schwach ist, heißt noch lange nicht, daß Schwächere nicht auch Pflichten haben sollten [30]. Solche Pflichten werden natürlich durch Schwäche anders gestaltet, aber es bestehen doch – wenn auch reduzierte – Pflichten, so lange es einem möglich ist zu handeln. Patienten haben sicherlich die Pflichten der Redlichkeit, der Aufrichtigkeit, Gerechtigkeit und in gewissem Maße der Duldsamkeit und des Vertrauens [15]. Aber ärztliche Pflichten können nicht nur Pflichten gegenüber einzelnen Patienten sein; solche Pflichten spielen sich in einer bestimmten Gesellschaft ab, und das Verhalten der Ärzte ist für die Gesellschaft nicht belanglos. Daher sind solche Pflichten nicht rein individuell. Genauso steht es mit den Pflichten der Patienten: Patienten haben mehr als die bereits erwähnten Pflichten. Da Patienten selbst gute medizinische Betreuung erwarten, so müßten sie sich auch darum kümmern, daß andere heute und auch in Zukunft weiterhin gut betreut werden können. Wenn das zutrifft, haben Patienten auch die Pflicht, die Ausbildung von Ärzten und Schwestern zu fördern (sofern es sie nicht gefährdet), haben Pflichten gegenüber anderen Patienten, die medizinisches Personal brauchen, und haben die Pflicht, mit den finanziellen Mitteln und dem Eigentum der Gesellschaft vorsichtig umzugehen [30]. Ob Menschen die Pflicht haben, nach ihrem Tod ihre Organe entnehmen zu lassen, oder ob sie Pflichten haben, sich an nicht gefährlichen Versuchen zu beteiligen, will ich für diese Diskussion beiseite lassen.

Die meisten individuellen Probleme der medizinischen Ethik haben schließlich und endlich mit dem Verhältnis zwischen Ärzten, Krankenschwestern bzw. anderen Mitarbeitern und ihren Patienten, untereinander und zu ihrer Gesellschaft, zu tun. In diesem Buch habe ich absichtlich die meisten dieser unterschiedlichen Probleme nur erwähnt, um klarzumachen, daß Ärzte bei diesbezüglichen Fragen Verpflichtungen haben, die mit ihrem speziellen Wissen, ihrer besonderen Stellung in der Gesellschaft und ihrem spezifischen Verhältnis zu der Gesellschaft zusammenhängen. Außerdem muß man sich bewußt sein, daß allein Pflichten der Ärzte gegenüber den Patienten nicht ausreichen; es sind ebenfalls Pflichten von Krankenschwestern und anderen Mitarbeitern gegeneinander und die Pflichten von Patienten in Erwägung zu ziehen. Die Pflichten verschiedener Leute, die im Gesundheitswesen miteinander arbeiten (Ärzte, Schwestern, Sozialarbeiter, Geistliche, u.a.m.) sind auch ein Thema, das in einer längeren Fassung diskutiert werden müßte. Obwohl dies hier nicht weiter besprochen werden kann, sind damit Pflichten des gegenseitigen Respekts und der Kollegialität gemeint, die nicht durch autoritäres Verhalten der Ärzte oder durch Murren der anderen (was leider vorkommt) abgetan werden können.

Literaturangaben

1. v. Troschke J, Schmidt H: Ärztliche Entscheidungskonflikte. Stuttgart, Deutschland: Ferdinand Enke Verlag; 1983.
2. Springer Loewy R: A Critique of Traditional Relationship Models. Cambridge Quarterly of Health Care Ethics 1994; 3(1): 27–37.
3. Bhanumathi PP: Nurses' Conception of the „Sick-Role" and „Good Patient Behaviour": A Crosscultural Comparison. Int. Nurs. Rev. 1977; 24(1): 20–24.
4. Glazer G: The „Good" Patient. Nurse Health Care 1981; 11(3): 144–164.
5. Fleck L: Die Entwicklung einer Wissenschaftlichen Tatsache. Frankfurt a/M, Deutschland: Suhrkamp Verlag; 1990.
6. Cassell E: The Function of Medicine. Hastings Center Report 1977; 7(6): 16–19.
7. Dworkin G: Paternalism. Monist 1972; 56: 64–84.
8. Feinberg J: Legal Paternalism. Can J Phil 1971; 1: 105–124.
9. Feinberg J: Social Philosophy. Englewood Cliffs, NJ: Prentice Hall; 1973.
10. Loewy EH: Textbook of Medical Ethics. New York, NY: Plenum Publishers; 1989.
11. Brody H: Transparency: Informed Consent in Primary Care. Hastings Center Report 1989; 19(5): 5–9.
12. Lee MA, Ganzini L: Depression in the Elderly: Effect on Patient Attitudes towards Life-Sustaining Treatment. J American Geriatric Society 1992; 40: 983–988.
13. Loewy EH: Of Depression, Anecdote and Prejudice: A Confession. J American Geriatric Society 1992; 40: 1068–1074.
14. Cassel EJ: Life as a Work of Art. Hastings Center Report 1984; 14(5): 35–37.
15. Pellegrino ED, Thomasma DC: For the Patients's Good: The Return of Beneficence to Health Care. New York. NY: Oxford University Press; 1988.
16. Engelhardt HT: Foundations of Bioethics. New York, NY: Oxford University Press; 1986.
17. Szass TS, Hollender MH: The Basic Models of the Doctor-Patient Relationship. Arch Internal Medicine 1956; 97: 585–592.
18. Ozar D: Three Models of Professionalism and Professional Obligation in Dentistry. Journal American Dental Association 1985; 110: 173–177.

19. Gordon DR: Culture, Cancer and Communication in Italy. Anthropologies of Medicine 1991; 7: 137–156.
20. Dalla-Vorgia P, Katsouyanni K, Garanis TN, Touloumi G, Drogari P, Koutselinis A: Attitudes of a Mediterranean Population to the Truthtelling Issue. J Medical Ethics 1992; 18: 67–74.
21. Schade SG, Muslin H: Do Not Resuscitate Descisions: Discussions with Patients. J Medical Ethics 1989; 15: 186–190.
22. Loewy EH: Involving Patients in Do not Resuscitate Decisions: An Old Issue Raising its Ugly Head. J Medical Ethics 1991; 17: 156–160.
23. Illhardt FJ: Medizinische Ethik. Berlin, Deutschland: Springer Verlag; 1985.
24. Kübler-Ross E: On Death and Dying. New York, NY: Macmillan; 1969.
25. Ozar D: Aids Risk and the Obligation of Health Professionals. In: Biomedical Ethics Review (Humber J, Almeder R, eds), pp 107–140. Clifton, NJ: Humana Press; 1989.
26. Thomasma DC: Applying General Medical Knowledge to Individuals: A Philosophical Analysis. Theoretical Medicine 1988; 9: 187–200.
27. Freedman B, Fuks A, Weijer C: In Loco Parentis: Minimal Risk as an Ethical Threshold for Research upon Children. Hastings Center Report 1993; 23(2): 13–19.
28. Vesti P, Lavik NJ: Torture and the Medical Profession: A Review. J Medical Ethics 1991; 17(Supplement): 4–8.
29. Loewy EH: Healing and Killing, Harming and Not-harming: Physician Participation in Euthanasia and Capital Punishment. Journal Clinical Ethics 1992; 3(1): 29–34.
30. Loewy EH: Ethical and Communal Issues in AIDS: An Introduction. Theoretical Medicine 1990; 173–183.

5. Kapitel: Ethische Probleme im Zusammenhang mit Organspenden

Obwohl Organ- und Gewebetransplantation bereits in der Geschichte und in der Mythologie erwähnt werden, sind sie eigentlich erst in diesem Jahrhundert durchgeführt worden. Transplantation von Organen oder Geweben als ein „wunderbares Geschehen" wird in mittelalterlichen Legenden erwähnt, und ein Bild, das im Prado hängt, zeigt einen Sakristan, der ein von einem Neger abgenommenes Bein als Austausch für sein eigenes gangränöses bekommt [1]. Wenn man über Transplantation spricht, muß man sich erstens darüber klar sein, daß Bluttransfusionen eine Art Gewebetransplantation darstellen und die Geschichte der Transplantation mit der Praxis der Blutübertragung beginnt. Eine nicht unbedingt unwahre Geschichte erzählt, daß Papst Innozenz III. Ende des 13. Jahrhunderts von zwei zu diesem Zweck geopferten Knaben eine Blutspende empfangen hat, die sich als nutzlos erwies [2]. Im 17. Jahrhundert übertrug Richard Lower in England das erste Mal Blut von einem Tier in ein anderes [3], und kurz nachher Denys in Paris Tierblut versuchsweise an Menschen [4]. Der Versuch, das Blut eines Menschen einem anderen zu geben, wurde anfangs des 19. Jahrhunderts von Blundell in London gemacht. Manchmal ging das gut, manchmal (aus Gründen, die man damals nicht verstand) gelang es nicht. Erst als Landsteiner 1900 die Blutgruppen – und dann später mit Wiener auch noch den Rhesusfaktor – entdeckte, wurde die Bluttransfusion zu einer nicht mehr besonders gefährlichen, sondern alltäglichen Angelegenheit [3]. Obwohl das „falsche Blut" (d.h. die falsche Blutgruppe oder Untergruppe) verheerende Folgen haben kann, entsteht bei Blut keine langwierige (ansonsten stets gefährliche) immunologische Abstoßreaktion (da die Blutkörperchen selbst sich ja nicht vermehren). Findet eine Immunreaktion statt, so kann sie zwar (wenn es sich um die falsche Blutgruppe handelt), sehr arge Folgen haben (und sogar tödlich ausgehen), ist sie aber einmal überstanden, so gibt es keinerlei weitere Folgen.

Obwohl Ullman in Wien und Alexis Carrel in New York bereits 1902 das erste Mal Nieren bei Tieren transplantiert haben, wurden menschliche Nieren erst Mitte dieses Jahrhunderts von einem Zwilling in den anderen verpflanzt. Um die meisten Organe erfolgreich transplantieren zu können, mußte man zunächst die immunbedingte Abstoßreaktion verstehen, und dies wurde erst in den letzten Jahrzehnten möglich. Mit diesem theoretischen Wissen wurde es dann auch praktisch durchführbar, Immunabwehr und die darauf folgende Abstoßreaktion zu unterdrücken. Zum Unterschied von anderen Organen besteht bei Transplantation der Hornhaut (Auge) oder von Knochenstücken keine immunologische Gefahr der Abstoßung. Heutzutage können viele Organe und Körperteile (Herz, Nieren, Leber, Lunge, Knochen, Knochenmark etc.) erfolgreich „ausgetauscht" werden, und die Anzahl der transplantierbaren Körperteile nimmt ständig zu. Dies ist zum großen Teil das Verdienst der Fortschritte auf immunologischer Ebene. Die Fähigkeit, Organe sozusagen „auszutauschen", hat klarerweise sehr viele, oft sehr schwerwiegende ethische und rechtliche Fragen mit sich gebracht. Solche Fragen beziehen sich nicht nur auf die Idee des Organaustausches zwischen Menschen an und für sich, was oft mehr in religiöser als in ethischer Hinsicht betrachtet wurde und heute eigentlich kaum aktuell ist. Vielmehr sind es heutzutage vor allem: 1) Indikationsfragen, die teils technischer und teils ethischer Natur sind; 2) Fragen, die sich damit beschäftigen, wer spenden darf bzw. muß, ob man Organe verkaufen darf oder soll (ob Organe im Rahmen eines Marktsystems verteilt werden können und sollen); 3) Prioritätsfragen (nach welcher Rangordnung sollten solche „knappen" Organe vergeben werden?); oder 4) Fragen, die sich etwa mit Problemen befassen, ob man Organe von Föten oder von an Anenzephalie leidenden Neugeborenen verwenden dürfe.

Die erste Frage ist grundlegend: Ist es sittlich vertretbar, Organe eines menschlichen Körpers zu transplantieren? Wenn das nicht der Fall wäre, dann fallen die anderen Fragen klarerweise weg. Sowohl aus historischer als auch aus aktueller Sicht ist das „Totalitätsprinzip" das Hauptbedenken, das gegen das Verfahren (und besonders von religiösen Menschen) eingewendet wird. Das Prinzip, das die körperliche Ganzheit des Menschen (sei er lebend oder tot) zu stören verbietet, ist heutzutage praktisch nur von historischem Wert. Kaum eine Religion ist noch gegen Spenden von Organen, weder von Lebenden noch von toten Spendern. Manchmal allerdings sind die Überreste dieses Prinzips in dem Widerwillen, den manche gegen die ganze Idee der Transplantation haben (und von der sie sich distanzieren, indem sie möglichst viele Schwierigkeiten vorschieben), noch ziemlich deutlich zu sehen [5]. Obwohl sich diese Abneigung teils auch auf Pietät beruft, beruht das Pietätsgefühl wiederum auf demselben Prinzip.

Die anderen ethischen Probleme und Fragen sind heute viel aktueller. In ethischer sowie rein praktischer Hinsicht müssen Gewebespenden in verschiedene Kategorien eingeteilt werden: (1) Erneuerbare Gewebe oder Organe von gesunden Menschen; darunter kann man Blut, Knochenmark, Haut und immer mehr auch Teile der Leber verstehen. Und dazu werden fraglos noch andere Möglichkeiten kommen. Weiters müssen hier Verfahren unterschieden werden, die (a) für den Spender fast risiko- und schmerzlos (Blut) sind; (b) die nur mit sehr wenig Risiko verbunden sind und mit Schmerzen, die man unter Kontrolle hat (Knochenmark);

(c) die mit bedeutendem Risiko und großen Schmerzen verbunden sind (Leber, Haut). (2) Gewebe oder Organe, die sich nicht selbst erneuern und von gesunden Menschen stammen: Darunter versteht man heutzutage hauptsächlich Nieren (obwohl man theoretisch auch andere Organe erwähnen könnte, deren Entnahme aber eindeutig zum Tod des Spenders führen würde. (3) Organe oder Gewebe von Neugeborenen, die an Anenzephalie leiden; (4) Transplantate von Toten (oder Toterklärten; hier handelt es sich hauptsächlich um Probleme (a) der Verteilung oder Vergabe: Wie und nach welchen Kriterien sucht man einen Patienten unter vielen aus, von denen alle eine Transplantation notwendig brauchen? (b) des Zustimmens: Hat ein Spender das Recht, Organe testamentarisch zu hinterlassen, und wenn das der Fall sein sollte, an wen? Ist es notwendig, daß die Hinterbliebenen zustimmen, falls kein Testament vorhanden ist? Schließlich ist noch das Problem anzuführen, zu welchem Zeitpunkt ein Mensch zum Zweck einer Organspende für tot erklärt werden kann (dieses Thema wird hauptsächlich im 7. Kapitel erörtert).

Die ethischen Probleme und Bedenken sind bei den drei Gruppen offensichtlich verschieden. Man muß weiters zwischen ethischen Fragen bezüglich der Ärzte, Krankenhäuser, Gesetzgebung, Gesellschaft und des Individuums unterscheiden und außerdem zwischen den Problemen des Organspendens (wann kann man lebende Menschen als Spender betrachten, unter welchen Umständen kommen Tote oder Toterklärte in Betracht?) und des Organempfanges differenzieren: (a) Wie soll man die Kriterien für Organempfänger von ethischen Standpunkten ableiten? (b) Wie wählt man bei Mangel an Organen die Patienten aus, die Transplantate sofort bzw. später oder überhaupt nicht erhalten sollen?

Gewebe und Organe, die sich selbst erneuern, sind im großen und ganzen ethisch weniger problematisch als solche, die sich nicht selbst erneuern können. Gewöhnlich wird Blut nicht als Gewebe anerkannt (obwohl das falsch ist). Blut anzunehmen ist nur für bestimmte religiöse Gruppen (Zeugen Jehovas) problematisch. Blut zu spenden hingegen ist kaum problematisch, es sei denn, daß der unnötige und immer wieder vorkommende Blutmangel im Krankenhaus ein grundlegendes ethisches Pflicht- und Gemeinschaftsproblem darstellt. Es wäre wegen des minimalen Risikos und den minimalen Schmerzen, die mit dem Blutspenden verbunden sind, vielleicht möglich, eine bedingte, nicht gesetzliche, doch vielleicht sittliche Spenderpflicht für Blut zu vertreten.

Knochenmarkspenden, obwohl Knochenmark sich doch auch selbst erneuert, ist mit etwas mehr Schmerzen und – aufgrund der Narkose – mit Zeitverlust und kleinem Risiko verbunden. Das Hauptproblem liegt bei Knochenmarkspenden durch Kinder (Knochenmark ist nicht so leicht wie Blut zu spenden oder anzunehmen, weil es wegen der Immunabwehr des Körpers immer wieder abgestoßen werden kann): Kinder kommen manchmal als sehr taugliche Spender für Geschwister in Betracht. Haben die Eltern das Recht (und einige würden sogar argumentieren – die Pflicht), das eine Kind durch das andere zu retten? Oder haben Eltern einfach nicht das Recht, einem Eingriff zuzustimmen, der einem Kind nützen, dem anderen Kind aber in keiner Hinsicht helfen, möglicherweise sogar schaden könnte?

Obwohl Leber und Haut sich selbst erneuern, so sind Leber- und Hautspenden (besonders erstere) wegen des nicht zu unterschätzenden Risikos und der nicht belanglosen Schmerzen eine ganz andere Sache. Heutzutage können Teile einer gesunden Leber zum Transplantieren verwendet werden. Die Leber des Spenders erneuert sich von selbst und wird später wieder ganz normal; der Teil der Leber, der gespendet wird, dehnt sich aus und bildet im Empfänger (falls alles gut geht) eine neue Leber. Aber die Operation selbst ist langwierig, mit großem Blutverlust verbunden, schmerzhaft und sogar gefährlich. Darf ein Arzt einen gesunden Menschen – selbst wenn er einwilligt – in solch eine Gefahr bringen, um einen anderen zu retten? Schließlich und endlich sind Spender während sie vom Arzt betreut werden, ebenfalls Patienten! Und für Ärzte gilt als eine der wichtigsten Pflichten, ihren Patienten nicht nutzlosen Schaden zuzufügen. Andererseits muß man das Selbstbestimmungsrecht jedes Menschen respektieren und – wenn möglich – unterstützen, sowie den Nutzen für andere auch gegen die eigenen Nachteile abwägen. Obwohl man offensichtlich einem solchen Spender körperlichen Schaden zufügt, so mag der seelische Nutzen, der ihm das Spenden bringen kann, höchst wichtig sein. Jemanden sterben zu sehen, wäre für diesen Menschen höchstwahrscheinlich psychisch schädlich. Die Werte des Patienten zu respektieren und zu unterstützen, ist ebenfalls Pflicht jedes Arztes: Je größer die Gefahr, desto wichtiger ist es, mit peinlicher Genauigkeit zu erklären und zu überprüfen.

Heutzutage sind Nieren damit gemeint, wenn man von Organen oder Geweben spricht, die sich nicht selbst erneuern, und die von lebenden oder toten Spendern stammen. Nieren sind „paarig", so daß man nicht beide benötigt, um ein normales Leben führen zu können. Mit dem Herzen und anderen Organen (etwa Pankreas) verhält es sich anders, da sie nur einfach vorhanden sind. Die Spende eines Herzens oder anderer unbedingt lebensnotwendiger Organe durch lebende Menschen selbst ist in der Praxis kaum der Diskussion wert. Selbst wenn man persönliche Freiheit besonders hoch einschätzt, würde es für Ärzte fast unmöglich sein, so etwas zu tun: Nach unseren heutigen Normen dürfen Ärzte nicht Menschen opfern (auch nicht, um anderen zu helfen, und auch dann nicht, sollten diese es selbst wünschen). Beachtet man diesen Grundsatz, so wird die Problematik der Lebertransplantation von Gesunden klar, denn wieviel Gefahr darf der Arzt den Gesunden zumuten, um den Kranken zu helfen? Wenn es allein auf die Entscheidung des Spenders ankommen sollte, warum soll man nicht ein gutes Herz von jemandem akzeptieren, der bereit ist, sein Leben zu opfern, vielleicht sogar aus anderen Gründen im Sterben liegt, oder der sogar bereit ist, sich umzubringen? Wenn es aber auf das Maß der Gefahr ankommt, dann erhebt sich die Frage, wieviel Gefahr kann man rechtfertigen? Besteht ein Zusammenhang (fast ein utilitaristischer Kalkül) zwischen der Gefahr für den Spender und dem wahrscheinlichen

Nutzen für den Empfänger? Diese Fragen werden bei dem Thema „Nierenspenden" erläutert werden.

Nierenspenden sind für gewöhnlich das Hauptproblem, das bei dem Thema „Organspenden" fast als Musterbeispiel besprochen wird. Bei lebenden Spendern ist die Niere praktisch das einzige paarige Organ, das heute für Transplantation in Frage kommt. Obwohl auch Lungen paarige Organe sind, würde die Entfernung einer Lunge so gefährlich sein und derartig schwere Folgen nach sich ziehen, daß es keinen Sinn hat, dies überhaupt zu diskutieren. Das Nierenspenden gesunder Menschen für Nierenkranke ist aus einigen Gründen problematisch. Der chirurgische Eingriff, obwohl kurzfristig nicht besonders gefährlich und nur für absehbare Zeit von Schmerzen begleitet, ist doch längerfristig nicht ohne Risiko. Selbst wenn der Spender sich über das Risiko klar ist, so muß der Chirurg einen immerhin Gesunden zum Zweck der Hilfe für einen anderen doch etwas gefährden. Hier verhält es sich ähnlich wie beim Spenden von Teilen der Leber – mit dem Unterschied, daß beim Spenden von Leberteilen die augenblickliche Gefahr viel größer und das eventuelle Risiko viel kleiner ist. Bei beiden aber obliegt es dem Arzt, bei der Aufklärung des Spenders besonders vorsichtig vorzugehen und möglichst sicherzugehen, daß der Spender das Risiko vollkommen versteht und aus wahrhaft freiem Willen (und nicht unter Druck) spenden will. Unter solchen Umständen kann man dreierlei Argumente für das Erlauben des Spendens aufzählen: (1) Das kleinere Unrecht, das der Arzt dem Spender antut, muß gegen das größere Gute, das einem anderen geschieht, abgewogen werden (ein an und für sich nicht ungefährliches Abwägen, denn so ein Argument könnte leicht dahingehend erweitert werden, daß man große Gefahren für einen zuläßt, wenn dadurch viele andere Nutzen ziehen: beispielsweise das Töten eines gesunden armen Menschen, um seine Teile an ein Dutzend Patienten zu verteilen). (2) Ein etwas triftigeres Argument ist, daß man den Willen eines anderen respektieren und auch fördern sollte. Wenn der Spender tatsächlich freiwillig spendet und das Risiko klein ist, so ist die ärztliche Hilfe beim Spenden nicht viel anders, als wenn der Arzt jemandem dazu verhilft, einen etwas gefährlichen Sport zu betreiben, an dem ihm sehr viel liegt. Ärzte haben – schon seit es den Begriff Arzt gibt – es Sportlern ermöglicht, Sport zu betreiben, obwohl Sport immer mit Risiko verbunden war. Und schließlich und endlich liegt dem Spender doch sicherlich viel daran, denn sonst würde er die Gefahr und die Schmerzen kaum freiwillig auf sich nehmen. (3) Man kann weiters argumentieren, daß die Spende auch dem Spender selbst Gewinn und Freude bringt. Nicht nur im Fall, daß der Empfänger ein Verwandter oder ein Freund ist – selbst wenn der Empfänger ein Fremder sein sollte, ist es möglich (und sogar der Literatur zufolge wahrscheinlich), daß der Spender durch die Spende in psychischer Hinsicht profitiert. Altruismus ist nicht nur für den Empfänger, sondern auch für den Spender oft von Nutzen [6, 7, 8].

Gesunde Spender werden in den meisten Weltteilen ohne große Schwierigkeiten als Organspender angenommen. In den Vereinigten

5. Kapitel: Ethische Probleme im Zusammenhang mit Organspenden

Staaten weigern sich die meisten Chirurgen und Spitäler (aus nicht logischen und eigentlich unverständlichen Gründen), Menschen, die nicht blutsverwandt oder angeheiratete Verwandte des Empfängers sind, als Spender zu akzeptieren. Es würde mir also unter diesen Bedingungen erlaubt sein, einem verhaßten Bruder, aber nicht einem geliebten Freund, meine Niere zu spenden. Daß dies Unsinn ist, beweisen nicht nur der gesunde Menschenverstand, sondern auch sorgfältig durchgeführte Studien [1, 8].

In den letzten Jahren ist der Vorschlag gemacht worden, Organe durch den Marktmechanismus zu verteilen und dadurch eine Rationierung solcher Organe fest in der Hand zu haben [9, 10]. Vor vielen Jahren wurde das in den Vereinigten Staaten und auch anderswo mit Blut probiert; weil es aber ethisch problematisch war, und weil es sich aus vielen anderen Gründen nicht bewährt hat, wurde es wieder aufgegeben [11]. Diesen Vorschlag kann man auf eine Weltanschauung zurückführen, die den größten Wert auf unbedingte persönliche Freiheit legt, und für die alle anderen Werte eigentlich keine ethischen Werte sind. Da diese Philosophie für Sozialethik höchst wichtig ist, werde ich sie hauptsächlich im 9. Kapitel besprechen. Die meisten, so hoch sie auch Freiheit schätzen, halten Freiheit für bedingt und haben aus vielen (praktischen wie sittlichen) Gründen schwere Bedenken dagegen, den Verkauf von Organen einzuführen. Leider, allerdings, ist der Verkauf von Organen in vielen „Entwicklungsländern" keineswegs selten [4, 5]. Das Verkaufen ihrer Organe ermöglicht Menschen in Indien, Ägypten und in manchen arabischen Staaten, sich selbst und ihre Familie zu ernähren und ihre Kinder aufzuziehen. Nieren, Leberteile und Knochenmark werden von diesen verarmten und hungernden Menschen verkauft und in erstklassigen Spitälern, in die solche Armen sonst nie kommen könnten, Reichen aus dem Westen (und auch manchmal einheimischen Reichen) transplantiert. In letzter Zeit ist das immer wiederkehrende Gerücht, daß Kinder zu demselben Zweck von den Eltern verkauft werden, zu uns gedrungen. Da es dafür bis jetzt keine festen Beweise gibt (und obwohl ich dieses Gerücht von ziemlich verläßlichen Quellen gehört habe), so halte ich es für nicht erwiesen. Daß so etwas allen sittlichen Normen widerspricht, muß kaum weiter diskutiert werden.

Daß das Verkaufen von Organen unter schwerem Druck geschieht, kann man wohl kaum bezweifeln. Hier von freiwilligen Spenden zu sprechen, ist zynisch: Jemand, der die Wahl hat, sich operieren oder seine Familie verhungern zu lassen, kann sich anständigerweise kaum weigern. Natürlich kann man mit Recht argumentieren, daß das Verbieten solcher Spenden das Leben dieser armen Teufel noch um vieles schlechter machen und ihnen einige ihrer wenigen „Chancen" fürs Leben nehmen würde. Aber es gibt andere Methoden, das Leben der Menschen in der Dritten Welt zu verbessern, als ihnen unter unverschämtem Zwang Organe zu entreißen. So etwas zu erlauben, verbessert das Leben einiger weniger, läßt aber alle anderen weiter verhungern, und unterstützt nur ein ungerechtes Vorgehen, in denen Reiche alles (oder fast alles) kaufen können und Arme einfach dem Wohle der Reichen dienen müssen. Wo man geboren wurde, ob reich oder arm, gesund oder krank, ist (wenn auch manche widersprechen [13]) zum größten Teil ein Zufall, für den wir für gewöhnlich wenig oder nichts können [14].

Wir haben bisher schlicht und einfach von Erwachsenen als Organspendern gesprochen; Nierenspenden von Kindern an Geschwister oder andere Empfänger weisen genau dieselben Schwierigkeiten auf wie Knochenmarkspenden und sind, jedenfalls langfristig, wahrscheinlich für den Spender gefährlicher. Die Fragen hier sind aus vielen Gründen schwierig und müssen im individuellen Fall gut durchdacht werden. Da es ja nicht nur auf das chronologische Alter ankommt, reicht der Begriff „Kind" nicht aus. Um solche Fragen lösen zu können, müssen Fragen wie: „Wie alt ist das Kind?" – „Wie reif (nicht dieselbe Frage) ist das Kind? – „Wie versteht das Kind selbst sein Verhältnis zu dem anderen?" usw. gestellt und beantwortet werden. Ein Kind als Spender ist zwar viel problematischer als ein Erwachsener, aber es ist nicht deswegen als Spender a priori disqualifiziert. Wenn man argumentiert, daß Eltern ihre Kinder nie in Gefahr bringen dürfen, so können sie natürlich nicht bereit sein, ihr Kind als Spender zuzulassen. Aber bei dieser Argumentation stimmt etwas nicht: Wenn man Kinder zum Segeln oder zum Schifahren mitnimmt, wenn man mit Kindern klettert, wenn man erlaubt, daß Kinder Sport betreiben, so setzt man sie dadurch einer gewissen Gefahr – des Vergnügens wegen – aus. Nun ist das Spenden von Nieren oder Knochenmark nicht gerade ein Vergnügen: aber so etwas getan und vielleicht dadurch einer Schwester oder einem Bruder das Leben gerettet zu haben, kann doch für ein Kind – besonders auch später – eine höchst wichtige Genugtuung sein.

Die Frage, ob es ethisch zulässig ist, daß eine Frau mit der Absicht schwanger wird, das Kind als Knochenmarkspender für ein anderes, das Leukämie hat, zu verwenden, ist eine nicht rein theoretische Frage, denn so etwas ist schon einige Male vorgekommen [15]. Manche behaupten, daß dies einfach nicht sittlich erlaubt werden darf, weil man dadurch ein anderes menschliches Wesen einfach als Mittel zum Zweck und nicht als Zweck an und für sich betrachtet. Vertreter der Kantschen Lehre werden sich wahrscheinlich dagegen wehren, ein solches Vorgehen zu billigen. Aber selbst Kant verbietet nicht, andere als Mittel zu verwenden, sondern verbietet lediglich, andere *nur* als Mittel zu verwenden. Eine Frau, die ein Kind hat, um es zu lieben und auch unter anderem, weil sie alle ihre Kinder genug liebt, um ihnen das Leben retten zu wollen, verwendet das Kind im oben beschriebenen Fall teilweise als Mittel – aber kaum ausschließlich. So ein Kind wird auch höchstwahrscheinlich ein um seiner selbst geliebtes und geschätztes Wesen sein. Ein Utilitarist würde von vornherein wahrscheinlich nichts besonders Arges an so einer Einstellung sehen. Um sich ein Urteil bilden zu können, muß man mit den genauen Tatsachen eines bestimmten Falles vertraut sein.

Organspenden von Toterklärten bringen ebenfalls ethische Probleme mit sich – das erste Problem ist das Toterklären selbst: Kann man nur vollkommen Tote als Spender nehmen oder genügt Hirntod (oder sogar, wie viele von uns argumentieren würden, der apallische Zustand)? Vor langer Zeit hat Hans Jonas bereits davor gewarnt, die Definition und Festlegung des Todes grundlegend zu verändern, nur um Organe entnehmen zu können. Damals schrieb er, daß es besser wäre, die schwierige Frage: „Wann ist man nicht mehr sittlich verpflichtet, ein Leben, das noch sichtlich ein Leben ist, künstlich zu unterstützen?" offen zu diskutieren, anstatt zu versuchen, den Tod zum Zwecke der Organentnahme neu zu definieren [16]. Weil diese Frage viel mehr als nur mit Organspenden zu tun hat, werde ich diese im 7. Kapitel im Zusammenhang mit dem Problem des Lebensendes besprechen.

Lassen wir diese heikle Frage beiseite. Angenommen, wir haben uns auf die Sittlichkeit, unter gewissen Umständen Organe zu spenden, geeinigt, so bleibt doch die Frage, wer (oder ob überhaupt irgend jemand) zu einer solchen Spende einwilligen muß. Es gibt drei mögliche Methoden, um Organe und Gewebe von denen, die als tot erklärt worden sind, „ernten" zu können: (1) Jeder Geeignete wird, ohne lang um Zustimmung zu fragen, als Spender verwendet; (2) zu spenden oder nicht zu spenden ist das private Recht jedes Menschen. Es wird angenommen, daß eine solche Spende abgelehnt werden wird, und nur wenn jemand selbst (oder nach dem Tod seine Familie) eingewilligt hat, können seine Körperteile zum Spenden verwendet werden: Spenden ist also ungewöhnlich; (3) Zu spenden oder nicht zu spenden ist zwar das Recht jedes Menschen, aber es wird angenommen, daß gespendet werden wird. Nur wenn jemand selbst (oder wenn die Familie) zu spenden ablehnt, werden keine Organe entfernt: Spenden wird als „normal" betrachtet.

Jeden (ob er es will oder nicht) als Spender zu verwenden – genauso wie jemanden nach seinem Tod zu beerdigen (oder zu verbrennen) – würde den Organmangel, wenn auch nicht abschaffen, so doch beträchtlich vermindern. Solch eine Vorgangsweise würde sich aber schlecht mit unseren heutigen westlichen ethischen Begriffen vereinbaren lassen. Jeden (ob er es wollte oder nicht) als Organspender zu betrachten, ist in unserer heutigen individualistisch ausgerichteten und auf ihre Rechte bedachten Gesellschaft schwer möglich. Es hätte den entschiedenen Vorteil, daß der Organmangel weniger ausgeprägt wäre; aber es hätte den großen Nachteil, zwingend in das Privatleben und die Ansichten anderer einzudringen. In ethischer Hinsicht ist eine solche Vorgangsweise zumindest heutzutage problematisch und, praktisch gesehen, unmöglich. Eine Variante, die zwischen dem völlig freiwilligen und dem erzwungenen Spenden steht, ist der Vorschlag, daß Menschen sich bis zu einem gewissen Alter für oder gegen das Spenden entscheiden müssen. Sie haben zwar das Recht, nicht zu spenden; aber diejenigen, die nicht dazu bereit sind, verwirken dadurch ihr Recht, selbst Organempfänger zu werden [17]. Jeder Bürger, der die Spende ablehnt, besitzt einen Ausweis, und ohne diesen wird angenommen, daß gespendet werden wird. Solch eine Vorgangsweise ist auch bei Blut denkbar, das immer dringend gebraucht wird, und von dem oft nicht genug im Spital vorhanden ist. Obwohl so etwas vorstellbar ist und auch ethisch verteidigt werden kann (schließlich und endlich kann ich schwer ein Recht fordern, das ich nicht selbst bereit bin, anzuerkennen), ist so eine Vorgangsweise heutzutage nirgends üblich.

In verschiedenen Weltteilen gibt es verschiedene Gesetze, die sich mit Organspenden befassen. In manchen wird vorausgesetzt, daß gespendet werden wird, und daher tritt man an die Familie mit dieser Erwartung heran. Die Familie kann sich zwar weigern, aber immerhin ist eine Weigerung und nicht eine Zustimmung notwendig. Patienten vor ihrem Tod (oder die Familie, nachdem der Patient als tot erklärt worden ist) müssen unterzeichnen, daß sie sich weigern, die Organe ihres Verwandten zu spenden. In anderen Ländern wird das Gegenteil angenommen: Familien (oder Patienten vor ihrem Unfall oder vor ihrer Krankheit) müssen den Entschluß zu spenden treffen und dann ihr schriftliches Einverständnis zum Spenden erklären. In manchen Staaten kann diese Einwilligung beispielsweise in einem Patiententestament oder im Führerschein vermerkt werden. Beide Vorgangsweisen erlauben Menschen die Freiheit, ihre eigenen Entscheidungen zu treffen, stützen sich aber auf unterschiedliche Weltanschauungen [1]. Im ersten Fall erwartet man, daß die meisten Menschen ihren Mitmenschen helfen wollen: Die Wohltätigkeitspflicht ist schwerwiegend und in manchen Fällen sogar bestimmend. Im zweiten Fall haben Freiheit und Autonomie einen viel höheren Wert als Wohltätigkeitspflichten (siehe das 9. Kapitel).

In praktischer und psychologischer Hinsicht wird man viel mehr Organspenden im ersten als im zweiten Fall erzielen. Wenn es die Norm darstellt „zu spenden", und wenn „nicht zu spenden" zwar möglich ist, aber den Normen widerspricht, so ist es wahrscheinlicher, daß Menschen in schwierigen, traurigen und unerwarteten Situationen sich den Normen anpassen, als daß sie sich diesen widersetzen. Welche dieser zwei Vorgangsweisen eine Gesellschaft als gesetzlich verankertes Instrument für Organspenden schließlich und endlich wählen wird, kommt auf die Weltanschauung jeder einzelnen Gesellschaft an.

Organe oder Gewebe von Fötussen für Transplantationen zu verwenden, ist zu einem ethischen Problem geworden, seit es möglich ist, Krankheiten dadurch zu behandeln (z.B. Parkinsonsche Krankheit). Es scheint außerdem wahrscheinlich, daß die Nützlichkeit in absehbarer Zeit noch viel größer werden könnte, da Gewebe von Fötussen nicht dieselben immunologischen Schwierigkeiten beim Transplantieren wie Gewebe von älteren Individuen mit sich bringen. Die Frage fängt bereits mit dem experimentellen Vorgehen an: Ist es ethisch zulässig, an und mit Fötussen Versuche zu machen?

Die Frage hängt zum Teil von der Einstellung ab, die man zur Abtreibungsfrage hat (siehe das 8. Kapitel) – wenn man keine ethischen Bedenken bei Abtreibungen überhaupt bzw. in einem gewissen Schwangerschaftsstadium hat, so sollte man logischerweise auch nichts gegen Versuche oder Behandlungen einwenden, zu denen Fötusse (jedenfalls bis zu einem bestimmten Alter) verwendet werden. Ist man gegen alle oder fast alle Abtreibungen eingestellt, so kann man konsequenterweise dennoch zwei weitere Standpunkte vertreten. Man könnte einerseits argumentieren, daß Abtreibungen moralisch verwerfliche Handlungsweisen seien, und daß man nicht das Produkt solcher Handlungen nutzbringend verwerten darf. Andererseits könnte man argumentieren, daß man, obwohl Abtreibungen verwerflich sind, wenigstens das Produkt solcher an und für sich abzulehnender Vorgangsweisen für irgendeinen guten Zweck nutzen sollte. Die Problemstellung ist nicht unähnlich der Frage: „Was macht man mit den Resultaten, die sich aus moralisch verwerflichen Experimenten ergeben haben – z.B. mit den Ergebnissen aus den Versuchen in Konzentrationslagern oder aus dem Tuskeegee-Versuch in den Vereinigten Staaten?"

Menschen, die prinzipiell gegen Abtreibungen und auch gegen therapeutische oder experimentelle Verwertung sind, führen meist an, daß die Zahl der Abtreibungen, wenn man Fötusse verwendet, größer sein wird, weil Frauen entweder absichtlich schwanger werden, um Fötusse zu spenden, oder daß Frauen eher abtreiben lassen würden, weil sich dadurch etwas Positives ergeben würde. Solch ein Argument wäre utilitaristisch. Utilitaristen könnten aber auch das Gegenteil behaupten. Durch das Verwerten von Fötussen kommt mehr Gutes für mehr Menschen zustande, als Schlechtes geschehen ist. Wenn man auf dem absoluten Wert des menschlichen Wesens (selbst in seiner noch nicht geborenen Form) besteht und den Standpunkt vertritt, daß man nie solch ein Wesen nur als Mittel verwenden darf, kann man daraus ableiten, daß so etwas nicht erlaubt werden darf, da der Fötus rein als Mittel verwendet worden ist. Ob dabei Gutes entstehe, wäre eine gleichgültige Sache: Ethische Bewertung hängt nicht von den Konsequenzen ab. Dieses Argument wird allerdings abgeschwächt, wenn man den sittlichen Wert des noch nicht entwickelten („aktualisierten") und geborenen menschlichen Wesens jedenfalls bis zu einem gewissen Stadium geringer schätzt als den Wert des bereits geborenen („aktualisierten") Menschen.

Da Abtreibung unter gewissen Umständen in den meisten Ländern gesetzlich erlaubt ist, ist es schwer, gegen die Verwertung von abgetriebenen Fötussen vom rein gesetzlichen Standpunkt logisch zu argumentieren. Es ist zwar gut möglich, die Verwertung aus ethischen Gründen abzulehnen; aber es ist schwierig – außer man stellt auch die Abtreibung außerhalb der Gesetze – dies in einem allgemein gültigen Gesetz auszudrücken: besonders da durch so ein Verbot eine immer größere Anzahl von Leuten nicht behandelbar sein würde. Genau wie die Abtreibung selbst, scheint dies eine Gewissensfrage für das individuelle Gewissen jedes einzelnen zu sein. In praktischer Hinsicht ist es daher vielleicht wichtig, Richtlinien für erlaubbare und nicht erlaubbare Verwertung zu besprechen. Um die Furcht auszuräumen, daß Frauen absichtlich schwanger werden könnten, nur um Fötusse für Transplantationszwecke zu „erzeugen", wie auch aus vielen anderen Gründen, wäre es wichtig, das Verkaufen von Fötussen zu verbieten.

Organe von anenzephalischen Neugeborenen sind in den letzten Jahren – besonders zur Herztransplantation – für andere Neugeborene verwendet worden. Anenzephalie ist ein Zustand, der immer zum baldigen Tod führt. Solche Neugeborenen haben zwar anfangs noch einen funktionierenden Hirnstamm, aber kein Großhirn. Sie können also mit apallischen Patienten verglichen werden (für eine medizinische Erklärung dieser Fragen siehe das 7. Kapitel). Nach einigen Tagen hört auch die Funktion des Hirnstamms auf, so daß ein solches Kind, falls man es „am Leben" erhalten will, auf künstliche Beatmung und künstliche Ernährung angewiesen ist. Und selbst dann sterben solche Säuglinge aus nicht ausreichend erklärbaren Gründen bald.

Vom rein medizintechnischen Standpunkt aus haben die Organe anenzephalischer Kinder große theoretische Vorteile, weil das bei Neugeborenen noch nicht ausgeprägte Immunsystem bewirkt, daß die Abstoßung unterdrückt wird. Es gibt zwei Argumente dagegen, Organe von solchen Neugeborenen zu verwenden: (1) Man kann absolut dagegen sein, solche Kinder als Spender zu verwenden, selbst wenn die Eltern nicht nur einwilligen, sondern sich auch darum bewerben. (2) Selbst wenn man das Verwenden solcher Kinder als Organspender nicht sittlich fragwürdig findet, gibt es noch ein anderes ethisches Problem: Wenn man wartet, bis ein anenzephalisches Kind tot ist, so können die Organe nur schlecht (und das Herz überhaupt nicht) verwendet werden. Daher werden solche Kinder solange, bis der Tod des ganzen Gehirns festgestellt werden kann (was übrigens bei Säuglingen höchst schwer ist), mittels Respirator behandelt: ein Vorgang, der ihr Sterben verzögern kann. Das zweite Argument gegen das Verwenden solcher Organe stützt sich auf diese Tatsache und führt an, daß dadurch ein noch lebender Mensch zum Objekt degradiert werde [18].

Das Problem der Verwendung von Organen von anenzephalischen Neugeborenen ist nicht an und für sich besonders wichtig, aber die Argumente dafür und dagegen sind als „Typus" einer gewissen Haltung von Bedeutung. Das erste Argument stützt sich darauf, daß Kinder (1) mit Respekt behandelt werden müssen, und daß man sie nicht einfach als Nutzobjekte verwenden darf; (2) nicht selbst einwilligen können, und daß Eltern nicht berechtigt sind, etwas zuzulassen, das dem Kind keinen Nutzen bringt; und (3) für die Gesellschaft einen zu respektierenden symbolischen Wert besitzen, der durch eine solche Vorgangsweise verletzt werden könnte [19]: Das Herz der härtesten Menschen werde durch ein Kind weicher oder sollte jedenfalls erweicht werden [20].

Die Argumente, die sich darauf stützen, daß es Neugeborene (oder Säuglinge) sind, um die es sich hier handelt, und die keine Unterscheidung zwischen Säuglingen und an Anenzephalie leidenden Säuglingen treffen, unterliegen einem Kategorienfehler: Sie „werfen" sozusagen Neugeborene und „anenzephalische" Neugeborene „in einen Topf": Aber es ist weder sittlich noch realistisch gesehen verfechtbar, keinen Unterschied zwischen diesen beiden ganz verschiedenen Gruppen von Neugeborenen zu machen. Das anenzephalische Kind (obwohl es einen rudimentären Hirnstamm hat) besitzt kein Großhirn, und da das Gehirn eines Säuglings viel weniger differenziert als das eines älteren Kindes ist, so gibt es keine Anhaltspunkte dafür, daß so ein Kind denken oder leiden kann. Wir wissen, daß das Gehirn selbst normaler Säuglinge (obwohl sie zweifellos Schmerzen fühlen können) noch viel weniger ausgebildet ist, als es später sein wird, so daß beispielsweise ein Säugling sich noch als integraler Teil seiner Umwelt und nicht als Individuum fühlt. Ein anenzephalisches Neugeborenes ist also nicht mit einem normalen Säugling, sondern mit einem apallischen Menschen (siehe das 7. Kapitel) vergleichbar. Solch ein Neugeborenes hat demnach also hauptsächlich materiellen sowie symbolischen Sekundärwert (siehe das 2. Kapitel), was bei einem nicht anenzephalischen (selbst einem schwer behinderten) Neugeborenen nicht der Fall ist. Und obwohl man solche Wesen oder „Objekte" (denn es sind keine Subjekte und können es auch nie werden) vom sittlichen Standpunkt auch nicht einfach als Nutzobjekte verwenden darf, so ist doch die Hauptseite des Arguments der materielle Wert (die Organe, das Verwenden von „Ressourcen") sowie der symbolische (für die Eltern und die Gemeinschaft). Der Respekt, den man erweisen muß, ist also nicht derselbe, der einem nicht anenzephalischen Neugeborenen klarerweise zusteht. Sogar in Kantscher Sprache wäre Respekt dieser Art schwer zu verteidigen: Obwohl kein Säugling ein autonomes und „sich selbst gesetzgebendes" Wesen ist, so muß man es doch respektieren, weil es sich dazu entwickeln kann und wird. Anders ausgedrückt heißt dies: ein Säugling kann zwar wahrscheinlich nicht in unserem Sinne leiden, aber er kann doch sicherlich Schmerz fühlen. Aber ein anenzephalisches Kind ist kein fühlendes und schon gar nicht ein denkendes Wesen und wird sich auch nie zu einem solchen entwickeln.

Das dritte Argument stützt sich auf den „symbolischen Wert" solch eines Kindes, den man nicht durch eine oben erwähnte Spende zunichte machen darf [20]. Aber hinter solch einem Argument stecken schwerwiegende Vorurteile. Kann die Frage der Eltern oder der Umwelt: „Wessen symbolischer Wert ist hier wichtig?" nur mit diesem Symbolismus konfrontiert werden? Die Frage des Symbolismus ist nicht leicht zu beantworten: Erst einmal muß man sich klar sein, was man damit meint. Ein Symbol ist ein Epiphänomen einer realen Tatsache: Es „steht für etwas, das existiert oder existiert hat" [1]. Flaggen, religiöse Symbole; die Brieftasche, die mir mein Jugendfreund vor langer Zeit geschenkt hat; alle haben Symbolwert, weil sie etwas, das existiert oder existiert hat, für ein anderes Wesen darstellen: und ein Symbol bleibt nur solange ein solches, als es von irgend jemandem anerkannt und geschätzt wird. Normalerweise ist die Realität für uns wichtiger als das Symbol: Wir respektieren das Land mehr als die Flagge; die Religion mehr als das Kreuz oder den Davidstern; unseren Freund mehr als die Brieftasche, die er uns gegeben hat. Sobald wir das Symbol mehr als die Realität selbst schätzen, begeben wir uns in einen hoffnungslosen Sentimentalismus, der tatsächlich die Grundlage des Symbols zerstören kann [21]. In der

Ethik kann das ein Problem werden: Kinder aus Rücksicht auf den hohen Symbolwert sterben zu lassen, ist eine gefährliche Art der Sentimentalität. Das Argument, das dagegen spricht, solche anenzephalischen Kinder als Spender zu verwenden, behauptet unter anderem, Menschlichkeit verbiete dies einfach bei einem Kind. Aber was ist „Menschlichkeit?": Man würde meinen, daß Menschlichkeit hieße, lieber ein Kind zu retten, als es aus Sentimentalität sterben zu lassen! Ein fühlendes Wesen, das man retten könnte, sterben zu lassen, nur um einen symbolischen Wert zum Ausdruck zu bringen, scheint eine merkwürdige Art und Weise zu sein, Menschlichkeit auszudrücken.

Ein Kind durch künstliche Beatmung zu behandeln, nur um seine Organe letztlich entnehmen zu können (ohne Respirator würde ein solches Kind früher sterben, aber die Organe wären dann nicht mehr verwendbar) ist problematischer. Falls man den Beweis erbringt, daß dieses Kind leiden oder Schmerzen empfinden kann, und daß Leiden oder Schmerzen damit länger dauern würden, wäre es ethisch unmöglich, dieses Verfahren zuzulassen. Heutzutage spricht aber nichts dafür – sondern wissenschaftlich gesehen spricht alles dagegen –, daß anenzephalische Kinder (also Kinder, die nur einen Hirnstamm haben) leiden oder sogar nur Schmerzen empfinden. Obwohl fraglos das Sterben solch eines Kindes durch künstliche Beatmung etwas hinausgezögert wird, so sind die Hauptleidtragenden die Eltern und übrigen Angehörigen. Das ist nicht anders als bei hirntoten Menschen, die man noch einige Stunden durch einen Respirator und Medikamente „am Leben" hält, um die Organe dann verwenden zu können. Viele Eltern finden trotz ihres Leidens viel Trost darin, daß einem anderen Kind geholfen werden konnte, und daß auf diese Weise wenigstens etwas Gutes aus einem für sie als Katastrophe empfundenen Geschehen erwachsen ist. Zu behaupten, daß Eltern, die so etwas tun wollen, „Unmenschen" oder nicht fühlende Menschen seien, nur weil sie nicht dieselbe Sentimentalität wie andere besitzen, die sich darüber aufregen, scheint mir eine gefühllose Behauptung zu sein. Nur wenn man beweisen könnte, daß solch ein Kind leidensfähig wäre (nicht wenn man beweisen kann, daß es nicht leidet, denn ein negativer Satz ist nie beweisbar), würde man gerechtfertigterweise den Eltern das Recht der Zustimmung absprechen können.

Es ist zu hoffen, daß Kinder für die Gesellschaft einen hohen (realen und symbolischen) Wert haben. Schließlich und endlich sind unsere Kinder ja unsere Zukunft. Leider kann man zu einer Zeit, in der hungrige, heimatlose, obdachlose und verwahrloste Kinder einfach hingenommen werden, kaum mit gutem Gewissen davon sprechen. Zu behaupten, daß der symbolische Wert eines anenzephalischen Kindes für die Gesellschaft hoch sein sollte, gleichzeitig aber darüber hinwegzusehen, wie normale Kinder behandelt werden, bedeutet wiederum eine höhere Wertschätzung des Symbols im Vergleich zu den Tatsachen. Eine Gesellschaft, die die Verwahrlosung normaler Kinder duldet, wird kaum durch das Verwenden von Organen anenzephalischer Neugeburten den Symbolwert des Kindes herabwürdigen. Vielmehr wäre es möglich, daß solche Spenden, um ein anderes Kind zu retten, einen höheren Symbolwert fördern würden.

Das vielleicht größte und fast nie erwähnte Problem betrifft aber nicht in erster Linie den Spender, sondern den Empfänger. Bis jetzt sind Transplantationen dieser Art lediglich Versuche: Es gibt nicht genügend Erfahrungen, um eine genaue Prognose für den Empfänger zu kennen. Man weiß, daß der jeweilige Empfänger mit verschiedenen, die Abstoßreaktionen des Immunsystems unterdrückenden Medikamenten behandelt werden muß, hat aber weder Kenntnis davon, wie lange solch ein transplantiertes Organ erhaltbar ist, noch was die Folgen der Unterdrückung der Abstoßreaktion des Immunsystems bei einem Säugling sein werden. Genaugenommen sprechen wir also von einem Experiment und nicht von einer Behandlung (siehe das 4. Kapitel).

Die sittlichen Probleme der Organspende werden sich im Zuge des technischen Fortschritts immer anders gestalten. Es könnte schließlich und endlich wirklich gelingen, Organe in Gewebekulturen zu züchten. Viele der jetzigen Probleme würden dann wegfallen: Ein sittliches Problem wäre damit eindeutig durch ein technisches gelöst; aber dies wird dann zwangsläufig auch andere sittliche Fragen mit sich bringen.

Literaturangaben

1. Loewy EH: Textbook of Medical Ethics. New York, NY: Plenum Publishers; 1989.
2. Joughin JL: Blood Transfer in 1492. Journal American Medical Association 1914; 62: 553–554.
3. Garrison FH: An Introduction to the History of Medicine. Philadelphia, PA: WB Saunders 1929.
4. Singer C, Underwood EA: A Short History of Medicine. New York, NY: Oxford University Press; 1962.
5. Ramsey P: Patient as Person. New Haven, CT: Yale University Press; 1970.
6. Fellner CH: Organ Donation: For Whose Sake? Annals Internal Medicine 1973; 79(4): 589–592.
7. Fellner CH, Schwatz SH: Altruism in Disrepute. New England Journal Medicine 1971; 284(11): 582–585.
8. Sadler HH, Davison L, Carroll C, et al: The Living Genetically Unrelated Donor. Seminar in Psychology 1971; 3: 86–101.
9. Bermel J: Organs for Sale: From Market Place to Jungle. Hastings Center Report 1986; 16(1): 3–4.
10. Manga P: A Communal Market-Place for Organs: Why Not? Bioethics 1987; 1(4): 321–338.
11. Titmus RM: The Gift Relationship: From Human Blood to Social Policy. New York, NY: Vintage Books; 1972.
12. Chandra P: Kidneys for Sale. World Press Review v. 38, Feb. '91, p. 53.
13. Engelhardt HT: Health Care Allocation: Response to the Unjust, the Unfortunate and the Undesirable. In: Justice in Health Care. (EE Shelp, Ed), pp. 121–138. Dordrecht, the Netherlands: D. Reidel.

14. Loewy EH: Communities, Self-Causition and the Natural Lottery. Social Science 26(11): 1133–1139.
15. Jecker NS: Conceiving a Child to Save a Child: Reproductive and Filial Ethics. Journal Clinical Ethics 1990; 1(2): 99–103.
16. Jonas H: Gehirntod und menschliche Organbank: Zur pragmatischen Umdefinierung des Todes. In: Jonas H: Technik, Medizin und Ethik. Frankfurt aM, Deutschland: Suhrkamp Verlag 1985.
17. Loewy EH: Of Communitiy, Organs and Obligations: Routine Salvage with a Twist. Theoretical Medicine 1995; 16(2): in print.
18. Botkin JR: Anencephalic infants as organ donors. Pediatrics 1988; 82(2): 250–256.
19. Loewy EH: Of Sentiment, Caring and Anencephaly: A Response to Sytsma. Theoretical Medicine 1995; 16(2): in print.
20. Sytsma C: Anencephalics as Organ Sources. Theoretical Medicine 1995; 16(2): in print.
21. Feinberg J: The Mistreatment of Dead Bodies. Hastings Center Report 1985; 15(1): 31–37.

6. Kapitel: Der Begriff der Hoffnungslosigkeit und das Problem des Zwecklosen

In diesem Kapitel, das im Zusammenhang mit Problemen am Ende des Lebens gesehen werden muß, will ich über den Begriff des „Zwecklosen", „Nutzlosen" oder der „Hoffnungslosigkeit" in der Medizin sprechen. Oft meinen Ärzte, Krankenschwestern und andere Mitarbeiter im Krankenhaus, wie auch Verwandte schwerkranker Patienten, wenn sie sich überlegen, was man machen sollte: noch irgend etwas zu tun, sei „doch zwecklos". Auch hört man oft, wenn „Ressourcenfragen" diskutiert werden, daß man zuviel Geld verschwendet (das man anderweitig besser verwenden könnte), indem man viele an und für sich zwecklose Dinge tut.

Das ganze Thema des Zweck- und Nutzlosen wird heutzutage in der Medizinethik viel besprochen. Es ist im Krankenhaus (außer man findet den Patienten tot im Bett vor) fast immer der Fall, daß man noch irgend etwas tun könnte, um das Leben des Patienten für ein paar Minuten, ein paar Stunden oder ein paar Tage zu verlängern. Patienten sterben nur selten deshalb, weil sie gerade zu diesem Zeitpunkt sterben müssen, sondern weil, bewußt oder nicht, Mediziner sich entschlossen haben, nichts mehr zu tun. Irgendwann ist der Entschluß, daß genug unternommen worden sei, gefällt worden. Irgendwann, bewußt oder nicht, haben sich die Behandelnden dazu entschlossen, daß mehr zu tun „nutzlos" oder „zwecklos" wäre [1]. Um solch eine Entscheidung ehrlich treffen zu können, muß man sich aber nicht nur klar sein, was nutzlos oder zwecklos bedeutet, sondern auch, was unter gegebenen Umständen „Zweck" oder „Nutzen" eigentlich heißen würde.

Die meisten werden darin übereinstimmen, daß „zweckloses Handeln" (Handeln, das keinem Zweck dienen kann) Unsinn ist. Aber was genau als „zwecklos" bzw. als „nutzlos" gilt oder eingeschätzt werden soll (und wie und wer das bestimmen sollte), ist keineswegs klar. Oft hört man die Klage, daß in der Medizin Behandlungen und Eingriffe unternommen werden, die eigentlich die meisten für nutzlos halten. Teils stammt dieses „zwecklose Tun" von einem in der Medizin ausgeprägten Reflex, der augenblicklich ins Tun „überträgt", was man tun kann, ohne darüber nachzudenken, ob man es auch tun soll. Der Zweck wird in dem Drang nach dem Tun leider vergessen. Man behandelt etwa Lungenentzündung bei einem hoffnungslos komatösen Menschen, weil man es eben *kann*, nicht weil man überlegt hat, ob man das wirklich tun *soll*; oft auch geschieht dies, weil man nicht bedacht hat, was in der Medizin „zwecklos zu handeln" heißt.

Wenn man sagt, daß ein bestimmtes Handeln nutz- oder zwecklos sei, so muß man einen gewissen Zweck, den dieses Handeln erfüllen könnte, im Auge haben. Ein gewisses Handeln mag wohl dazu geeignet sein, einen bestimmten Zweck zu erreichen, aber für einen anderen nutzlos sein. Wenn ich Zucker in meinen Tee gebe, um ihn zu süßen, so dient das dem Zweck des Süßens; wenn ich Zucker in meinen Tee gebe, weil ich mich dadurch umbringen will, so wird es dem Zweck, Selbstmord zu begehen, nicht dienen und wird daher „nutzlos ", sein. Einem Patienten Antibiotika zu geben, um eine Lungenentzündung zu heilen, hat Sinn; dem Patienten allerdings Antibiotika bei einem Schnupfen zu verschreiben, ist (jedenfalls, um den Schnupfen zu heilen) nutzlos. Es sind nicht die Antibiotika (oder der Zucker), die an und für sich sinnvoll oder zwecklos sind: Ob etwas nutzlos oder sinnvoll ist, kommt auf den Zweck an, den es erfüllen soll. Diese eigentlich selbstverständliche Tatsache wird leider in der Diskussion oft vergessen.

Man muß sich also, um die Frage des „Zwecklos-Seins" beantworten zu können, erst über die Zwecke der Medizin klarwerden. Im individuellen Fall hat man dann diese Ziele den Zwecken eines bestimmten Falles anzupassen. Was sind diese Zwecke, denen die Medizin dient oder dienen sollte? Vom historischen Standpunkt betrachtet, hat die Medizin immer schon die Aufgabe gehabt, Schmerzen zu lindern und der Natur beim Heilen zu helfen. Im Altertum (und wie wir bereits erwähnt haben, bis ins Mittelalter) wurde das Behandeln von hoffnungslos Kranken (von Menschen, die von ihrer Krankheit „überwältigt sind") nicht nur für sinnlos, sondern für ethisch nicht zulässig gehalten [2]. Im Zusammenhang mit dem Fortschreiten der technischen Fähigkeiten der Medizin ist seither das unbedachte Behandeln fast oder ganz hoffnungslos Kranker, nur um ihr Leben zu verlängern (oder ihr Sterben hinauszuzögern), oft zu einer Routine der Medizin geworden. Im allgemeinen bezeichnen Ärzte heutzutage als Hauptaufgaben der Medizin, Krankheit zu heilen, Leben zu verlängern und Schmerzen zu lindern. Aber die Medizin hat ja noch viele andere anerkannte Aufgaben: Plastische Chirurgie, um meine Nase schöner zu machen (obwohl vielleicht nicht sehr schön, so ist doch meine Nase kaum für mich schmerzhaft oder eine „Krankheit"!); zum Zweck der Geburtenbeschränkung Medikamente zu verschreiben oder Eingriffe zu unternehmen (Schwangerschaft ist keine Krankheit); als Arzt in der Industrie, in der Armee oder für Versicherungsgesellschaften angestellt zu sein, usw. Die Ziele und Zwecke der Medizin haben sich unter dem Druck sozialer Veränderungen qualitativ gewandelt und quantitativ vervielfacht und der Stellenwert, den die Medizin in einer bestimmten Kultur einnimmt, muß sich immer sozialen Umständen anpassen und kann nicht von Medizinern allein bestimmt oder definiert werden [3].

Wenn man vom „Zwecklosen" spricht, muß man sich über den Sinn des „Hoffnungslosen" klar werden. Dieses Hoffnungslose birgt in sich den Begriff des „Sicher-Seins": Etwas als hoffnungslos anzusehen, heißt,

6. Kapitel: Der Begriff der Hoffnungslosigkeit und das Problem des Zwecklosen

daß man sicher ist, daß da nichts mehr „zu machen" ist. Was aber bedeutet „sich sicher zu sein" bzw. „zu machen"? Die Frage: „Sind Sie sich da ganz sicher?" ist gerechtfertigt und oft gestellt. Es ist in menschlichem Verhalten und Tun nie möglich, vollkommen sicher zu sein (also 100%ig die Möglichkeit auszuschließen, unrecht zu haben). Das kann man weder im technischen noch im sittlichen Teil der Medizin verlangen. Wenn der Arzt dem an einer Streptokokkeninfektion erkrankten Patienten eine Penizillinspritze verabreicht, so ist das zwar die richtige Behandlung, aber der Arzt kann sich nicht völlig sicher sein (sogar, wenn er vorher gefragt hat), daß der Patient nicht plötzlich einer anaphylaktischen Reaktion zum Opfer fallen und sterben werde. Ärzte haben aber genug Erfahrung, um zu wissen, daß so etwas höchst unwahrscheinlich eintritt, und daß sie zwar vorsichtig sein müssen, aber selbst wenn sie nicht vollkommen sicher sein können, doch recht haben, dem Patienten Penicillin zu geben. Man kann nie etwas mit hundertprozentiger Sicherheit wissen. Aber da man doch handeln muß (und nicht zu handeln ist ebenfalls als Handlung zu betrachten), ergeben sich – obwohl man immer vorsichtig zu sein hat – eigentlich nur zwei Handlungsmöglichkeiten: Man kann entweder sein Handeln auf das Wahrscheinliche oder auf das Unwahrscheinliche ausrichten. Wenn man beispielsweise weiß, daß es noch nie bei einer gewissen Krankheit (oder einer auftretenden Komplikation) Heilung gegeben hat, so kann man behaupten, daß es hier „hoffnungslos" ist, Heilungsversuche zu unternehmen und daß daher der Versuch zu heilen „nutzlos" ist. Allerdings wäre es nicht nutzlos, Experimente zu machen: Hier ist der Zweck nicht das Heilen, sondern das Forschen; nicht der individuelle Patient selbst, sondern der Versuch (siehe das 4. Kapitel).

Weder im täglichen Leben, noch in der Medizin, noch in der Ethik können wir objektiv gesehen, „völlig sicher" sein. Aber da wir handeln müssen (nicht zu handeln mit eingeschlossen), und da wir unser Handeln auch nach etwas richten müssen, so ist es eben im täglichen Leben sowie in der Medizin und in der Ethik notwendig, das Wahrscheinlichste anzunehmen und danach zu handeln. Klarerweise gilt: je wichtiger der Entschluß, desto sicherer muß man sich sein. Man muß also – obwohl man nie absolut sicher sein kann – die bestmöglichen medizinischen Tatsachen und Fakten klar vor sich haben, um dann mit der größtmöglichen Wahrscheinlichkeit handeln zu können.

Ich werde nun in diesem wie in allen weiteren Kapiteln annehmen, daß man sich nie vollkommen sicher sein kann, aber daß man verpflichtet ist, sich die bestmöglichen medizinischen Kenntnisse zu erwerben: D.h. man muß die relevante Literatur beherrschen und die von Experten in dem kritischen Bereich gesammelten Tatsachen erwogen haben (z.B. wenn der Patient hoffnungslos am apallischen Syndrom erkrankt ist, so muß das ein Neurologe feststellen, um „so sicher wie möglich" zu sein); und er muß die einschlägige Literatur gut kennen. Ethisch zu handeln heißt zu allererst kompetent zu handeln: Gutes sittliches Handeln muß unvermeidlich mit guten Tatsachen anfangen. In der Allgemeinliteratur der Medizin werden jetzt Versuche unternommen, diese technischen Fragen zu beantworten. Da gibt es z.B. die sogenannten „APACHE"-Studien (oder „PRISM" bei Kindern), die gewisse technische Tatsachen untersuchen, um eine genaue Prognose geben zu können [4–6]. Und da stellt sich heraus, daß Patienten, bei denen verschiedene Symptome und Laborbefunde vorhanden sind (sagen wir das Versagen dreier verschiedener Organsysteme bei einem Patienten in einem gewissen Alter), keine Überlebenschancen haben. Diese Art von Daten sind natürlich für solche Erwägungen sehr wichtig. Trotzdem ist diese Frage des „Sich-Sicher-Seins" keineswegs nur eine „medizinwissenschaftliche". Die Festlegung dessen, was statistisch als „erwiesen" angenommen wird (wie schon das Akzeptieren von Statistik selbst) ist gesellschaftlich und sozial bedingt: Es war nicht immer so und ist auch nicht unabänderlich und für alle Zeiten gültig.

Ethisch gesehen sind nicht nur die Fragen wichtig, die von den Zielsetzungen der Medizin abhängen, sondern auch Fragen, die mit ärztlichen Handlungspflichten bei hoffnungslosen Situationen zu tun haben. Wozu sind Ärzte verpflichtet, wenn eine Situation hoffnungslos ist? Ist zweckloses Handeln, ethisch (1) erlaubbar; (2) nicht anzuraten; oder sogar (3) verwerflich? Wenn eine Behandlung nicht wirksam sein sollte, muß der Arzt, um diese abzubrechen, erst die Einwilligung des Patienten oder der Familie haben? (Angenommen die Durchführung einer Dialyse oder Wiederbelebung bei Herzstillstand wären zwar möglich, aber nutzlos: Ist der Arzt aus ethischen Gründen verpflichtet, die Familie oder den Patienten zu fragen, um dies aus ethischer Sicht unterlassen zu dürfen?). Ist es weiters verwerflich oder erlaubt, von unnützen Untersuchungen oder Behandlungen, die nicht für das Leben oder die Gesundheit wichtig sind, abzuraten? Soll man ein unnötiges Röntgen anordnen oder zwecklose Medikamente verschreiben, nur weil ein Patient das will, oder aus finanziellen Vorteilen?)

Um das Thema: „Was ist nutzlos?" zu erörtern, muß man sich erst über die Zwecke der Medizin im klaren sein [3]. Keiner wird über den Zweck, Schmerzen zu lindern oder Krankheiten zu heilen, viel diskutieren. Dies sind – obwohl man über den Begriff Krankheit oder Schmerz sehr wohl diskutieren kann – unbestreitbare Hauptzwecke. Genauso würden fast alle zustimmen, daß gewisse Handlungen nicht Zwecke der Medizin sind oder sein dürfen: Beim Foltern von Menschen mitzuhelfen; aus politischen Gründen Menschen umzubringen; beim Vollzug der Todesstrafe mitzuhelfen; Patienten zu betrügen, um mehr Geld herauszuschlagen, u.a.m. Andere Zwecke sind meist sozial bedingt und können nicht nur von den Werten und den Zielen der Medizin (die an und für sich eine soziale Institution mit ihren Wurzeln in der Gesellschaft ist) abhängen. Was als Zweck und was als Ziel anerkannt wird, muß zwischen den Handelnden (Medizinern, Krankenschwestern und anderem medizinischen Personal) und der Gesellschaft durch Interaktion festgesetzt werden. So ein „Verhandeln" muß sich auf die gesellschaftlichen Werte genauso wie auf die traditionellen Werte der Medizin selbst

6. Kapitel: Der Begriff der Hoffnungslosigkeit und das Problem des Zwecklosen

stützen. Die Todesstrafe mag ein Beispiel sein: In manchen Staaten (z.B. leider in den Vereinigten Staaten) ist die Todesstrafe noch üblich; aber gesunde Menschen zu töten, widerspricht der Tradition der Medizin, widerspricht allem, was Ärzteschaft wie auch Laien unter dem Begriff „ethisches medizinisches Handeln" verstehen; Mediziner können – vom sittlichen Anspruch aus gesehen – in einer solchen Gesellschaft auch kaum bei der Vollziehung der Todesstrafe helfen (siehe das 4. Kapitel). Wenn man das Unternehmertum des Arztes als gerechtfertigte Grundlage der Medizinethik annimmt (siehe das 9. Kapitel), so wird es viel leichter sein, das Anordnen nutzloser Dinge zu rechtfertigen, nur um Patienten zu befriedigen und sogar um Geld zu verdienen. Aber ob es der Zweck oder das Ziel der Medizin ist, hoffnungslose komatöse Patienten künstlich am Leben zu erhalten, ist letztlich eine Frage, die nur auf Grund der Werte der Gesellschaft selbst beantwortet werden kann (siehe das 7. Kapitel). Die Gesellschaft muß solche Fragen diskutieren, durchsprechen und einen Konsens fördern. Um eine solche Diskussion fruchtbar zu gestalten, müssen Ärzte, Schwestern und andere „Experten" bei der Diskussion aktiv mithelfen. Was aber in der Medizin als „zwecklos" betrachtet werden soll, darf weder (außer aus rein medizintechnischer Sicht: z.B. „Es ist nutzlos, einen Schnupfen mit Antibiotika zu behandeln") ausschließlich von „Experten", noch allein von der Gemeinschaft ohne Mitwirkung von Ärzten und Schwestern entschieden werden.

In der letzten Zeit sind einige Vorschläge zur Beantwortung der Frage „Was ist zwecklos?" gemacht worden. Schneiderman und Jecker (zwei Ethiker, die sich besonders mit dieser Frage beschäftigt haben) teilen die Antwort in zwei Bereiche, einen „qualitativen" und einen „quantitativen" [7, 8]. Im „quantitativen" Teil schlagen sie vor, daß eine Behandlung als nutzlos angesehen werden sollte, wenn sie in hundert ähnlichen Fällen bereits wirkungslos war. „Qualitativ" schlagen sie vor, daß man eine Behandlung für „zwecklos" halten sollte, wenn: (1) sie nur dazu dient, hoffnungslos komatöse oder apallische Patienten oder (2) Menschen, die vollkommen auf Intensivmedizin angewiesen sind, am Leben zu erhalten. Zwischen „qualitativen" und „quantitativen" Bedingungen ist ein großer Unterschied: Die quantitativen stützen sich auf empirisch ermittelbare Tatsachen; die qualitativen hängen von den Werten oder der Weltanschauung einer bestimmten Kultur oder Gesellschaft ab. Aber selbst die quantitative Seite kann man nur durch die Werte und Weltanschauung einer gewissen Gesellschaft und Kultur verstehen (warum hundert Fälle und nicht zehn, zwanzig oder dreitausend?) [1, 3].

Obwohl ich im großen und ganzen diesen einfachen, von Schneiderman und Jecker vorgeschlagenen Definitionen des Zwecklosen zustimmen könnte, so sind diese Definitionen dennoch problematisch und hängen wiederum von den sozial bedingten Zwecken der Medizin ab. Erstens ist unklar, was man unter „wirkungslos" versteht. Ist es wirkungslos (und daher zwecklos), jemanden weiterzubehandeln, nur um dessen Hoffnung und Lebensmut zu erhalten? „Wirkungslosigkeit" ist in der Medizin kein so einfacher Begriff. Sogar das „Quantitative" scheint seine „qualitativen" Seiten zu haben! Selbst wenn eine Behandlung aus rein therapeutischer Sicht zweck- oder nutzlos sein sollte, kann man dann auch von reiner „Zweck- oder Nutzlosigkeit" sprechen, wenn sie aus experimentellen Gründen geschieht? Hat man die Erfahrung, daß die Behandlung einer gewissen Krankheit (sagen wir „Krankheit X") in den ersten hundert Fällen wirkungslos ist, soll man daher jedweden Therapieversuch unterlassen? Wenn man das tut, so verursacht man eine sich selbst erfüllende Prophezeiung: Da man nicht versuchen wird, Krankheit X zu behandeln, so bleibt Krankheit X auch nicht behandelbar. Es kommt wiederum auf den Zweck der Behandlung an [3].

Die qualitativen Bedingungen sind noch viel problematischer: Ob hoffnungslos komatöse Menschen künstlich am Leben zu erhalten, als zwecklos oder sinnvoll anzusehen ist, kommt auf die Kultur, die Weltanschauung und nicht zuletzt auf die Situation an, in welcher so eine Entscheidung getroffen werden muß. Es mag gewisse religiöse Anschauungen geben, die so etwas für eine Pflicht halten würden. Das verpflichtet aber noch lange nicht Ärzte, Spitäler oder die Gesellschaft dazu, solche Menschen unter großem Kostenaufwand am Leben zu erhalten. Ärzte, Spitäler und die Gemeinschaft sind nicht verpflichtet, sich die Moralbegriffe einer kleinen Zahl Andersgesinnter anzueignen und gegen ihr eigenes Gewissen (oft verbunden mit großen Kosten) zu behandeln. Man stelle sich vor, daß jemand verlangt, daß seine Frau – obwohl ihr Herz nicht mehr schlägt und sie tot ist – im Krankenhaus aufgenommen und dort auf Kosten anderer behandelt werden sollte. So etwas würde man einfach nicht zulassen, weil es den Allgemeinwerten und Normen der Kultur völlig widerspricht. Es kommt aber auch oft vor, daß die Familie eines sterbenden komatösen Menschen bittet, den Patienten am Leben zu erhalten, um einem anreisenden Sohn die Möglichkeit zu geben, seinen Vater noch einmal zu sehen. Ist solch ein „Am-Leben-Erhalten" hier „zwecklos?" Besteht eine der anerkannten Zwecke und eine der Funktionen der Medizin darin, „rücksichtsvoll gegenüber Angehörigen zu sein?" Gehört es nicht auch zu den legitimen moralischen Zwecken der heutigen Medizin, sich um die Familie zu kümmern? [1, 3] Muß man es andererseits nicht auch zu den Zwecken der Medizin zählen, kein Geld zu verschwenden und „Ressourcen" im Interesse der Allgemeinheit gut zu nützen? Es ist nicht immer leicht, sich zu entscheiden, was nutzlos ist und was nicht.

Selbst wenn wir uns einmal entschieden haben, daß etwas „zwecklos" ist, gibt es noch einige heikle sittliche Probleme. Sagen wir, daß es aus medizintechnischen Gründen nicht möglich ist, etwas zu tun, das unter anderen Umständen möglich wäre. Ist in diesem Fall nun der Arzt verpflichtet, Patienten oder Angehörige um Erlaubnis zu bitten, von weiteren Behandlungen Abstand zu nehmen (beispielsweise, wenn Wiederbeleben hier aus verschiedenen Gründen sicherlich erfolglos wäre)? Da herrschen geteilte Ansichten: Manche behaupten, daß man immer Patienten oder Angehörige bei Entscheidungen fragen müßte [9]; andere meinen, daß es weder notwendig noch ratsam, noch sittlich gerechtfertigt sei, Angehörige um ihr Einverständnis zu bitten [10]. In der Praxis macht es jedoch einen großen Unterschied, ob man jemanden um etwas bittet oder jemanden über eine Tatsache informiert. Es ist gut möglich und sogar wahrscheinlich, daß die Frage, ob etwas zu tun oder zu unterlassen wäre, das man nicht tun will oder kann, bei Patienten oder deren Verwandten nur Verwirrung auslösen würde und daher schaden könnte. Ärzte sind nicht dazu verpflichtet – selbst wenn Patienten es wollen – Behandlungsmethoden anzuwenden, die nicht medizinisch angemessen sind. Patienten und Verwandte zu informieren ist allerdings angebracht: Sie mitfühlend und behutsam über den weiteren Ablauf in Kenntnis zu setzen, ist eine ganz andere Sache, als um Erlaubnis für etwas zu ersuchen, das man nicht tun kann. Wird ein Patient bezüglich einer möglichen Behandlungsweise gefragt, so geschieht es mit der Absicht zu erfahren, ob diese auch erwünscht wäre. Patienten und Angehörige werden berechtigterweise annehmen, daß die vorgeschlagene Therapie auch anwendbar ist. Und das würde ungerechtfertigte Hoffnungen erwecken und sie außerdem zu einer sinnlosen und nicht notwendigen, aber schweren Entscheidung zwingen [3, 10].

Ist zweckloses Handeln sittlich erlaubbar, nicht ratsam oder verwerflich? Die Antwort auf diese Frage kommt auf den Zweck an, dem man dienen will: Einen Hirntoten am Leben zu erhalten, ist sittlich erlaubbar (sogar erforderlich), wenn es sich darum handelt, die Organe zu verwerten; nicht ratsam (oder vielleicht sogar verwerflich), wenn man dadurch nichts erreichen kann und es nur tut, weil man nicht darüber nachdenken will; und sicherlich verwerflich, wenn der Patient es nicht gewollt hat, oder (wenn man das nicht weiß) wenn die Familie nicht einverstanden ist. Eine Folge davon, einen Menschen derart „am Leben zu halten", kann weiters sein, daß dadurch ein benötigtes Spitalsbett belegt wird. Im großen und ganzen ist zweckloses Handeln eher verwerflich, da es für andere Patienten benötigte Ressourcen sowie auch emotionelle Energie sinnlos verschwendet (siehe auch das 7. Kapitel).

Wie oftmals in der Ethik ist es notwendig, diese Fragen weiter zu diskutieren, und vorsichtig angebrachte Regeln aufzustellen und zu besprechen. Man beginnt mit Sachen, denen alle leicht zustimmen können, die klarerweise unbestrittene Zwecke der Medizin darstellen. Wenn man Regeln schaffen will, so sollten sie einerseits klare Richtlinien sein und andererseits genug Spielraum für individuelle Zielsetzung erlauben. Solche Regeln könnten etwa das Weiterbehandeln von Apallikern nicht als Zweck der Medizin anerkennen und daher als nutzlos einstufen, obwohl in manchen Sonderfällen (sagen wir, ein Sohn oder eine Tochter will den Vater ein letztes Mal sehen) befristete Ausnahmen möglich sein müßten. Ich will in diesem Kapitel keineswegs Regeln vorschlagen: Dies ist weder die „Einzelangelegenheit" von Medizinern noch von Ethikern, sondern stellt eine wichtige Aufgabe dar, die wir alle gemeinsam haben.

Ich schlage vor, daß Ärzte, Krankenschwestern und Laien sich gemeinsam mit der Zwecksetzung in der Medizin beschäftigen müßten. Da nicht alle Zwecke erfüllbar, und da Ressourcen beschränkt sind, bedürfen Zwecksetzungen auch einer hierarchischen Gliederung. Eine Gesellschaft muß sich erstens darüber klar sein, daß es heutzutage unmöglich geworden ist, alle Zwecke voll zu erfüllen, und zweitens, daß die Bestimmung eines Zweckes nicht unbedingt auch für einen anderen gilt. Es wird eine Rangordnung bestimmt werden müssen, nach der es möglich ist zu entscheiden, ob ein Zweck wichtiger als ein anderer ist (ob z.B. der Zweck, Apalliker künstlich am Leben zu erhalten, vorrangiger ist, als alte nierenkranke – aber sonst gesunde – Menschen, die Freude am Leben haben, zu dialysieren).

Literaturangaben

1. Loewy EH, Carlson RA: Futility and its Wider Ications: A Concept in Need of Further Examination. Archives of Internal Medicine 1993; 153: 429–431.
2. Amundsen DW: The Physician's Obligation to Prolong Life: A Medical Duty without Classical Roots. Hastings Center Report 1978; 8(4): 23–31.
3. Loewy EH: Futility and the Goals of Medicine: Concepts in Need of Social Definition. Bulletin European Society Philosophy Medicine 1(2): 15–29.
4. Wong DT, Knaus WA: Predicted Outcome in Critical Care: the Current Status of the APACHE Prognostic Screening System. Canadian Journal Anaesthesiology 1991; 38(3): 374–383.
5. Ferraris VA, Propp ME: Outcome in Critical Care Patients: A Multivariant Study. Critical Care Medicine 1988; 16(11): 967–976.
6. Pollack MM, Rustiman UE, Getson PR: Pediatric Risk of Mortality (PRISM) Score. Critical Care Medicine 1988; 16(11): 1110–1116.
7. Schneiderman LJ, Jecker N: Futility in Practice. Archives Internal Medicine 1993; 153: 437–441.
8. Schneiderman LJ, Jecker N, Jonsen AR: Medical Futility – its Meaning and Ethical Implications. Annals Internal Medicine 1990; 1112: 949–954.
9. Scofield GR: Is Consent Useful when Resuscitation Isn't? Hastings Center Report 1991; 19(6): 18–35.
10. Hackler JC, Hiller FC: Family Consent to Orders not to Resuscitate. Journal American Medical Association 1990; 264(1): 1281–1283.

7. Kapitel: Probleme am Ende des Lebens

Um die aktuellen Probleme würdigen zu können, die sich mit den ethischen Fragen des Lebensendes im Bereich der Medizinethik beschäftigen, muß man sich erst über einige Grundfragen und Grundgedanken klar werden. Ich will hier also zunächst kurz besprechen, was „Sterben" für verschiedene Menschen in unterschiedlichen Kulturkreisen bedeutet, und anschließend den Begriff „Leben" beleuchten: Aus letzterem Begriff geht hervor, warum man das Töten (oder Sterbenlassen) eines Menschen in fast allen Kulturen für sittlich problematisch hält. Obwohl das Gesundheitswesen sowie die Mediziner als ein Teil ihrer Kultur verstanden werden und auch als solcher handeln müssen, haben Mediziner und deren Mitarbeiter eine lange und fast einzigartige Tradition und eine spezielle kulturelle Rolle, die sie von anderen Berufen unterscheidet. Daher sind auch die berufliche Ethik und die Pflichten etwas anders. In der Medizinethik handelt es sich also um die Pflichten von Ärzten, Schwestern und anderen Mitarbeitern im Rahmen ihrer besonderen Tradition. Die Behandlungspflicht des Arztes, der Krankenschwester und der Institution äußert sich aber in einem gewissen Kulturkreis und zu einem bestimmten Zeitpunkt und hat vor allem eine lange, für uns nicht unwichtige Geschichte. Um mit medizinethischen Problemen heutzutage umgehen zu können, ist es also notwendig, die (sich weiterhin entwickelnde) Tradition der Medizin und die sich daraus ergebenden ärztlichen Pflichten – wenn es sich um Sterbende handelt – zu verstehen. Man darf die Tradition der Medizin (wie alle Traditionen) weder als eine unveränderliche Tatsache annehmen, noch sie einfach als veraltet und wertlos außer acht lassen. Ethik der Medizin, so wie die Ethik selbst, befindet sich immer in einem kulturverbundenen Entwicklungsstadium.

Sterbende Menschen sind heute – mehr als je zuvor – der Medizin, dem Spital und dem Arzt „ausgeliefert"; sie fühlen sich oftmals völlig machtlos, als „Opfer des Gesundheitswesens" und oft als das Spielzeug des Schicksals [1]. Ärzte und Schwestern erscheinen sterbenden Menschen und ihren Angehörigen manchmal als gefühllos und „taub". Häufig kommt es den Patienten vor, daß ihre Pfleger sich nur unmittelbar mit der Krankheit befassen wollen, aber nichts hören und ernst nehmen wollen, was mit dem Zustand des Krankseins oder dem Sterben zu tun hat. Oft sprechen Ärzte und ihre Mitarbeiter nicht von einem bestimmten Patienten, sondern ohne den Betreffenden mit dem Namen zu nennen, von „der Gallenblase" oder „der Lungenentzündung auf

Zimmer Nummer 25." Patienten werden somit nicht als leidende Menschen betrachtet, die neben ihrer Krankheit noch ein Leben haben und Persönlichkeiten sind. Oft werden Patienten einfach durch ihre Krankheit oder durch ihre Pathologie gekennzeichnet. Das macht es einfacher, den menschlichen Teil (das Kranksein) zu vergessen und nur die Krankheit zu beachten. Aber dies stellt selbst – „rein medizinisch" gesehen – einen Fehler dar: Eine Krankheit ist etwas, das einen bestimmten Patienten aus einer bestimmten Kultur, in einer bestimmten Umgebung und in einer bestimmten Verfassung trifft. Um einen Patienten (rein vom medizintechnischen Standpunkt) gut behandeln zu können, muß man den Patienten als Mensch akzeptieren.

Andererseits fühlen sich Ärzte oft frustriert. Sie sind davon überzeugt, daß ihre Pflicht das Heilen der Krankheit bedeutet, und wenn sie nicht in der Lage sind, die Krankheit selbst effektiv zu behandeln, so ist das Gefühl, ihre Pflicht nicht getan zu haben, oft deprimierend. Ärzte sind häufig an der Krankheit selbst mehr interessiert als am Behandeln des Krankseins – worin sie eigentlich auch nicht gut geschult sind – oder am Sterben. Krankenschwestern fühlen sich manchmal zwischen Ärzten, Patienten und dem Betrieb des Spitals machtlos. Diese beschriebene Situation kann die letzten Tage oder Stunden sterbender Menschen noch erschweren [1]. Das Problem ist oft ein sprachliches: Automatisch sagen wir, wenn ein Patient hoffnungslos krank ist oder im Sterben liegt, daß „nichts mehr zu tun ist". Und wenn „nichts mehr zu tun ist", so bedeutet der Versuch, etwas zu tun, logischerweise nicht nur Unsinn, sondern auch eine Zeitvergeudung: Denn diese Zeit könnte man ja für andere – nicht hoffnungslos kranke – Patienten aufwenden. Aber die Behauptung, daß man „nichts mehr tun kann", ist einfach nicht wahr. Wenn man die Krankheit weder heilen noch wenigstens einer Besserung zuführen kann, und wenn der Patient im Sterben liegt, so hat man eine Aufgabe, die mindestens ebenso wichtig und kompliziert wie das Heilen einer Krankheit selbst ist: Den Tod zu „orchestrieren" erfordert viele medizinische, pharmakologische, psychologische und soziologische Kenntnisse [2]. Den Tod zu „orchestrieren", genauso wie eine Symphonie zu dirigieren oder eine Partitur zu schreiben, heißt, die richtigen Instrumente in der richtigen Tonart und zum richtigen Zeitpunkt zu verwenden. Es ist eine Aufgabe, die nicht nur technisches, sondern in erster Linie auch Wissen um menschliche Gefühle voraussetzt.

Im deutschen Sprachraum hat sich in den letzten Jahrzehnten der Begriff des Begleitens und des Begleiters (oder der Begleiterin) immer mehr verbreitet: ein Begriff und eine Funktion, die viel dazu beitragen können, daß das Sterben erträglicher wird. Allerdings dürfen meines Erachtens Ärzte die Pflicht der Orchestrierung und des Begleitens nicht einfach einem anderen überlassen, sondern sind „verpflichtet . . . Sterbenden bis zu (deren) Tod und Angehörige darüber hinaus zu begleiten" (Seidler) [3]. Aber da Ärzte neben ihren übrigen zahlreichen Pflichten kaum genug Zeit haben, um Patienten intensiv beizustehen und zu begleiten, so kann ein Begleiter, der mehr Zeit dazu verwenden kann, höchst hilfreich sein. Obwohl Ärzte schließlich und endlich für das „Orchestrieren" verantwortlich sind, so müssen diese dabei immer gemeinsam mit den Angehörigen bzw. Freunden, mit den Krankenschwestern und mit den Begleitern zielbewußt im Sinne des Patienten vorgehen. Eine große Furcht sterbender Menschen ist, allein zu sterben, dennoch werden nicht alle einen Begleiter bei sich haben wollen, den sie erst während der Zeit ihrer Krankheit kennengelernt haben: Aber es gibt viele, deren Familie oder Freunde aus verschiedenen Gründen wie Zeitmangel, psychologischen Gründen usw. nicht die Begleiterrolle auf sich nehmen können, und manchmal besitzen Patienten keine engeren Freunde oder Familie. Ärzte, Schwestern und andere Mitarbeiter müssen das frühzeitig herausfinden, damit der Tod sinnvoll und mitfühlend „orchestriert" werden kann.

In diesem Kapitel beginne ich mit einer kurzen Einleitung, die sich mit dem Begriff des Sterbens und des Lebens beschäftigt, sowie mit der Frage, warum Mord in allen Kulturen als sittlich verwerflich gilt. Dann will ich die Pflicht der Ärzte bei sterbenden Menschen vom historischen und vom aktuellen Standpunkt aus kurz untersuchen. Der Rest dieses Kapitels ist einigen praktischen Problemen gewidmet, die mit dem Sterben zusammenhängen: (1) Definition und Kriterien des Begriffes „Tod"; (2) Wiederbeleben – ja oder ein?; (3) Das apallische Syndrom; (4) Einschränkung – ohne Beendigung – des Behandelns; (5) Krebs, Chirurgie, Chemotherapie und Hospiz; (6) Künstliche Ernährung hoffnungslos kranker Patienten; (7) Selbstmord; (8) Sterbehilfe; (9) Sterbende Kinder – ich habe mich absichtlich dazu entschlossen, die Probleme der Behandlungspflicht bei schwerstgeschädigten Neugeborenen nicht in diesem Kapitel (wo sie ebenso besprochen werden könnten) zu behandeln, sondern im 8. Kapitel, das sich mit Problemen am Anfang des Lebens beschäftigt. In solchen Fällen ist Anfang und Ende fast nicht zu unterscheiden.

Einleitung

Sterben war früher einfacher. Was das Sterben heutzutage viel schwieriger gemacht hat, ist nicht nur, daß man es oft hinausschieben oder sogar verhindern kann, sondern auch, daß das Sterben längst nicht mehr reine Privatsache, sondern mindestens zum Teil eine Angelegenheit der Öffentlichkeit geworden ist. Früher starben die meisten Menschen zu Hause, und ihr Sterben ging hauptsächlich (wenn nicht sogar fast nur) sie selbst, die Familie und Freunde, den Arzt (der nicht selten auch ein Freund war) und oft den Seelsorger an. Ein Patient, der nicht mehr essen, trinken oder seine (oft wertlose) Medizin nehmen wollte, wurde weiterhin von der Familie betreut und konnte schließlich mit Einwilligung und Hilfe seines Arztes im Schoße der Familie sterben. Der Tod war mehr ein zu erwartender Teil des Lebens; ein Teil, der einem von Kindheit an bekannt war, ein nicht immer unerwünschter Gast und sogar manchmal ein Freund. Sterben war ein anerkannter Teil des Lebens, und im Schoß der Familie hatte es seine eigene angemessene Würde. In dieser Weise war Sterben zwar traurig, aber nicht kalt.

Heute sterben viele Menschen in Krankenhäusern, nicht selten auf der Intensivstation. Sterben ist kaum mehr eine Privatsache. Oft fehlen Würde und Wärme. Der Spitalsarzt als guter Freund ist heute eine Seltenheit, wenn nicht sogar fast eine Unmöglichkeit geworden. Ärzte im Krankenhaus sind für gewöhnlich nicht dieselben Ärzte, die den Patienten bereits lange kennen. Daher ist es unbedingt notwendig, daß Spitalsärzte und Hausärzte miteinander nicht nur über die medizinischen, sondern auch über die menschlichen Umstände eines Falles ausgiebig sprechen. Sterben im Spital liegt in der Verantwortung vieler Beteiligten, ist eine öffentlich überwachte Sache und muß sich institutionellen und gesetzlichen Regeln anpassen. Daß die Behandlung kranker Menschen heute eine öffentliche Angelegenheit darstellt, und daß sie sozusagen von der Öffentlichkeit überwacht und kontrolliert wird, ist im großen und ganzen keinesfalls unerwünscht: Dadurch, daß medizinisches Handeln (jedenfalls im Krankenhaus) kontrolliert wird, kann die individuelle Leistung wie auch die Leistungsfähigkeit jeder ärztlichen Handlung überprüft werden. Es ist klar, daß man daher Mindestkriterien für ordentliche medizinische Vorgangsweisen und für eine annehmbare Praxis aufstellen und relativ sichergehen kann, daß im allgemeinen Ärzte in ihrem Wissen und Handeln vertrauenswürdig sind und bleiben. Aber die öffentliche Seite hat natürlich den Nachteil, daß Entscheidungen früher leichter, persönlicher und in gewissem Sinn wärmer waren, als sie es heutzutage sein können.

Geborenwerden und Sterben haben schon seit jeher eine mystische Qualität gehabt, und waren immer und in fast allen Kulturen mit gewissen Glauben, mit Ritualen und Tabus verbunden. Was es heißt, tot zu sein, wird in verschiedenen Kulturen und Religionen unterschiedlich aufgefaßt. Laut Carrick gibt es vier Möglichkeiten [4]: (1) Was er die Tradition Homers (die chthonische Tradition) nennt, ist eine Weltanschauung, die auch im alten Ägypten zu finden ist; die Griechen und Ägypter im Altertum haben das „Totsein" als ein höchst reduziertes Leben aufgefaßt. „Tröste mich nicht, Odysseus, strahlender, über den Tod weg. Lieber wollte ich als Taglöhner den Acker bestellen bei einem armen Mann, der nicht viel hat an Besitztum, als über alle Toten, die hingeschwunden, herrschen" [5]. (2) Die Weltanschauung der Pythagoräer und später der Christen, die an die Unsterblichkeit der Seele glaubten und glauben; (3) der Glaube, daß man durch seine Gene, und daher durch seine Kinder oder Blutsverwandte, weiterlebt; und (4) die Ansicht, daß nach dem Tod nichts anderes mehr kommt – ein Glaube, der bereits zur Zeit der Stoa und Epikureer verbreitet war. Obwohl die erste Art des Glaubens heute kaum mehr existiert, sind die anderen drei in unserer Kultur zu finden.

Die Art des Glaubens über Leben oder „nicht Leben" nach dem Tod ist für das Sterben höchst wichtig. Sokrates, davon überzeugt, daß seine Seele überlebe, trank ruhig den Schierlingsbecher und starb [6]. Das

Einleitung

Überleben der Seele ist Teil eines Kontinuums. Für manche Christen ist es etwas anders: Die Seele sowie der Körper sterben, aber die Seele (und in manchen Sekten des Christentums später auch der Körper) werden wieder auferstehen. Aber der Tod ist nicht wie bei Platon ein Kontinuum, sondern geht der Auferstehung voraus. Und wenn man erst sterben muß, so ist man sich der Auferstehung doch nicht ganz so sicher. Wie man stirbt, wird – zumindest zu einem Großteil – von kulturellen Tatsachen und vom eigenen Glauben bedingt.

Der Glaube, daß man durch seine Gene biologisch weiterlebe, daß man sich also biologisch fortpflanze, kann entweder mit dem Glauben an eine unsterbliche Seele oder mit keinem solchen Glauben verbunden sein. Ähnlich, aber nicht genauso ist der Glaube (manche von uns würden behaupten, die Tatsache), daß der Mensch – wenn auch nicht ewig, so doch für eine Generation oder mehrere Generationen – in der Erinnerung anderer und durch seine Werke weiterlebt oder weiterleben könnte. Aber sowohl der Glaube an ein biologisches, an ein intellektuelles als auch an ein in den Emotionen anderer bestehendes Weiterleben – außer in Verbindung mit einer unsterblichen Seele – bezieht sich auf ein Weiterleben, von dem man dann selbst nichts mehr wissen kann. Der Glaube, daß nach dem Tod einfach nichts mehr komme, daß man eben wahrhaft tot sei, ist mit biologischem oder intellektuellem Weiterleben vereinbar. Heute ist es ein Glaube, den viele von uns haben.

Man würde sich eigentlich vorstellen, daß Menschen, die an nichts weiteres glauben, schwerer sterben als diejenigen, die einen festen Glauben an eine unsterbliche Seele haben. Meiner Erfahrung (und der vieler anderer) nach ist dies aber nicht notwendigerweise der Fall. Wie man stirbt (in panischer Angst, gefaßt, oder gegen den Tod kämpfend) hängt von vielen biologischen, psychologischen, medizinischen, historischen, religiösen, intellektuellen und kulturellen Faktoren ab, die sich bei einem bestimmten Menschen, zu einer gewissen Zeit und in einer gewissen Kultur zeigen. Eine der wichtigsten Aufgaben des Arztes ist es, das Sterben des Patienten zu erleichtern, sozusagen zu „orchestrieren", was weitaus mehr als nur medizintechnisches Wissen erfordert.

Obwohl Sterben und die Ritualien, mit denen das Sterben verbunden ist, in verschiedenen Kulturen ganz unterschiedlich sind, so gibt es doch in allen Kulturen (und in allen Religionen) einige Gemeinsamkeiten. Fast überall gibt es Ritualien oder zumindest kulturelle Bräuche, die mit dem Sterben verbunden sind, und die nur unter ganz ungewöhnlichen, unter pathologischen Umständen oder in Notfällen unterlassen werden: Während der Pestzeit oder während anderer furchtbaren Seuchen oder Katastrophen und selten im Krieg, sind solche Ritualien manchmal verabsäumt worden; unter den völlig pathologischen Zuständen der Konzentrationslager wurden solche Ritualien einfach nicht beachtet, aber selbst das Unterlassen der Ritualien war in den Konzentrationslagern während des Nationalsozialismus ein Teil der gezielten Unmenschlichkeit. Das soll nicht heißen, daß alle Patienten unbedingt an den Ritualien ihrer Kultur teilnehmen wollen. Viele Menschen wollen z.B. mit den heute üblichen und in den USA besonders ausgeprägten Beerdigungsritualien nichts zu tun haben. Viele, aber keineswegs alle Patienten wünschen mit den von ihrer Religion vorgeschriebenen Ritualien des Sterbens versorgt zu werden. Beim Behandeln des Patienten muß der Arzt versuchen, die Wünsche des Patienten herauszufinden und diese zu würdigen.

Die Pflicht der Ärzte bei sterbenden Menschen hat sich allmählich geändert. Wie ich schon im 1. Kapitel erwähnt habe, gab es im Altertum und noch bis in das Mittelalter drei Pflichten: (1) Schmerzen zu lindern; (2) die Natur und ihr natürliches Gleichgewicht beim Heilen der Kranken zu unterstützen und (3) von ihrer Krankheit „überwältigte" Patienten nicht zu behandeln. Das Behandeln von hoffnungslos Kranken war nicht nur nicht eine Pflicht, sondern war dem Arzt sogar verboten. Es ist aber unwahrscheinlich (und entspricht nicht den Tatsachen), daß Ärzte sterbende Patienten sich selbst überlassen haben. Schon die Diskussion über Hilfe zum Sterben, die man bei Platon sowie auch bei Hippokrates finden kann, spricht dagegen. Daß Ärzte keinen Versuch gemacht haben, Leben künstlich zu unterstützen, dürfte aber wirklich der Fall gewesen sein. Wie bereits erwähnt, wurden diese Regeln bis zur Zeit Bacons und Newtons aufrechterhalten, obwohl z.B. während der Pest im 14. Jahrhundert Ärzte erwiesenermaßen Pestkranke behandelt haben. Aber erst nach Newton hat man ernsthaft versucht, Sterbende künstlich am Leben zu erhalten, und zwar zunächst nur, um künftigen Patienten dadurch helfen zu können. Erst mit den technischen Möglichkeiten des 19. und 20. Jahrhunderts wurden diese Versuche zur ärztlichen Pflicht, so daß sterbende Patienten weiter am Leben zu erhalten, heutzutage fast zu einer ärztlichen Manie geworden ist. Und das bedeutet für den Patienten kein ungetrübtes Glück und kann mit dem „Orchestrieren des Sterbens" in schweren Konflikt geraten. Es ist daher für Ärzte und Krankenschwestern höchst wichtig, das Ziel, das verfolgt werden soll, im Auge zu behalten und nicht nur einfach Leben zu erhalten als richtungsweisend zu betrachten.

Obwohl es viele kulturelle Unterschiede gibt, sind Mord und Totschlag in allen Kulturen und in allen Religionen (zwar in verschiedenen Kulturen und von verschiedenen Religionen unterschiedlich definiert) verboten. Patienten unter alle Umständen am Leben zu erhalten und, wann immer möglich, lebensverlängernde Maßnahmen zu setzen, wird oft durch einen Appell an diese Regel verteidigt. An anderer Stelle in diesem Kapitel werden wir „Hilfe beim Sterben" und „Hilfe zum Sterben" vom ethischen Gesichtspunkt aus besprechen. Hier will ich zunächst kurz die äußerst wichtige Frage erörtern: „Warum ist das Töten anderer Menschen sittlich verwerflich?"

Wenn man diese Frage stellt, so berufen sich viele auf ihre Religion oder auf die von ihrer Religion anerkannten Regeln. Und obwohl diese für die betreffenden Gläubigen ausschlaggebend sein können, so sind sie kaum überzeugend für Menschen eines anderen (oder keines) Glaubens. Da man nun das Verbot von Mord und Totschlag in allen Religionen

Einleitung 109

vorfindet, muß etwas alle Menschen Verbindendes hinter dieser allen Religionen gemeinsamen Regel stecken.

Die Griechen haben zwischen „zoe" und „bios" (was beides mit „Leben" übersetzt werden kann) unterschieden. Mit „zoe" ist das biologische Substrat gemeint; es bedeutet „am Leben sein" [7]. Zoe atmet, hat Stoffwechsel usw.: also eine wissenschaftlich festgelegte und bestimmbare Tatsache. Es ist zwar *am* Leben, aber es *hat* bloß deswegen noch kein (sich seiner selbst bewußtes) Leben [7]. Was lebendig ist, kann ein Fachmann (ein Biologe oder ein Arzt) nach gewissen Richtlinien objektiv feststellen. Mit „bios" ist, andererseits, das Bewußte am Leben gemeint: „eine Biographie, Pläne, Gedanken, Gefühle, Hoffnungen und Ängste" (oder mit anderen Worten, „ein Leben") zu haben. „Bios" ist ein subjektiver Begriff, den nur der, der ein Leben hat, wissen und bewerten kann. Ohne „zoe" ist „bios" unmöglich. Ob mir aber „zoe" wertvoll ist (ob ich lebendig sein möchte, um ein Leben zu haben), kommt auf meine Situation und meine für mich geltenden Werte an: Verschiedene Menschen werden eine solche Entscheidung ganz unterschiedlich treffen; was mir schließlich und endlich als wertvoll erschient (weil ich vielleicht noch mein Buch fertig schreiben will, meine Frau einfach nicht verlassen oder meinen Enkel beim Zähneputzen sehen möchte), mag einen anderen nicht mehr interessieren. Wie man sein Leben und sein Lebenswerk zu Ende führen will, wie man, mit anderen Worten, sein „Kunstwerk" (sein Leben) gestalten oder beenden möchte, ist eine höchst individuelle Sache [8]. Kein Fremder (und auch kaum ein anderer, der kein Fremder ist) kann etwas derartiges für mich wirklich so gut wie ich selbst bestimmen. Nur der selbstbewußte Mensch hat Gefühle, Hoffnungen, Pläne: Sein Leben gehört ihm selbst, und nur er oder sie kann bestimmen, ob es für ihn oder für sie selbst sinnvoll ist. Ohne am Leben zu sein (ohne „zoe"), kann man kein „bios" (Leben) haben. Um ein Leben haben zu können, muß man am Leben sein; aber lebendig sein heißt keineswegs, daß man ein Leben hat: eine Gewebekultur lebt, aber besitzt in diesem Sinn kein Leben. Gewebekulturen (selbst wenn das Gewebe ein menschliches ist) zu zerstören, ist sittlich an und für sich nicht verwerflich: Die Gewebekultur hat kein Leben, keine Hoffnungen, keine Gefühle und keine Pläne. Eine Gewebekultur ist nicht selbstbewußt und wird es nie sein. Eine Gewebekultur zu zerstören (außer wenn sie jemand anderer braucht) ist vom sittlichen Standpunkt gleichgültig. Jemanden umzubringen (jedenfalls jemanden, der nicht umgebracht werden will), ist sittlich verwerflich, nicht weil es das „am Leben-Sein" beendet, sondern weil durch dieses Beenden „ein Leben zu haben" unmöglich gemacht worden ist.

Solche Überlegungen sind für die Medizinethik von höchster Bedeutung und besonders für den Teil, der sich mit Problemen am Lebensende beschäftigt; wenn man die Pflichten von Ärzten beim Lebensende erörtert, so muß man sich klar sein, worüber man spricht: Über Leben als biologische Tatsache oder über Leben als biographisches Ereignis, das derjenige, der am Leben ist, bewußt erleben kann und selbst bewerten muß. Zu beurteilen, ob die „Lebensqualität" eines Wesens gut oder schlecht, annehmbar oder nicht annehmbar ist, kann nur durch das Individuum, um dessen Leben es sich handelt, geschehen. Es ist schwierig, die „Qualität" eines anderen Lebens als Beurteilungskriterium zu nehmen. Wenn allerdings ein Mensch nicht mehr entschlußfähig ist (und das kommt in der Medizin leider allzuoft vor), so können eng Befreundete oder Verwandte einem oft Hilfe leisten. Aber auch dann ist das nie wirklich befriedigend, und es ist ratsam, solche Fragen mit Patienten und Verwandten lang vorher zu besprechen (siehe auch das 3. Kapitel). Es stimmt traurig, daß dies so selten geschieht: Ärzte reden ungern mit Patienten über solche Dinge und unterlassen es daher allzuoft.

Definition und Kriterien des Begriffes „Tod"

Kriterien für etwas dürfen nicht mit dessen Definition verwechselt werden. Um eine Tatsache festzustellen, muß man erst eine Definition dessen, was man feststellen will, klar erarbeitet haben. Dann erst kann man Kriterien konstruieren. Solch eine Definition hängt vom Begriff dieses „Etwas" ab, ist also in vieler Hinsicht eine philosophische Frage. Ob etwas „lebendig" oder nicht „nicht-lebendig" ist (um tot zu sein, muß etwas früher am Leben gewesen sein), wird zwar von einem Fachmann nach biologischen Kriterien festgestellt, muß sich aber nach der Philosophie des „Tot-Seins" richten. Wenn man vom Tod eines Patienten spricht, so ist, was man für tot bzw. für nicht tot hält, eine kulturell bedingte Sache. Da ein Körper nicht auf einmal stirbt, da manche Gewebe noch lange nach „dem Tod" am Leben sind, so ist der Zeitpunkt, wann der Tod eintritt, bzw. wann man jemanden für tot erklärt, hauptsächlich eine kulturell bedingte Tatsache. Lebendigsein (ein selbstbewußtes Leben haben) heißt in allen Kulturen am sozialen Leben teilnehmen zu können [8]. Aber tot zu sein bedeutet mehr als das: Patienten, die hoffnungslos bewußtlos sind (besonders schwerst geschädigte Neugeborene) und nicht am sozialen Leben teilnehmen können, werden deswegen doch kaum für tot gehalten, geschweige denn als tot behandelt. Es ist äußerst wichtig, sich über den kulturellen Begriff „tot" klar zu sein, ehe man Kriterien setzt. Und dieser Begriff sollte ein verteidigbarer Begriff sein, damit dann auch die Kriterien angemessen aufgestellt werden können. Der Unterschied zwischen „zoe" und „bios" (zwischen dem Begriff „am Leben sein" und „ein Leben haben") ist bereits erläutert worden und ist hierfür wichtig.

Das Atmen – und das Schlagen des Herzens – sind schon seit ältester Zeit als Kriterien für „am Leben sein" angenommen worden, weil es klar war, daß ohne Atem oder Herzfunktion der philosophische Begriff des Lebens nicht mehr existieren kann. Die Hebräer (da Gott in der Bibel den Menschen dadurch belebt, daß er ihm „Atem einhaucht") legen großen Wert auf den Atem (Vishmat Chayim: „Hauch des Lebens"). Bis vor kurzer Zeit war es üblich, bei fraglichem Tod einen Spiegel vor den

Mund des Patienten zu halten: der Hauch des Lebens trübte den Spiegel. Heute achtet man hauptsächlich auf die Herzfunktion, was wahrscheinlich mit der Erfindung des Stethoskopes und dann des EKGs zusammenhängen mag. Die Angst vor dem Scheintod (die heutzutage nicht mehr so stark ausgeprägt ist) ist die Furcht, lebendig begraben zu werden und im Grab aufzuwachen. Es ist eine ähnliche Furcht, die bei Problemen mit apallischen Patienten eine Rolle spielt. Die Furcht vor dem Scheintod hat manchmal dazu geführt, daß erst bei Zeichen der Verwesung der Eintritt des Todes wirklich anerkannt wurde. Im 18. Jahrhundert gab es sogar spezielle Gebäude, in denen kurz vorher gestorbene Menschen zur genauen Beobachtung bis zu den ersten Anzeichen der Verwesung aufbewahrt wurden (sozusagen Vorläufer der Intensivstation) [10].

Der Begriff „Tot-Sein" war immer mit der Kultur aufs engste verbunden. *Wenn* die Seele den Leib verläßt, so ist in vielen Religionen der Leib tot; aber genau *wann* die Seele den Leib verläßt, ist leider unklar. Wenn man diesen religiösen Begriff ins Weltliche übersetzt, so ist es eigentlich derselbe Begriff wie der, nicht ein Leben zu haben oder nicht lebendig zu sein: Die Seele kann als das verstanden werden, was Descartes als „res cogitans" bezeichnet, und der Leib als das, was er „res extensa" nennt. Diese dualistische Weltanschauung, die die Seele vom Leib trennt und nicht die Seele vom Leib abhängig macht, wird noch immer ziemlich häufig vertreten. Macht man die Seele oder das Bewußtsein vom Leib abhängig (wenn mit dem andauernden Ende des Bewußtseins auch das Leben aufhört), so wird man das philosophische „Tot-Sein", wenn man das auch nicht als biologisch tot verstehen kann, mit dem unwiderruflichen Verlust des Bewußtseins gleichsetzen. Dieser Begriff (daß Menschen, die unwiderruflich bewußtlos sind, auch tot sind) ermöglicht den Begriff „Gehirntod". Das Gehirn des Menschen hat aber verschiedene Teile: erst das Großhirn macht das „bei Bewußtsein-Sein" möglich; vegetative Funktionen sind im Hirnstamm lokalisiert. Emotionen sind mit dem Kleinhirn, das dazwischen liegt, verbunden – aber ohne Funktion des Großhirns können sie nicht zum Bewußtsein kommen (siehe Abb. 1, Seite 115).

Die Feststellung des Todes war immer wichtig, ist aber in den letzten Jahrzehnten durch die Organtransplantation (siehe das 5. Kapitel) immer wichtiger geworden. Es ist günstig für die Transplantation von Nieren oder Leber (und notwendig für die Transplantation von Herz und Lunge), daß der Spender noch „am Leben" ist, wenn die Organe entnommen werden: d.h., daß biologische Kriterien des Lebens, wie Herz- und Lungenfunktion – wenn auch künstlich erhalten – noch vorhanden sind. Vom Gesetz her darf man aber solche Organe (besonders, wenn es sich um Herz, Lunge oder Leber handelt) nicht vor dem vorschriftsmäßig festgestellten Tod des Patienten entfernen. Diese Tatsache war die Triebkraft der neuen Gesetzgebung, die den „Hirntod" (allerdings den Tod des ganzen Gehirns) als Kriterium für die Definition „tot" anerkennt. Nicht überall ist das der Fall: In Dänemark z.B. gilt ein Patient, der hirntot ist, zwar nicht als „tot", aber es ist erlaubt, da er unwiderruflich und bewußtlos im Sterben liegt, bei Vorliegen seiner vorher gegebenen Zustimmung (oder der Zustimmung der Angehörigen) seine Organe zu verwenden [11].

In den meisten Ländern, jedenfalls in den meisten europäischen, wie auch in Kanada und den USA, bestimmt der Tod des ganzen Gehirns vom Gesetz her den Tod. Wenn der Tod des gesamten Gehirns einmal eingetreten ist, kann der Tod festgestellt werden, und alle weiteren Versuche, das Leben zu erhalten, können damit aufhören. Die Definition des Todes nur deshalb zu ändern, um Organe entnehmen zu können, ist aber sittlich problematisch. Wie Hans Jonas vor vielen Jahren schon geschrieben hat, wäre es besser, nicht die Definition zu ändern, sondern die harte Frage zu stellen, wann ein Leben nicht mehr erhalten werden müsse. Die Gefahr, laut Jonas, besteht darin daß „die Verantwortung wertbeladener Entscheidungen durch die Mechanik wertfreier Routine ersetzt wird" [12]. Es scheint, daß die Dänen sich das zu Herzen genommen haben [11].

Wiederbeleben oder Nicht-Wiederbeleben: Eine oft schwierige Frage

Kreislauf und Atmen sind eng miteinander verbunden: wenn der eine aufhört, hört auch das andere binnen weniger Sekunden oder Minuten auf. Patienten, deren Herz nicht mehr schlägt (und deren Kreislauf daher stillsteht) und die nicht mehr atmen, wurden bis vor kurzer Zeit als tot betrachtet und behandelt. Seit den späten Fünfziger- und frühen Sechziger-Jahren dieses Jahrhunderts hat sich dies geändert. In vielen Fällen ist es möglich, solche Patienten „wiederzubeleben": d.h., die Herzfunktion wieder in Gang zu setzen und die Atmung zu unterstützen. Wenn das früh genug (gewöhnlich binnen ein bis vier Minuten) geschieht, besteht eine gute Möglichkeit, daß – falls die Ursache rückgängig zu machen ist – Patienten wieder lebensfähig sein und auch wieder ein Leben führen könnten. Allerdings, wenn es nicht vollkommen, doch teilweise glückt (wenn also das Gehirn zu lange ohne Sauerstoff gewesen ist), so mag der Patient zwar nicht tot sein, aber entweder am Leben sein ohne bewußtes Erleben oder ein schwer behindertes Leben vor sich haben. Historisch wurde Wiederbeleben zunächst bei Herzkrankheiten und insbesondere bei Herzstillstand unternommen, aber bald wurde der Versuch gemacht, fast alle Patienten, die im Spital sterben, wiederzubeleben. In vielen Spitälern gehören Wiederbelebungsversuche (fast wie bei den Katholiken die letzte Ölung) schon „zum guten Ton".

Wenn das Herz stillsteht, ist es üblich (außer wenn im vorhinein die Entscheidung, nicht wiederzubeleben, getroffen worden ist), den Versuch zu machen, Patienten wiederzubeleben. Es ist eine der wenigen „negativen" Anordnungen des Arztes: Wiederzubeleben (genau wie Speise und Wasser zu geben) ist die Regel; nicht wiederzubeleben muß ausdrücklich vorher entschieden worden sein. Der Grund dafür ist einleuchtend: Wenn der Kreislauf und das Atmen aufhören, ist keine Zeit, die Frage lang zu diskutieren; falls man nicht wiederbelebt, ist der Patient tot; falls man versucht wiederzubeleben, besteht (außer bei unbehebbaren Schäden) die Möglichkeit, den Patienten zu retten [8]. Aber nur weil man etwas tun *kann*, heißt es noch lange nicht, daß man es tun *soll* oder *muß*!

Für die Entscheidung, einen Patienten nicht wiederzubeleben, gibt es zwei ganz unterschiedliche Gründe: (1) einen medizintechnischen: In diesem Fall ergibt sich aus der einschlägigen Literatur, daß Wiederbeleben erfolglos sein wird (d.h., daß man das Herz nicht mehr in Gang setzen kann oder – selbst bei Gelingen – der Patient nie wieder zu Bewußtsein kommen wird); (2) einen sittlichen: „So zu leben wäre kein Vorteil" – ein Entschluß, den niemand für einen anderen treffen kann oder soll (siehe das 3. Kapitel über sittliche Entscheidungen, wie auch das 6. Kapitel über den Begriff des Hoffnungslosen). Ärzte müssen vorsichtig sein, nicht ihre eigene Weltanschauung unter einem technischen Vorwand zum Ausdruck zu bringen. Allerdings kann der erste Grund auch in zwei Aspekte geteilt werden: Den Kreislauf nicht in Gang setzen zu *können*, ist nicht dasselbe, wie es doch zu tun – aber mit dem Resultat, daß der Patient dann eben nie mehr zu Bewußtsein kommt. Genaugenommen stellt die zweite Möglichkeit eigentlich auch einen Entschluß dar, „daß so zu leben kein Vorteil wäre"; nur kann man annehmen, daß kaum jemand in unserer Kultur auf diese Art weiterleben will. Daher wird in der Literatur für gewöhnlich auch dieser Grund als technischer gewertet.

Die Frage des Nicht-Wiederbelebens aus medizintechnischen Gründen sollte eigentlich ganz anders gehandhabt werden als das sittliche Problem. Besteht keine Möglichkeit, einen Patienten wiederzubeleben, ist es eigentlich fast unsinnig, den Patienten oder dessen Verwandten zu fragen – es ist nicht ratsam und schon gar nicht eine Pflicht, das Unmögliche zu versuchen. Was „unmöglich" ist, geht aus der medizinischen Literatur hervor: Es gibt gewisse gut beschriebene Zustände, wo so etwas noch nie erfolgreich gemacht worden ist. Hier müssen insbesondere die verschiedenen APACHE-Studien bei Erwachsenen (APACHE, APACHE II, APACHE III und APACHE-L), sowie die sogenannten PRISM-Studien bei Kindern erwähnt werden [13, 14, 15]. Patienten und Verwandte sollten klarerweise informiert werden („es tut mir schrecklich leid, aber der klinische Zustand ist so, daß – falls das Herz aufhört zu schlagen – wir es nicht mehr in Gang setzen können, oder – sollten wir es zuwege bringen – der Patient nie wieder das Bewußtsein erlangen kann; natürlich fahren wir fort, alles zu untenehmen, was wir sonst tun können"); aber zu fragen, ob man etwas unterlassen soll, deutet an, daß es möglich wäre, so etwas zu machen und daß es unter gewissen gleichen Umständen auch angebracht wäre [15] (siehe auch das 6. Kapitel).

Wenn es aber medizintechnisch möglich ist, wiederzubeleben, so bedeutet das Wiederbeleben keine medizintechnische, sondern eine sittliche Frage. Ob der Versuch angebracht ist, einen Patienten wiederzubeleben, ist eine Frage, die nur der Patient mit den Ärzte entscheiden kann und muß. Es ist zu hoffen, daß ein Patient so etwas mit Familie und Freunden besprechen wird, aber schließlich und endlich ist es Sache des Patienten. Nur wenn der Patient nicht entschlußfähig ist, müssen dann solche Fragen zwischen Ärzten, Schwestern, Verwandten, Freunden, Begleitern und anderen so gut wie möglich im Sinne des Patienten entschieden werden (siehe das 3. Kapitel).

Das apallische Syndrom

Das apallische Syndrom besteht aus andauernder und hoffnungsloser Bewußtlosigkeit. Man kann es in drei Teile einteilen: (1) Das, was gewöhnlich unter „Hirntod" (also Organtod des ganzen Gehirns) verstanden wird; (2) unwiderrufliches Koma; und (3) unwiderruflicher vegetativer Zustand. Obwohl sich die drei anatomisch, pathophysiologisch und klinisch etwas unterscheiden, so haben sie die Haupttatsache gemeinsam: Der Patient ist hoffnungslos ohne Bewußtsein, *ist* also *am Leben*, aber *hat kein Leben* (siehe Abb. 2, Seite 115).

Tod des ganzen Gehirns heißt, daß Patienten kein funktionierendes Atmungszentrum haben, und daß sie deswegen vollkommen auf künstliche Beatmung (Respirator) angewiesen sind. Dieser Zustand kann durch Elektroenzephalographie und durch radiologische Zirkulationsstudien bestätigt werden und wird heute in den meisten Ländern vom Gesetz her dem Tod gleichgestellt: dies stellt eine gesetzliche, aber nicht eine biologische oder unbedingt eine sittliche Tatsache dar.

Tod des Hirnstamms mit Tod der formatio reticularis, die ganz oben im Stamm sitzt, führt zu beständigem Koma. Nachdem Patienten eine gewisse Zeit in diesem Zustand verblieben sind, kann man erwarten, daß sie nie wieder aufwachen werden. Solche Patienten sind gewöhnlich nicht auf einen Respirator angewiesen, aber sind bewußtlos; außer Atmen und Reflexen besitzen sie keine besonderen Lebenszeichen. Um weiterzuleben, sind sie auf künstliche Ernährung und auf die medizinische Behandlung von oft auftretenden Infektionen angewiesen.

Was man den „vegetativen Zustand" nennt, ist fast dasselbe, wobei hier die formatio reticularis verschont geblieben ist. Dieser kleine Teil des Gehirns zwischen Großhirn und Hirnstamm kontrolliert Wachsein und Schlafen sowie einige Reflexe – wie Schlucken, Blinzeln usw. Eben so wie bei Koma besteht nach einer bestimmten Zeit keine Hoffnung auf Verbesserung mehr. Solche Patienten sind zwar genauso bewußtlos wie die Menschen im Koma, aber schauen „lebendiger" aus. Sie „wachen auf", „schlafen", bewegen ihre Lippen, schlucken und sind daher aus rein gefühlsmäßigen Gründen für alle Beteiligten ein viel größeres Problem. Angehörige wollen oft kaum glauben, daß der Patient nicht bei Bewußt-

Das apallische Syndrom

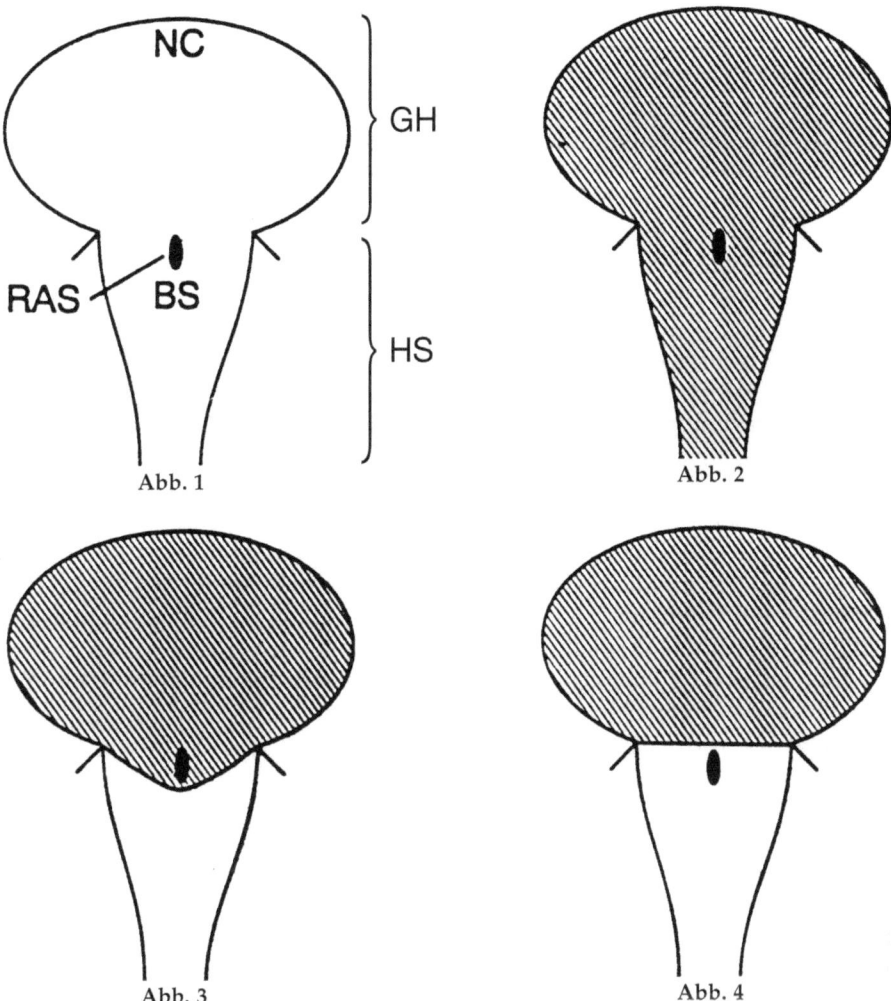

Abb. 1: *Normalzustand.* Wahrnehmen – Denken – Fühlen – Integrieren – Leiden – Schmerzempfindung. *GH* Großhirn, *HS* Hirnstamm, *RS* Formatio reticularis, *NC* Neocortex.

Abb. 2: *Hirntod.* Definition: Andauernd funktionsloses Gehirn und Nervengewebe inklusive Hirnstamm vom Rückenmark aufwärts. Kriterien: 1. Reflexe können weiterhin funktionieren, 2. Kein spontanes Atmen, 3. Oftmals vegetative Störungen, 4. Künstliche Beatmung unbedingt notwendig, 5. Keine Hirndurchblutung, 6. Flaches EEG: Achtung – negative und positive Fehler kommen vor.

Abb. 3: *Andauerndes Koma.* Definition: Neokortikale Strukturen und formatio reticularis permanent funktionslos (tot), aber ansonsten ist der Hirnstamm unversehrt. Kriterien: 1. Klinisch bestimmbar, 2. Reflexe beständig, 3. Spontanes Atmen, 4. Oftmals Infektionen, Dekubiti; künstliche Ernährung, Katheter, etc. erforderlich.

Abb. 4: *Andauernder vegetativer Zustand.* Definition: Wie oben, aber formatio reticularis nicht beschädigt. Kriterien: 1. Klinisch bestimmbar, 2. Reflexe beständig, 3. Spontanes Atmen, 4. Wach- und Schlaf-Zyklus, 5. „Schaltuhr".

sein ist, oder sie hoffen, daß er sehr bald wieder das Bewußtsein erlangen wird. Aber solche Patienten sind nicht bei Bewußtsein. Man kann die Situation mit folgendem vergleichen: Wenn ich länger nicht zu Hause bin, so kann ich Licht und Radio durch Schaltuhren zu einer gewissen Zeit an- und abschalten. Jemand, der von außen das Haus beobachtet, könnte daraus schließen, daß ich zu Hause sei: aber dies wäre ein Trugschluß. Ich bin gar nicht zu Hause, sondern alles läuft nur automatisch ab. Es verhält sich mit diesen Kranken genau so.

In früheren Zeiten waren Menschen mit apallischem Syndrom kein Problem. Ohne die Möglichkeit, aktiv zu intervenieren und sie künstlich zu ernähren, sind sie alle über kurz oder lang gestorben. Heutzutage können sie aber weiterhin zwar am Leben *sein*, aber nie mehr ein Leben *haben*. Solche Patienten sind für die Verwandten wie auch für die Krankenschwestern, Ärzte und andere, die sich um sie kümmern müssen, oft eine sehr schwere psychische und emotionelle Last. Die Verwandten haben noch immer Hoffnung; die Pfleger werden mit einer hoffnungslosen Situation konfrontiert, wo sie nicht wirklich helfen können; und die Gemeinschaft hat eine schwere finanzielle Last zu tragen, die jährlich viele Millionen verschlingt, während immer weniger Geld für Patienten vorhanden ist, die bei Bewußtsein sind oder wieder zu Bewußtsein kommen können.

Das ethische Problem bei solchen Patienten stellt die weitere Behandlung dar. Später werde ich über künstliche Ernährung sprechen; hier will ich nur auf die aktive Behandlung bei solchen Patienten eingehen. Ärzte und Schwestern sind nicht verpflichtet, nutzlose Dinge zu unternehmen: Was allerdings nutzlos ist, muß die Gemeinschaft bestimmen, denn (siehe das 6. Kapitel) das ist keine rein medizintechnische Frage. Selbst wenn es nicht als „nutzlos" angesehen würde, so können Pfleger (Ärzte und Schwestern) die Sache kaum nur unter sich allein bestimmen: Oft hat der Patient nicht gewollt, solcherart am Leben erhalten zu werden; oft will die Familie nicht, daß der unvermeidliche Tod hier hinausgezögert werden soll. Die aktive Behandlung solcher Menschen mag nicht nur nicht sinnvoll sein, sondern in vieler Hinsicht grausam wirken und auch für die Umwelt grausam sein. Menschen künstlich am Leben zu erhalten, die kein Leben haben oder je wieder haben können, ist vom ethischen Standpunkt zumindest problematisch und eigentlich kaum notwendig. Wem die Entscheidung zufällt, daß solches Leben nicht mehr erhalten werden *muß*, hat in – und von – jeder Gemeinschaft diskutiert und schließlich geklärt zu werden: Soll es eine individuelle Entscheidung jedes Patienten sein (soll also gelten, daß – durch vorher festgelegte Bestimmungen – jeweils der Patient, Verwandte und Freunde dies bestimmen), oder soll es eine soziale Frage sein, die die Gemeinschaft entscheidet. Die konkrete und unangenehme Frage, unter welchen Umständen und wie lange ein Mensch am Leben erhalten werden soll, der sichtlich noch am Leben ist, aber kein Leben mehr hat, sollte lieber beantwortet werden, als daß man „wertbeladene Entscheidungen durch die Mechanik wertfreier Routine ersetzt" (Jonas) [12].

Behandlung einschränken – aber nicht aufhören zu behandeln

In der Medizin gibt es oft eine „graue Zone" – Zustände, bei denen man nicht bereit ist, weiterhin Aktives zur Verlängerung des Lebens zu unternehmen, aber doch nicht bereit ist, alle Arten der Behandlung aufzugeben. Man muß folgende Frage stellen: „Worin besteht der Unterschied zwischen einer Herzoperation oder Dialyse und der Behandlung einer Lungenentzündung, dem Öffnen eines Abszesses, oder einer Blinddarmoperation?" Es mag z.B. in manchen Fällen angebracht sein, eine Lungenentzündung zu behandeln, ein Abszeß aufzuschneiden oder den Blinddarm zu entfernen, aber oft fraglich sein, ob der Patient dialysiert werden oder einer Herzoperation unterzogen werden soll [17]. Und obwohl häufig behauptet wird, „daß das doch klar ist", so muß man dennoch irgendwelche Richtlinien haben, um solche Entscheidungen zu treffen. Die erste Richtlinie wäre eine rein medizintechnische: Beim gegebenen Zustand des Patienten wäre das Vorhaben nicht möglich oder unverantwortlich gefährlich. Aber nicht diese medizintechnischen Probleme sind schwierig. Vielmehr sind es Fälle von senilen oder geistig behinderten Patienten, wo man ethische Richtlinien brauchen würde. Etwa im Fall der alten Dame oder des geistig schwerst Behinderten – Menschen, die zwar noch ihr Essen genießen, aber kaum jemanden erkennen können. Wenn man keine ethischen Richtlinien hat, so läuft man Gefahr, daß solche Entscheidungen unberechenbar, sich in einer Einzelheit verlaufend und oft unverteidigbar sein werden. Noch ärger: Solche Entschlüsse führen leicht dazu, daß man Patienten zwar behandelt, aber nicht wirklich ausreichend, um einen deutlichen Unterschied zu einem Behandlungsabbruch erkennen zu können; also daß man sich, offen gesagt, dazu entschlossen hat, nicht zu behandeln, aber sich doch irgendwie verpflichtet fühlt, daß man „etwas tun sollte" [18].

Richtlinien für solche Fälle können durch eine sorgfältige Erwägung der Traditionen, der Pflichten und der Ziele der Medizin erarbeitet werden. Die Pflicht, anderen – soweit es möglich ist – kein Leid zuzufügen, genauso wie die Pflicht, Leiden zu lindern und – wenn möglich und ethisch verteidigbar – das Leben zu unterstützen, müssen oft gegeneinander abgewogen werden. Um solche Richtlinien aufstellen zu können, sind mindestens vier Fragen zu klären: (1) Wie kritisch ist das Problem? (2) Wie schmerzhaft ist die Krankheit und welche Möglichkeit besteht, Schmerzen oder Leiden zu lindern? (3) Welcher Grad an Schmerzen oder Leiden wird durch die Behandlung verursacht? (4) Sind Patienten fähig zu verstehen, was getan wird; sind sie in der Lage, sich an das eben Erfaßte für die Zeit der Behandlung zu erinnern; und können sie bei der Behandlung mithelfen und kooperieren? [2, 17]

Wurde nicht schon vorher der Entschluß gefaßt, nichts zu tun, so wird man bei einem kritischen Notfall zu behandeln beginnen; wenn Lebensgefahr droht, und das Problem nicht schon im vorhinein durchdacht und entschieden worden ist, muß man auf jeden Fall handeln, wenn auch nur, um Zeit zum Nachdenken zu haben. Ein äußerst schmerzhaftes Leiden muß fast immer behandelt werden, gleichgültig ob das Behandeln das Leben verlängert oder verkürzt. Man kann Menschen (und besonders geistig behinderte Menschen, die es nicht verstehen können) nicht einfach ihren Qualen überlassen. Obwohl Ärzte stets den Schmerz und das mögliche Leiden berücksichtigen sollten, die eine Behandlung verursacht, und schmerzhafte Behandlungen möglichst überhaupt vermeiden sollten, so ist dies besonders bei geistig Behinderten oder senilen Menschen zu beachten, denen die Gründe nicht verständlich sind.

Vielleicht sollte der vierte Punkt am stärksten berücksichtigt werden: Können Patienten verstehen, was und warum etwas mit ihnen vorgenommen wird, und können sie kooperieren? Senile oder geistig behinderte Patienten sind auf ihre Umwelt und ihr Vertrauen in diese angewiesen. Solche Patienten verstehen nicht, was vor sich geht, aber sind daran gewöhnt, daß die Spitalsatmosphäre angenehm und die Pfleger nett und hilfreich sind. Bedingungsloses Vertrauen ermöglicht solchen Menschen, einiges an ihrer Existenz zu genießen, soweit sie noch dazu imstande sind. Wenn man ihnen jetzt etwas antut, das sie nicht verstehen (besonders wenn die Behandlung länger dauert, sich oft wiederholt oder sehr schmerzhaft bzw. restriktiv ist), so verlieren sie jedes Vertrauen, und ihre letzten Tage können durch Furcht und Angst getrübt werden.

Man würde also eine Lungenentzündung behandeln oder einen Blinddarm entfernen, weil (1) in beiden Fällen der Zustand gefährlich ist; (2) man dadurch das Leiden und die Schmerzen leicht lindern kann; (3) die Behandlung keine höchst schmerzhafte, restriktive, andauernde oder wiederholte ist; (4) der Patient den Zweck der Behandlung nicht lange im Sinn behalten muß und vielleicht sogar etwas mithelfen könnte. Die Krankheit ist umgrenzt und die Behandlung dauert nicht lange: dies ist bei Herzoperationen oder bei sich regelmäßig wiederholender Dialyse nicht der Fall. Bei Dialyse oder einer Herzoperation besteht (1) für gewöhnlich kein kritischer Notfall, wo allein dieser Eingriff plötzlich gefährdetes Leben retten muß; besteht (2) die Möglichkeit, das Leiden durch andere Eingriffe zu lindern; ist (3) die Behandlung eine höchst schmerzhafte oder restriktive, andauernde und wiederholte; (4) kann der Patient nur schwer verstehen, warum dies alles geschehen soll.

Obwohl es wichtig ist, jeden Fall individuell einzuschätzen, können Richtlinien bei dieser Einschätzung helfen. Derart gelagerte Fälle kommen heutzutage leider häufig vor: nicht nur im Krankenhaus, sondern auch zu Hause, wo sich die Frage stellt, ob man den Patienten ins Spital einliefern soll. Wo man stirbt, ist kulturell bedingt und wird in verschiedenen (sogar in – sich sonst relativ – ähnlichen) Kulturen ganz unterschiedlich gehandhabt: In Holland z.B. stirbt der Großteil der Patienten zu Hause; in den Vereinigten Staaten und auch in vielen europäischen Ländern sterben die meisten im Spital. Aber selbst in Amerika besteht die wachsende Tendenz, Patienten zu Hause sterben zu lassen [19, 20].

Krebs, Chirurgie, Chemotherapie und Hospiz

Patienten mit Krebs und besonders Patienten mit weit verbreiteten Metastasen bedeuten oft für Ärzte, Pfleger und Begleiter ein schweres Problem. Immer wieder treten Fragen auf, die mit der Intensität der Behandlung zu tun haben (Ist radikale Chirurgie angebracht? Soll man Chemotherapie anwenden? Usw.).

Die Frage des Weiterbehandelns, des Sterbenlassens, der aktiven Sterbehilfe und die Frage, wie man den Tod am besten „orchestrieren" könnte, werden besonders oft bei Krebspatienten gestellt. Solche Fragen kommen zwar gewiß auch häufig bei anderen Krankheiten vor (z.B. bei AIDS sind die Fragen ganz ähnlich), aber aus verschiedenen Gründen werden Krebskranke fast immer als Beispiel verwendet, um über solche Fragen zu diskutieren.

Ärzte sollten Patienten unter fast allen Umständen die Wahrheit sagen. Wie wir aber bereits im 4. Kapitel besprochen haben, geschieht dies leider oft nicht, und das ist bei Krebs besonders häufig der Fall. Ärzte verwenden oft irgendwelche Ausflüchte („Es ist eine Geschwulst, und wir werden sie ganz entfernen" oder „wir haben sie völlig beseitigt, Sie brauchen sich daher nicht zu sorgen") und wollen Patienten nur ungern die Wahrheit sagen. Die Furcht, wie bereits erwähnt, daß Patienten die ganze Wahrheit einfach nicht vertragen könnten, ist erwiesenermaßen fast nie angebracht [21]. Allerdings haben Krebskranke genau wie andere das Recht, falls sie es wünschen, nicht informiert zu werden. Sogar in den Fällen, in denen es üblich ist, Patienten immer voll zu informieren, wünschen dies nicht alle Patienten, und es ist Aufgabe der Ärzte herauszufinden, bis zu welchem Grad und wann Patienten informiert werden wollen. Man soll die Wahrheit „anbieten", aber nicht aufdrängen: Keine Information zu wünschen ist ebenso ein Entschluß wie völlig Bescheid wissen zu wollen, und Patienten haben das Recht, ihre eigenen Entscheidungen darüber zu treffen. Manchmal kann das zu dem führen, was ein Autor als „pas de deux" zwischen dem Arzt und dem Patienten beschreibt [22]: Ärzte müssen versuchen, von ihren Patienten zu erfahren, in genau welchem Maß und zu welchem Zeitpunkt sie informiert werden wollen. Und oft – wie bereits im vierten Kapitel erwähnt – ist das Ausmaß der gewünschten Information kulturell bedingt [23, 24].

Die ethischen Probleme bei Krebskranken sind oft zu vermeiden. Da Krebs selten schnell zum Tod führt, bietet diese Krankheit Ärzten, Patienten, Familien und Freunden eine ausgezeichnete Möglichkeit, diese Fragen im vorhinein zu besprechen und nicht erst, wenn sie aktuell werden. Aber leider finden solche Gespräche nur allzu selten und meist nicht offen und ehrlich statt. Man sollte nicht nur ein kurzfristiges Ziel besprechen, sondern ebenso ein langfristiges Ziel, und Möglichkeiten erörtern, wie es zu erreichen wäre (siehe das 3. Kapitel). Solche Gespräche sollten früh angefangen und kontinuierlich geführt werden. Die möglichen Optionen, die zu erwartenden und die nicht vorhersehbaren

Folgen verschiedener Behandlungsmethoden, sowie auch die sozialen, emotionellen und ökonomischen Fragen sollten mit allen Beteiligten gründlich und ausgiebig diskutiert werden. Solche Unterredungen sollten die Frage, wie der Tod zu „orchestrieren" wäre, an den Anfang stellen: und das bedeutet keineswegs nur schwarz zu malen! Im Gegenteil: Solche Gespräche zeigen Patienten, daß man sie als Menschen und nicht nur als interessante Fälle schätzt, daß man ihnen so gut wie möglich zu helfen bemüht ist und sie nicht verlassen wird. Solch ein Gespräch soll ja auch die positiven Seiten hervorheben: Man muß nicht unbedingt sagen, daß etwa sechzig Prozent der Patienten innerhalb von zwei Jahren sterben, sondern kann dieselbe Tatsache so ausdrücken, daß in zwei Jahren vierzig Prozent am Leben bleiben – und Patienten nehmen das eine ganz anders auf als das andere. Schließlich und endlich ist man, bis man stirbt, am Leben! Aber man muß auch den Mut haben, nicht nur das Positive, sondern auch das Negative mit dem Patienten ehrlich und offen zu besprechen.

Bei Chemotherapie gibt es da noch ein anderes Problem: Chemotherapie kann sehr unangenehm und mit großem Unbehagen verbunden sein. Patienten können leicht deprimiert werden, den Mut aufgeben und Schluß machen wollen. Es gibt zwei Möglichkeiten, diese Situation zu handhaben, und es ist ratsam, die Vorschläge gut zu besprechen. Erstens kann man Patienten das Recht geben, jederzeit die Behandlung abzubrechen; andererseits kann man – wenn der Patient das will – mit ihm ausmachen, daß man trotz seiner Bitte nach Abbruch der Behandlung diese weiter durchführen wird. Welche dieser zwei Optionen Patienten wählen wollen, bleibt ihnen überlassen.

Manche Patienten wollen die Möglichkeit haben, jederzeit die Behandlung abzubrechen; andere (die vielleicht von sich wissen, daß sie nicht die Kraft aufbringen werden durchzuhalten, wenn sie es nicht müssen, die aber jede Möglichkeit zur Heilung ausnützen wollen) werden anders entscheiden. Im zweiten Fall sagt der Patient vorher, falls er seinen Entschluß ändern sollte, dies nur dem Druck, der auf ihm lastet, zuzuschreiben sei, und daß man deswegen seine mögliche Meinungsänderung nicht zur Kenntnis nehmen solle. Ein Bekannter erzählt, daß seine Großmutter immer darum bat, nicht in ihren letzten Tagen ins Spital gebracht zu werden. Sie wollte, falls wirklich keine aktive Behandlung mehr möglich sei, zu Hause sterben. Aber sie fügte immer dazu: „Wenn ich mir's dann anders überlege, hört nicht auf mich, denn das wäre nicht wirklich, was ich will". So ein Vertrag (d.h., daß man einmal Begonnenes auch durchhalten wird) wird oft als „Odysseus-Vertrag" bezeichnet [25, 26]. Es gibt viele Fälle, wo die Option eines Odysseus-Vertrages angebracht ist, nicht nur bei Chemotherapie und Krebs, sondern auch oft bei Menschen mit schweren Verbrennungen, die nur geringe Überlebenschancen haben und deren langwierige Behandlung mit großen Schmerzen, vielen Analgetika und oft wenig Erfolg verbunden ist. (Manche Kliniken geben solchen Patienten, die etwa während der ersten 48 Stunden noch weniger Schmerzen als später haben, die Entscheidungsmöglichkeit: „Wollen Sie diese schmerzhafte und nicht sehr oft erfolgreiche Behandlung durchhalten, oder wollen Sie nur gegen die Schmerzen behandelt werden? Später haben Sie dann zu große Schmerzen und stehen unter zuviel Analgetika, um wirklich entscheidungsfähig zu sein".)

Die Hospizbewegung stellt bei Krebskranken (aber nicht nur bei Krebskranken), die über kurz oder lang sterben werden, eine ziemlich neue Errungenschaft dar. In England zuerst erprobt, hat sie sich in vielen Teilen der Welt als vorteilhaft erwiesen. Patienten, die ins Hospiz kommen, werden nicht mehr intensiv behandelt und würden, falls ihr Herz zu schlagen aufhört, nicht mehr wiederbelebt werden. Das Ziel der Hospizbewegung ist es, solche Patienten nicht nur so schmerzfrei wie möglich zu halten, sondern auch ihr Leben selbst möglichst angenehm zu gestalten. Der Schwerpunkt ist das Leben, nicht das Sterben. Im Hospiz wird also das, was vom Leben überbleibt, und nicht nur das Sterben selbst betont: Eine Art der „Orchestrierung", die viel günstiger ist, als nur das Sterben zu betonen. Ein Hospiz kann entweder eine Anstalt wie eine Art Spital sein, oder ein Patient kann zwar zu Hause bleiben, aber doch vom Hospiz betreut werden. Das kommt auf die jeweilige Situation und die Wünsche des Patienten und der Familie an.

Auch im Hospiz gibt es schwierige ethische Fragen. Gewöhnlich ist eine der Grundbedingungen, um in ein Hospiz aufgenommen zu werden, daß Patienten zustimmen müssen, nicht aktiv behandelt und nicht mehr wiederbelebt zu werden. In den meisten Fällen ist das kaum ein Problem: Patienten lassen sich in ein Hospiz einschreiben, weil sie keine weiteren aktiven Eingriffe in ihre Krankheit wollen. Manchmal aber kann da ein Problem auftreten. In manchen Fällen ist es gut möglich, daß Patienten (weil sie noch etwas Bestimmtes erleben wollen – sagen wir, die Geburt eines Enkelkindes oder das Erscheinen ihres neuen Buches zu erleben wünschen) doch noch ihr Leben verlängert haben wollen. In solchen Fällen nehmen die meisten Hospize diese Patienten nicht auf. Diese Praxis übt aber schweren Druck auf einen Patienten aus, für den der Aufenthalt im Hospiz ansonsten sehr geeignet wäre.

Bei Krebs ergeben sich nicht selten Fragen, die mit dem Umfang der Operation zu tun haben. Wie radikal soll man eingreifen? Ist es wert, einen besonders radikalen und manchmal verstümmelnden Eingriff zu unternehmen, der aber mehr Chancen auf Heilung bringt? Ist es wert, einen radikalen chirurgischen (oder manchmal röntgenologischen) Eingriff zu machen, der aber möglicherweise das Hirn schädigt und intellektuell nachteilige Folgen haben kann? In der Praxis kommen solche Fragen z.B. bei Eingriffen beim Mammakarzinom (die Frau will aus kosmetischen Gründen lieber einen weniger radikalen Eingriff als den, den der Chirurg für optimal hält) oder bei primären oder sekundären Gehirntumoren (bei chirurgischen Eingriffen oder, wie bei Lungenkrebs, therapeutischen oder prophylaktischen Röntgenbestrahlungen des Gehirns) gar nicht selten vor. Es ist die Pflicht der Ärzte, ehrlich und genau die Vor- und Nachteile verschiedener Behandlungsmethoden zu beschreiben, sie mit Patienten gut und ausführlich zu besprechen, und Patienten bei der Auswahl beizustehen. Und wiederum: Dies muß in einer Sprache geschehen, die Patienten verstehen können und die der Fähigkeit des Patienten und der Situation angemessen ist. Obwohl das viel Zeit in Anspruch nimmt, ist es doch ein Teil der sittlich unbedingt notwendigen Aufgabe, die zu unterlassen ethisch problematisch ist.

Die anzuwendenden Richtlinien bei solchen Entscheidungen dürfen nicht nur medizintechnischer Natur sein, sondern müssen auch die Ziele, die Werte und die daraus folgenden Wünsche des Patienten berücksichtigen. Das „biomedizinische Gut" (siehe das 4. Kapitel) ist nicht das einzige und für Patienten oft schon gar nicht das wichtigste „Gut", das in Frage kommt. Aber Ärzte müssen sicher sein, daß Patienten die Tatsachen wirklich verstanden haben; daß ihr Entschluß nicht einfach impulsiv, zu rasch oder nicht gut bedacht war; aber schließlich und endlich müssen Patienten für sich selbst entscheiden, und Ärzte haben entweder auszuführen, was Patienten wollen, oder – falls sie sich ethisch verpflichtet fühlen, das nicht zu tun – sie müssen dem Patienten helfen, den Arzt zu wechseln. Ein Patient, der etwas anderes wünscht als der Arzt vorschlägt, kann nicht einfach deswegen als entscheidungsunfähig bezeichnet werden.

Künstliche Ernährung

In früheren Zeiten war es nicht selten, daß Patienten einfach zu essen und sogar manchmal zu trinken aufgehört haben und gestorben sind. Natürlich hat man versucht, solche Menschen dazu zu bringen, doch etwas zu sich zu nehmen, aber wenn sie das nicht wollten, hat man sie gewöhnlich in Ruhe sterben lassen. Die Möglichkeit der künstlichen Ernährung (sei es intravenös, durch einen Schlauch, oder durch Gastrostomie oder Ileostomie, was einen chirurgischen Eingriff erfordert) sind Entwicklungen der Neuzeit. Außerdem muß man sich klar sein, daß Appetit oder Hunger anders bei schwerkranken oder sterbenden Menschen als bei Gesunden ist. Sterbende oder unheilbar Kranke im letzten Krankheitsstadium leiden nur selten Hunger und auch oft nicht mehr Durst.

Heutzutage, da man oft im Spital oder in einem Pflegeheim seine letzten Tage verbringt, fühlen sich viele Ärzte und Krankenhäuser dazu verpflichtet, solche Patienten künstlich zu ernähren. Aber künstliche Ernährung ist, vom ethischen Gesichtspunkt (und in manchen Staaten oder Länden auch vom gesetzlichen) nichts anderes als eine andere Behandlungsart: Patienten haben genauso das Recht, künstliche Ernährung – wie auch chirurgische Eingriffe – zu verweigern: Falls Patienten entschlußfähig sind, müssen sie das selbst entscheiden, und falls nicht, können das geeignete Personen stellvertretend für sie tun (siehe das 3. Kapitel) [27].

Die Schwierigkeit besteht darin, daß viele (auch Ethiker) aus rein gefühlsmäßigen Gründen künstliche Ernährung anders beurteilen als etwa künstliche Beatmung. Essen und Trinken hat einen tiefen symbolischen Wert, der mit der Achtung des Lebens und mit ganz tiefen atavistischen Trieben zu tun hat [2, 28–31]. Man muß sich aber im klaren sein, daß man hier nicht über „Ernähren", sondern über *künstliches Ernähren* spricht: Niemand könnte einem Essen oder Trinken aus nicht rein medizintechnischen Gründen verweigern; klarerweise ist man verpflichtet, Patienten eindringlich und immer wieder zum Essen und Trinken aufzufordern. Aber das unterscheidet sich grundlegend davon, Patienten, die nicht essen wollen und bei Bewußtsein sind, ans Bett zu binden, um sie mittels eines Schlauches zu füttern, oder sie zu einer Operation zu zwingen, um sie dann durch den Magen oder Dünndarm gegen ihren Willen ernähren zu können [2, 32, 33]. In Einklang mit ethischen Prinzipien kann man Patienten Nahrung und Wasser natürlich nur verweigern, wenn dazu triftige medizinische Gründe vorliegen; aber man spricht in Situationen, in denen Patienten selbst Nahrung ablehnen, nicht von Verweigerung, sondern von Verzicht auf Zwang.

Man kann Patienten im Hinblick auf künstliches Ernähren in folgende Kategorien einteilen: (1) Patienten, die künstlich ernährt werden wollen; (2) Hoffnungslos bewußtlose Menschen; (3) Menschen (oft bereits schwer senile), die sich weigern zu essen oder sogar zu trinken, und die man zur künstlichen Ernährung anbinden müßte [5].

Bei der ersten Kategorie besteht keine ethische Frage: Solche Patienten (außer, wenn es ihre Krankheit kontraindiziert) müssen ernährt werden. Die schwierigste Frage ist auch die wahrscheinlich häufigste: Frau Jedlicka ist 93, erkennt bereits seit langer Zeit niemanden mehr, läßt keine Anzeichen der Freude oder wenigstens des primitiven Genusses erkennen, ist aber fähig, Schmerzen zu fühlen. Sie ist „anhedonisch", liegt in Fötalstellung, ihre Gelenke sind kaum mehr bewegbar, und sie stöhnt, so oft sie irgendwie bewegt oder gestört wird. Sie weigert sich, irgend etwas außer Wasser oder ein wenig Fruchtsaft zu sich zu nehmen, spuckt alles andere aus und muß angebunden werden, um künstlich ernährt zu werden. Sichtlich ist ihr das unangenehm, und sie kämpft dagegen, so gut sie kann. Wenn sie nicht angebunden ist, liegt sie gekrümmt, aber still da und döst. Sie mit einem Schlauch oder durch Gastrostomie bzw. Ileostomie zu ernähren, stellt die einzige Möglichkeit dar, sie am Leben zu erhalten. Ein solcher Mensch ist sichtlich „am Leben", und in primitiver Hinsicht „hat" so ein Patient auch ein Leben: Aber es ist ein Leben, das entweder kaum bewußt oder nur voll von Schmerzen ist; ein Leben, dessen Erfahrungen nur auf Schmerzempfinden beschränkt ist. Sicher muß man versuchen, so einen Menschen zu füttern, muß sich Zeit nehmen und mit einem Löffel oder mit anderen Instrumenten sanft versuchen, sie zum Schlucken zu bringen: Aber das ist etwas ganz anderes, als sie sichtlich gegen ihren Willen (man kann hier allerdings kaum von „Willen" sprechen) zur Nahrungsaufnahme zu zwingen, und dadurch ihre letzten Tage zu trüben, nur um sie am Leben zu erhalten. Aus ethischer Sicht sollte man in solchen Fällen die Situation gründlich mit den Verwandten besprechen, und in manchen Fällen haben sich auch Patienten schon lange vorher zu dem Problem geäußert. Menschen werden selten plötzlich senil, obwohl sie durch Krankheit oder Unfall natürlich in dieses Stadium kommen können. Es ist jedoch vorzuziehen, mit älteren Menschen solche Probleme sanft, aber gut und gründlich zu besprechen, noch lange bevor die Probleme aktuell geworden sind.

Bei unwiderruflich bewußtlosen (also apallischen) Patienten stellt sich die Frage ganz anders (siehe den Teil über das apallische Syndrom in diesem Kapitel). Apallische Patienten fühlen keine Schmerzen und können – der Definition entsprechend – nicht leiden. Das Problem, daß man hoffnungslos kranken und sterbenden Menschen nicht Leid zufügen soll, nur um sie künstlich am Leben zu erhalten, ist hier nicht gegeben. Das Problem ist eines, das mit den Gefühlen der Verwandten, den Zielen der Medizin selbst (siehe auch das 6. Kapitel), den Zielen und Werten der Gemeinschaft und den finanziellen Mitteln zu tun hat. Falls Patienten vorher ihren Willen nicht klar zum Ausdruck gebracht haben, ist man heute darauf angewiesen, die Angelegenheit mit denen, die vom Patienten dazu ermächtigt worden sind, gründlich zu besprechen und entsprechend zu handeln.

Ich glaube, eine vorsichtige Unterscheidung der angeführten Kategorien ist zu treffen: Patienten, die essen wollen (und vom medizinischen Standpunkt auch essen dürfen), müssen gefüttert werden; diejenigen, die zurechnungsfähig sind und es verweigern, kann man nicht zwingen; das Verhalten gegenüber permanent Bewußtlosen ist zwar in sittlicher Hinsicht problematisch, aber sie weiter am Leben zu erhalten, ist für sie selbst nicht schmerzhaft oder schädlich (allerdings kann es für die Gemeinschaft eine sehr kostspielige Sache werden; einige Milliarden Dollar werden in den USA ausgegeben, um diese Menschen am Leben zu erhalten); und schließlich stellt das Zwingen und Anbinden von Patienten, die fast bewußtlos sind, aber doch noch Schmerzen empfinden und sich gegen die Nahrungsaufnahme sträuben, einen übereifrigen Eingriff dar, der sittlich höchst problematisch ist [2].

Einige Ethiker behaupten, daß selbst künstliche Ernährung etwas ganz anderes ist als künstliche Beatmung; und solche Ethiker halten künstliches Ernähren nicht nur für eine ärztliche, sondern insbesondere auch für eine menschliche Pflicht [28–31]. Solche Ethiker begründen dies einfach gefühlsmäßig. Aber daß man solche Patienten aus ethischen Gründen künstlich ernähren *muß*, ist keineswegs unbedingt und a priori der Fall [2, 32, 33]. Wiederum muß man nachdenken, was die „Zwecke" der Medizin sind – was es heißt „am Leben zu sein", und was es bedeutet, „ein Leben zu haben". Weiters muß man sich über den Gedanken des „Zufügens von Schaden" und der „Verhinderung von Schaden" (siehe den Abschnitt über Sterbehilfe) klar sein. Bei ethischen Erwägungen sind scharfes Nachdenken und sorgfältiges Untersuchen wesentlich: Einfach etwas zu tun, weil man es immer so getan hat, oder weil man sich rein gefühlsmäßig – ohne die Sache weiter zu untersuchen – dazu gezwungen fühlt, in einer bestimmten Weise zu handeln, widerspricht dem eigentlichen Sinn ethischen Handelns. Das soll nicht heißen, daß Gefühle oder Tradition unbeachtet bleiben sollten! Es bedeutet bloß, daß Tradition und Gefühl, so wichtig sie auch beim ethischen Denken sind, nicht normativ werden dürfen.

Selbstmord

Das Thema Selbstmord ist in der Medizinethik aus vor allem zwei Gründen wichtig: Erstens ist es wichtig, sich über die Ethik des Selbstmords an und für sich klar zu werden, weil ein enger Zusammenhang mit Fragen der Sterbehilfe besteht; zweitens ist es wichtig, weil Ärzte oft Menschen behandeln müssen, die versucht haben, sich umzubringen.

Wenn Menschen Selbstmord begehen wollen, so entscheiden sie sich (was immer auch der Grund sein mag), ihr Leben freiwillig zu beenden; durch „freiwillige Euthanasie" hilft ein anderer, den Willen des Patienten (meist weil der Patient es nicht kann oder nicht selbst tun will) in die Tat umzusetzen. Die Gemeinsamkeit in beiden Fällen besteht darin, daß der Entschluß zu sterben von dem, der tot sein wird, ausgeht [2].

Wenn der Mensch einen selbständigen Willen und das Recht hat, diesen – wenn er anderen nicht schadet – zu verwirklichen, so ist es jedenfalls schwierig, von einem nichtreligiösen Gesichtspunkt aus gegen Selbstmord zu sprechen. Vom religiösen Standpunkt (zumindest in vielen Religionen) ist Selbstmord verwerflich: Selbstmord zu begehen bedeutet, ein Geschenk Gottes zurückzuweisen, ist also eine „Hybris", weil Gott allein entscheiden darf, wann man sterben sollte. Aber in solchen Argumenten steckt noch immer der Grundgedanke, daß ein anderer beschädigt wird: in diesem Falle Gott, der ja auch „jemand anderer" ist! (Siehe die kurzen Überlegungen im 2. Kapitel zu den Pflichten sich selbst gegenüber.)

Suizid wird in der nichtreligiösen Ethik fragwürdig, wenn solch eine Tat wirklich anderen schadet: Wenn man sich entschließt, aus anscheinend trivialen Gründen mit sich selbst Schluß zu machen – wobei allerdings zu klären bleibt, ob dies auch den Tatsachen entspricht und nicht nur dem äußeren Anschein nach so aussieht – und dadurch Frau und Kinder ohne weiteres allein zurückläßt, so ist Selbstmord offensichtlich ethisch kaum zu verteidigen: Aber das Übel ist nicht der Selbstmord selbst, sondern eine gewissenlose Tat, die anderen schweren Schaden zufügt und einen selbst daran hindert, seinen Pflichten nachzukommen.

Wenn ein Patient, der sich umzubringen versucht hat, noch lebendig ins Krankenhaus eingeliefert wird, werden Ärzte normalerweise zu behandeln anfangen. Wie in jeder lebensbedrohenden Situation, in der man nicht viel oder überhaupt nichts über den Patienten weiß, werden Ärzte umgehend zu handeln beginnen und dies auch aus ethischen Erwägungen heraus tun müssen; man handelt hier, um Zeit zu gewinnen, so daß man sich dann entscheiden kann: Wenn man nichts tut, so bleibt nichts mehr zu entscheiden übrig. Es ist eine Art Paternalismus, der zwischen „weichem" und „hartem" Vorgehen steht: Obwohl man es nicht mit Sicherheit voraussagen kann, besteht zumindest die Wahrscheinlichkeit, daß von ihrem eigenen Selbstmordversuch gerettete Patienten letztlich doch dankbar sein werden – wie es entsprechende Statistiken vermuten lassen. Man rettet also jemanden, von dem man fast nichts außer dem Selbstmordversuch weiß, (1) um Zeit zu gewinnen; (2) im Glauben, daß die Tat unüberlegt war; (3) weil man annehmen kann, daß der Patient wahrscheinlich dafür dankbar sein wird; und (4) weil ein Patient, der wirklich nicht hätte gerettet werden wollen, sich wieder umbringen kann.

Weiß man allerdings mehr von einem Patienten, sind die Dinge nicht so einfach. Wenn man davon in Kenntnis gesetzt ist, daß der Patient Krebsmetastasen und starke Schmerzen hat, so mag man sittlich berechtigt sein, nicht einzugreifen. In diesem Fall ist es (1) unnötig, zu handeln, um Zeit zu gewinnen; (2) unwahrscheinlich, daß die Tat unüberlegt war; (3) anzunehmen, daß der Patient keinesfalls dankbar sein wird; (4) wahrscheinlich, daß der Patient – wenn er noch dazu fähig ist – sich wieder umzubringen versuchen wird.

Sterbehilfe: Hilfe beim Selbstmord, Hilfe beim und zum Sterben

Darf (oder soll) der Arzt dem Patienten beim Sterben (oder sogar vielleicht zum Sterben) helfen? Dies ist eine Frage, die mit der Zeit und aus verschiedenen Gründen immer aktueller geworden ist. Tatsächlich sterben heute nur wenige Patienten, weil sie unbedingt gerade in diesem Moment hätten sterben müssen: Fast immer ist es möglich, etwas zu unternehmen, so daß der Patient vielleicht noch ein paar Minuten, ein paar Stunden oder ein paar Tage (manchmal auch länger) leben könnte. Die technischen Möglichkeiten der Medizin sind heute so groß, daß fast immer ein Entschluß, „nichts mehr zu tun" (obwohl oft nicht völlig bewußt) dahinter steckt. Gleichzeitig bestehen Patienten immer mehr und mehr auf ihrem eigenen Bestimmungsrecht: auf das Recht, Kapitäne ihres eigenen Schicksals zu sein. Und ethisch gesehen ist es ja auch (jedenfalls innerhalb bestimmter Grenzen) das Recht jedes Menschen, dies zu tun. Aber obwohl Menschen ein solches ethisches Recht haben, heißt das noch lange nicht, daß andere (z.B. Ärzte) nun die Pflicht haben, dabei zu helfen.

Sterbehilfe kann Helfen *beim* oder *zum* Sterben sein. Unter Hilfe *beim* Sterben kann man aber, vom ethischen Standpunkt aus, ganz verschiedene Dinge meinen. (1) Man kann alles tun, um Patienten noch am Leben zu erhalten, aber gleichzeitig, so weit das möglich ist, das Sterben

„orchestrieren" und das Leiden lindern; oder (2) man kann entweder nicht mehr mit Behandlungen anfangen (oder sogar aufhören zu behandeln), aber alles tun, um die Schmerzen und das Leiden zu lindern, und kann den Patienten sterben lassen.

Alles zu unternehmen, um Patienten noch am Leben zu erhalten, aber gleichzeitig – soweit das möglich ist – das Sterben zu „orchestrieren" und das Leiden zu lindern, ist sittlich sehr problematisch, weil es oft in der Praxis unmöglich ist, das Leiden und die Schmerzen genügend zu lindern, ohne gleichzeitig auch das Leben zu verkürzen. Hier ist es wichtig, daß man sich seines Hauptzieles (Schmerz zu lindern im Gegensatz zu Leben Verlängern) klar ist, was man hoffentlich vorher mit Patienten und Familie besprochen hat. Sterbende Menschen mit großen Schmerzen wollen nur selten ihren Tod lange hinauszögern. Wirklich alle Möglichkeiten auszuschöpfen, um den Tod hinauszuschieben, hieße, daß man in einem Großteil der Fälle das Leiden des Patienten verschlimmern und verlängern würde. Sittlich hat das nur Sinn und ist nur zu verteidigen, wenn der Patient es ausdrücklich wünscht.

Bei der zweiten Art der Hilfe beim Sterben wird alles getan, um Schmerzen und Leiden zu lindern, aber es wird nichts getan (selbst wenn es möglich wäre), um das Sterben zu vermeiden. Der Arzt führt zwar nicht aktiv den Tod des Patienten herbei, aber er „erlaubt" (obwohl er den Tod verhindern könnte) „der Krankheit selbst", den Tod zu bringen. Dieses Verhalten wird manchmal als „passive Euthanasie" bezeichnet.

Eine oft gestellte und vieldiskutierte Frage ist, ob ein Unterschied darin besteht, „eine Behandlung nicht anzufangen" oder „damit aufzuhören". Obwohl es psychologisch schwieriger für Ärzte ist, eine bereits angefangene Behandlung abzubrechen, als sie gar nicht erst zu beginnen, besteht weder sittlich noch gesetzlich ein Unterschied [27]. Eine lebensverlängernde Behandlung abzubrechen (sagen wir, ein Beatmungsgerät abzuschalten oder Antibiotika abzusetzen) kann aus folgenden Gründen ethisch verteidigt werden: (1) Patienten oder ihre Vertreter verweigern die Fortsetzung der Behandlung; (2) die Behandlung hat sich als nutzlos erwiesen; (3) der Patient liegt im Sterben und ein Weiterführen der Behandlung würde nur das Sterben hinauszögern. Man muß sich aber im klaren sein, daß solch ein Entschluß auch eine Art Handeln bedeutet. Die Krankheit selbst mag für den Tod verantwortlich sein, aber wenn der Arzt den Tod leicht verhindern könnte und dies absichtlich unterläßt, so ist er für die Unterlassung verantwortlich und damit unvermeidlich zu einem Teil der Kausalkette des Sterbens geworden. Außerdem bewirkt oft eine entsprechende Schmerzlinderung einen rascheren Tod. Wenn Ärzte sich nun einmal als Hauptziel das Lindern von Schmerzen oder Leiden gesetzt haben (was bei Sterbenden in den meisten Fällen angebracht ist), so wird es als untergeordnetes Ziel anzusehen sein – wenn überhaupt noch als Ziel – Patienten „am Leben zu erhalten". Daß Ärzte Patienten *beim* Sterben helfen sollen und eigentlich müssen (z.B. durch Analgetika), ist unumstritten. Viele argumentieren, daß kein sinnvoller Unterschied zwischen Hilfe zum Sterben („aktiver Sterbehilfe") und der zweiten Art, der Hilfe beim Sterben („passiver Sterbehilfe"), besteht: Das ganze Problem der aktiven Sterbehilfe (teilweise auch aus emotionellen Gründen) sei einfach so viel schwieriger zu handhaben als das der passiven Sterbehilfe [34].

Ich will hier vier zu unterscheidende Begriffe anführen: (1) Unter dem Begriff *zum* Sterben helfen, oder aktiver Euthanasie (oder Töten, wenn man es unbedingt so bezeichnen will) verstehe ich für unsere Zwecke hier, daß der Patient an etwas stirbt, das wir aktiv tun: nicht an der Tat, daß wir etwas unterlassen – denn etwas absichtlich zu unterlassen, bedeutet ebenso ein „Tun", wie etwas zu unternehmen; es erfordert Absicht und Wille. Der Tod des Patienten wird also „direkt" verursacht und die Kausalkette ist etwas kürzer. (2) Unter „direkter freiwilliger Sterbehilfe" verstehe ich hier entweder, daß Patienten selbst bitten, daß wir etwas unternehmen oder unterlassen sollen, oder daß sie ihre Wünsche für diese Situation bereits vorher festgelegt haben. (3) Eine „indirekte freiwillige Sterbehilfe" muß als Sterbehilfe verstanden werden, die ohne direkte Zustimmung des Patienten (aber durch die Bitte der Verwandten oder anderer, die dazu berechtigt sind, für den Patienten zu sprechen) mit der Zustimmung des Arztes unternommen wird. (4) Unter „nicht freiwilliger Sterbehilfe" verstehe ich eine Sterbehilfe, die ohne Beteiligung des Patienten, der Verwandten oder anderer bevollmächtigter Personen stattfindet: also, ein privater ärztlicher Beschluß oder des Teams – ohne Mitwirkung des Patienten, dessen Verwandten oder anderer Mitspracheberechtigter.

In dieser Diskussion und für unsere Zwecke müssen für aktive Sterbehilfe folgende Bedingungen zutreffen, unter denen sie zulässig sein könnte: Die Tat muß (1) absichtlich sein (der Täter muß wissen, was er tut und welche Folgen zu erwarten sind); (2) ein Leben beenden, das ohne Eingreifen weitergeführt werden könnte; (3) unternommen werden unter Umständen, wo der Tod ohnehin bald und unvermeidlich eintreten würde, und die Zeit bis dahin nur von erbarmungslosem Leiden erfüllt wäre (Definition und Schwere des Leidens sind subjektiv und daher dem Patienten überlassen); und (4) mit dem Einverständnis (sogar auf die Bitte) des Patienten unternommen werden [34].

Sterbehilfe ist eine Frage, die in der Geschichte immer wieder zur Diskussion gestanden hat. So war im hippokratische Korpus der alten Griechen die Hilfe *zum* Sterben zwar verboten, jedoch wurde das, was wir hier „aktive Euthanasie" nennen, gar nicht so selten ausgeübt. In der Gegenwart gibt es sogar innerhalb der westlichen Welt, beispielsweise in den Niederlanden, in den Vereinigten Staaten und im deutschen Sprachraum, de jure und de facto, erhebliche Unterschiede in der Definition und Handhabung der Sterbehilfe [35].

Bis vor kurzer Zeit starb man gewöhnlich zu Hause, wo die Art des Sterbens fast reine Privatsache war. Wieviel da der Arzt aktiv oder passiv mitgeholfen hat, bleibt unklar und war wahrscheinlich von Fall zu Fall verschieden. Erst seit das Sterben meist oder doch sehr oft in Krankenhäusern oder Altersheimen stattfindet (wo es viele Möglichkeiten gibt,

Patienten am Leben zu erhalten), ist die Frage immer akuter und zwingender geworden. Die Furcht davor, von der Praxis abzugehen, Patienten unter allen Umständen am Leben zu erhalten (oder ihnen sogar beim Sterben zu helfen) hat besonders im deutschen Sprachraum viele, leider vor allem moderne Wurzeln: Die Furcht ist groß, damit auf eine Ebene zu gelangen, welche die Untaten während der Zeit des Nationalsozialismus legitimieren und im modernen Gewand wiederholen könnten. Daher herrscht vielfach die Meinung, daß es angebracht wäre, Sterbehilfe unter keinen Umständen in Erwägung zu ziehen, ja sie nicht einmal zur Diskussion zu stellen! Hier will ich nur kurz erwähnen, daß das hier Besprochene überhaupt keine Ähnlichkeit mit dem hat, was unter den Nationalsozialisten geschehen ist. Unsere Definition von Sterbehilfe zielt darauf ab, Sterbenden und deren Interessen (nicht denen des Staates) zu dienen – und bei aktiver Sterbehilfe sogar nur auf Bitte des Patienten hin. Darauf haben die Nationalsozialisten überhaupt keine Rücksicht genommen: Was sie unter dem Hüllwort „Euthanasie" im Sinn hatten, war nicht, den Patienten, der das wollte, „sterben zu lassen", um ihm zu helfen; was sie unter dem Begriff verstanden haben, war einfach Mord, der mit einem Euphemismus verdeckt worden ist. Das beschönigende Wort „Euthanasie" diente dazu, die Morde an Patienten zu verharmlosen, denn unter den Nationalsozialisten sind viele Menschen, die nicht sterben wollten, oft auf grausamste Weise getötet worden. Es wäre traurig, wenn jetzt Menschen, die hoffnungslos krank sind und sterben *wollen* – unter Berufung auf die Morde unter dem Namen der Euthanasie während des Nationalsozialismus – gegen ihren Willen am Leben erhalten werden sollen. In den Köpfen der Menschen ist das Schreckliche der Zeit des Nationalsozialismus nicht genügend und restlos aufgearbeitet worden, so daß ein unbelastetes Herangehen an das Thema „Sterbehilfe" nicht möglich ist. Auch in der Sprache ist der Begriff „Euthanasie" heutzutage in der Bedeutung negativ besetzt und mit den Morden der Nazis assoziiert, das Thema daher oft weitgehend tabuisiert. So könnte man es als schreckliche und traurige Ironie bezeichnen, daß in letzter Konsequenz auch die Nationalsozialisten dafür verantwortlich wären, wenn – wie oben ausgeführt – aus Angst, die Schrecken und Morde von damals wachzurufen – in der heutigen Zeit Menschen ohne Sterbehilfe grausam sterben müssen.

Wenn man über Sterbehilfe sprechen will, erörtert man eigentlich drei ganz verschiedene, wenn auch trotzdem zusammenhängende Fragen: *Erstens:* (a) Ist es irgendwann erlaubt, den Tod eines Menschen zu verursachen? Also: darf man töten oder, wenn man es leicht verhindern kann, darf man sterben lassen? (b) Wenn ja, dann unter welchen Umständen? *Zweitens* (und dies ist keineswegs dieselbe Frage): Ist es Ärzten, Krankenschwestern oder anderen im Gesundheitswesen jemals erlaubt, den Tod eines Patienten zu verursachen? Ist irgend etwas im Begriff Arzt, Schwester oder Gesundheitswesen enthalten, das sittlich unvereinbar damit wäre? *Drittens:* Wäre es klug, derartiges gesetzlich zu erlauben? (Letzteres ist mehr eine politische als eine ethische Frage) [34].

Was klar ist, was sich durch die Jahrtausende in der Pflicht der Ärzte oder Krankenschwestern nicht geändert hat, besteht darin, daß Menschen, die im Gesundheitswesen tätig sind, ihren Schützlingen keinen Schaden zufügen dürfen: oder höchstens nur so viel Schaden, wie nötig ist, um ein größeres Ziel erreichen zu können [2]. Aber der Begriff „Schadenzufügen" ist keineswegs völlig geklärt [34]. Gewöhnlich versteht man darunter: jemanden zu „verletzen" oder ihm etwas „Böses" oder „Schlechtes" anzutun. Man kann aber „Schadenzufügen" (und besonders in der Medizin heutzutage, da alle möglichen operativen Eingriffe Patienten verletzen) nicht immer oder unbedingt mit dem Zufügen von körperlichem Schaden gleichsetzen. Oft verletzt man jemanden, gerade weil man helfen will, und weil der Betreffende das auch will: Um größere Schäden zu verhindern, ist es eben wert, kleineren Schaden in Kauf zu nehmen. Ebenso bedeutet, Schmerzen zu erzeugen oder sogar kurze Zeit Leiden zu erzeugen, nicht unbedingt „Schaden zuzufügen". Man kann auch vom „Schadenzufügen" reden, wenn man einen Menschen frustriert, indem man seine Lebenspläne unnötigerweise durchkreuzt, oder wenn man eine Person und die Individualität eines anderen nicht respektiert. Wenn man das Selbstbestimmungsrecht eines anderen ohne triftige Gründe zunichte macht, kann man vom „Schadenzufügen" wohl sprechen. Es ist gut möglich, daß man jemandem schadet, indem man ihn gegen seinen Willen in Verbindung mit großen Schmerzen künstlich am Leben erhält, und vielleicht sogar auch dann, wenn man unter solchen Umständen es dem Patienten unmöglich macht, sich sein Leben selbst zu nehmen. Schlägt man Patienten, die hoffnungslos – ohne ein Ende abzusehen – leiden, die Bitte ab, nicht mehr behandelt zu werden, so daß sie sterben können oder verweigert man ihnen sogar Medikamente, die ihr Leben beenden würden, bedeutet dies „Schaden zuzufügen". Man kann dieses Argument noch weiterführen: Wenn ein Patient im Spital derart geschwächt ist, daß er den Entschluß, seinem Leben ein Ende zu setzen, nicht mehr selbst in die Tat umsetzen kann, und daher jemanden bittet, ihm nicht nur *beim*, sondern auch *zum* Sterben zu helfen, hieße eine Verweigerung in mindestens einem Sinn (dem Sinn des Patienten) „Schaden zuzufügen".

Besteht für den Menschen, der Euthanasie leisten will, soll oder muß hinsichtlich Sterbenlassen (beim Sterben helfen: „passive Euthanasie") oder Töten (zum Sterben verhelfen: „aktive Euthanasie") ein wesentlicher ethischer Unterschied? [36–38] Ist es überhaupt ethisch zulässig, einen Patienten sterben zu lassen, bei dem man den Tod – vielleicht sogar leicht – verhindern könnte, indem man etwa eine Lungenentzündung behandelt oder eine Bluttransfusion gibt? Worauf kommt es dabei an? Einen Menschen „sterben zu lassen" kann freiwillig geschehen, falls der Patient selbst zu irgendeinem Zeitpunkt darum bittet: Man kann das als „direkte freiwillige, passive Sterbehilfe" bezeichnen. Bei bewußtlosen oder nicht entscheidungsfähigen Patienten kann aber von jemand anderem (von Angehörigen und Freunden mit der Zustimmung des

Arztes) entschieden werden, einen Patienten „sterben zu lassen": Dies kann man „indirekt freiwillige, passive Sterbehilfe" nennen.

Unter den Bedingungen dieser Diskussion kann „Zum-Sterben-Verhelfen" (oder – wenn man es so ausdrücken will – Töten oder aktive Euthanasie) nur stattfinden, wenn der Patient selbst darum bittet, und wenn die Krankheit hoffnungslos und mit großem Leiden verbunden ist. Was hier diskutiert wird, ist nur die „direkte freiwillige, aktive Sterbehilfe", nicht eine indirekte. Aktive Sterbehilfe kann entweder sozusagen auf Umwegen geleistet werden (indem man jemandem ein Medikament verschreibt oder eine Methode zeigt, den Tod herbeizuführen); oder unmittelbar (indem man die Tat direkt selbst ausführt). Im ersten Fall (den man auch als Hilfe beim Selbstmord bezeichnen kann) ist der Patient noch aktionsfähig: Er kann sein Leben selbst beenden. Derjenige, der die dazu notwendige Hilfestellung leistet, ist ein nicht unmittelbares, aber doch ein Glied in der Kausalkette des Tötens. Im zweiten Fall (den man gewöhnlich mit dem Ausdruck „zum Sterben helfen" bezeichnet) ist der Patient nicht mehr aktionsfähig: Er ist bereits zu schwach, um seinen Willen selbst in die Tat umzusetzen. Der notwendige Helfer ist ebenfalls ein Glied (aber ein näheres und unmittelbareres) in der Kausalkette. Im ersten Fall kann man behaupten, daß der Patient immer noch die Möglichkeit hat, solch ein Mittel entweder anzuwenden oder es nicht zu tun. Im zweiten Fall besteht diese Möglichkeit nicht. Wenn der Arzt beim Selbstmord hilft, so stellt er, rein technisch gesehen, nicht das direkte Werkzeug in der Kausalkette dar; wenn er selbst die Spritze gibt (oder sie anordnet), so ist er ein direkteres Werkzeug. Aber in beiden Fällen ist der Helfer dazu bereit, ein notwendiges Glied in der Kausalkette zu sein: In ethischer Hinsicht (wenn auch nicht unbedingt in gesetzlicher) ist da kein zwingender oder entscheidender Unterschied. In beiden Fällen ist der Täter bereit, an der Tat unmittelbar beteiligt zu sein: er ist der Ansicht, daß das Sterben hier – rational gesehen – vielleicht die weniger schlechte Lösung wäre, und in beiden Fällen ist das zu erwartende und erwünschte Resultat, daß der Patient tot sein wird.

Wenn der Arzt beim Selbstmord des Patienten mithilft, so ist der Patient noch zur Ausführung fähig. Er ist noch immer nicht vollkommen machtlos dem Arzt, dem Spital oder der Krankheit ausgeliefert. Wenn hoffnungslos kranke, schwer leidende und nicht mehr tatfähige Patienten den für sie zuständigen Arzt bitten, ihnen zum Sterben zu verhelfen, befinden sie sich völlig in der Macht des Arztes und des Gesundheitswesens. Diese Hilfestellung zu verwehren, hieße in gewisser Hinsicht, „Schaden zuzufügen". Der Arzt als Repräsentant der Macht hat die Pflicht, diese Macht verantwortungsbewußt (nicht machtbewußt) auszuüben: Er kann vielleicht nicht selbst den Tod herbeiführen (das kommt auf den eigenen Moralbegriff an), aber der Arzt könnte doch kaum behaupten, daß hier zu helfen, ethisch unbedingt verwerflich sei.

Viele meinen, daß ein großer moralischer Unterschied darin bestehe, „etwas zu unterlassen" oder „etwas zu unternehmen" [39]. Wenn man einen Tatbestand bewußt verursacht, mache es angeblich immer einen großen Unterschied, ob man ihn durch eine Unterlassung herbeigeführt hat (indem man einfach nicht handelt, obwohl man handeln könnte), oder ob man eine Handlung gesetzt hat. Manchmal trifft diese Behauptung zu; aber die Unterscheidung zwischen Handeln und Nichthandeln als Ursache wird schwieriger, wenn man sich folgende Beispiele vorstellt: Erstens, man „tut etwas" (man handelt): (a) Man erschießt jemanden, weil ihn nicht zu töten, einen selbst das Leben kosten würde; oder (b) man erschießt jemanden aus Eifersucht. Oder zweitens, man verhindert etwas nicht, das man verhindern könnte (angeblich „handelt" man nicht): (a) Man hindert nicht schwer Bewaffnete daran, einen Mord zu begehen, wenn man selbst nicht bewaffnet ist; (b) Man unterläßt es, einen Unbewaffneten daran zu hindern, einen Mord zu begehen, was man ohne große Gefahr bewerkstelligen könnte; (c) Man bewahrt jemanden nicht vor einem Sturz durch Ausrutschen, bei dem er sich das Genick brechen könnte, obwohl man es mit Leichtigkeit und ohne Gefahr tun könnte – das Resultat all dieses Handelns oder Nichthandelns ist aber dasselbe: Jemand, dessen Tod man hätte verhindern könne, ist tot. Man vergißt leicht, daß Nichthandeln ebenso eine Handlung darstellt: D.h. man entschließt sich, absichtlich etwas zu tun, oder man beschließt, absichtlich etwas nicht zu tun, das man tun könnte. Die ethische Richtigkeit dessen kann nur durch den Zusammenhang (durch den Kontext) entschieden werden. In manchen Fällen wird es vom ethischen Standpunkt aus eher vertretbar sein zu handeln, in manchen Fällen wieder zulässig, von einer Tat abzusehen.

Verschiedene Situationen, in denen man den Tod eines Patienten (mit)verursacht, sind ethisch unterschiedlich zu beurteilen. In der Medizin, und wie hier angewendet, bezieht sich aktive oder passive Sterbehilfe nur auf einen Patienten, der hoffnungslos krank ist. Falls der Arzt einem bereits hilflosen Patienten entweder beim oder zum Sterben hilft (indem er entweder eine Behandlung, die den Tod hinaus schieben könnte, unterläßt, oder weil er dem Patienten aktiv ein tödliches Mittel verabreicht), so führt er es aus, weil ein entscheidungsfähiger Patient es für besser (oder weniger schlecht) befindet, lieber vorzeitig zu sterben, als noch länger mit andauernden Schmerzen zu leben. Falls der Arzt von einer Behandlung, die das Leben verlängern (oder den Tod hinausziehen) würde, bewußt absieht, so geschieht es, weil Patient, Arzt oder Familie entschieden haben, daß es für den Patienten besser sei zu sterben. Um das qualvolle Leiden lieber früher zu beenden, verschreibt der Arzt einem Patienten Medikamente, wohl wissend von der Absicht des Patienten, sich zu töten – so handelt er ebenfalls deshalb, weil der Patient entschieden hat, sein qualvolles Leiden lieber früher zu beenden. Jede dieser Situationen weist dasselbe Endresultat auf, das aber leicht zu ändern gewesen wäre: Der Patient ist tot.

Ich will abschließend noch einmal zu unseren drei Fragen zurückkehren. Zur ersten Frage: Kann man es ethisch rechtfertigen, einen Menschen zu töten? Die Geschichte (so wie unser tägliches Leben) beweist, daß wir nicht nur Menschen töten, sondern daß wir es u.U. für ethisch erlaubbar halten. Die Geschichte ist hauptsächlich eine Geschichte der Religion. Alle Religionen verbieten Mord; aber Mord kann ganz unterschiedlich und willkürlich definiert werden! Die Hebräer – obwohl sie dem Leben einen Maximalwert beimessen und Lebenserhaltung für sie über jeder rituellen Regel steht – haben doch wenigstens im Krieg und in der Selbstverteidigung das Töten von Menschen als ethisch erlaubt anerkannt. In frühchristlichen Zeiten war jedes Töten von Menschen (auch zur Selbstverteidigung, im Krieg oder bei der Todesstrafe) für Christen verboten. Aber dieses Verbot hat nicht angehalten. Heutzutage handhaben wir das „Töten" oder „Sterbenlassen" außerhalb des Medizinbereichs ganz anders als in der Medizin. Töten in Notwehr und im Krieg wird überall erlaubt; in manchen Ländern (z.B. in den Vereinigten Staaten) gibt es sogar noch die Todesstrafe. Armut, Hungersnot und Mängel im Gesundheitswesen, die letztlich Tausende töten oder sterben lassen, werden nicht allgemein als ethisch unerlaubt angesehen. Wir machen Gesetze, die unvermeidlich zum Sterben von Menschen führen werden: Wir lassen Umweltverschmutzung zu, setzen keine Geschwindigkeitsbegrenzungen, u.a.m. Wir wissen sehr wohl, daß unsere Praxis der Gesetzgebung eine größere oder kleinere Zahl von Todesfällen nach sich ziehen wird. Und wir bleiben dennoch dabei und halten diese Art von Gesetzen noch dazu für notwendig und gerecht. Die Gesellschaft und auch Individuen nehmen anscheinend das Töten manchmal sittlich in Kauf, und tatsächlich müssen wir es ja auch manchmal tun.

Die zweite Frage bezieht sich auf berufliche Probleme: Ist es Ärzten oder Schwestern oder anderen Beschäftigten im Gesundheitswesen je erlaubt, den Tod eines Patienten herbeizuführen? Würde solch ein Handeln im Widerspruch zu den Begriffsinhalten „Arzt", „Schwester", „Gesundheitswesen" stehen und daher ethisch unmöglich sein? [40] Verschiedene Eide mehrerer Organisationen verbieten ihren Mitgliedern, dem Patienten „Schaden" zuzufügen. Aber was versteht man unter diesem Begriff? Beim Sterben oder zum Sterben zu verhelfen, kann schließlich und endlich für den Arzt oder für die Krankenschwester eine Gewissensfrage – ähnlich wie bei Abtreibungen – darstellen. Bei solchen Vorhaben mitzuhelfen oder sie auszuführen ist weder ethisch abzulehnen noch zu befürworten. Was man mit seinem eigenen Moralbegriff vereinbaren kann, muß letztlich in vielen Situationen jeder Menschen im Rahmen der allgemein gültigen Ethik für sich selbst entscheiden.

Die dritte Frage schneidet politische Probleme an – „Ist es klug, Sterbehilfe gesetzlich zu erlauben?" – und ist nur im Kontext einer bestimmten Gesellschaft zu beantworten. Es mag sein, daß in gewissen Gegenden, wo bestimmte Traditionen und bestimmte implizite und unausgesprochene Hemmungen bestehen, Sterbehilfe möglich sein könnte. Es mag vielleicht auch weniger gefährlich sein, Sterbehilfe, wenn nötig mit strikten Richtlinien offen (unter allgemeiner Überwachung) zu erlauben, als die Tat heimlich unter einem Vorwand auszuführen und sie zu beschönigen. Es ist eine politische Frage, die nur offen, demokratisch und durch eine wohlwollende und verantwortliche Wählerschaft bestimmt werden kann.

Sterbende Kinder

Sterbende Kinder sind wie alle sterbenden Menschen: sie haben Angst, und haben das Bedürfnis, nicht allein zu sterben. Ab einem gewissen Alter wissen sterbende Kinder für gewöhnlich genau – wie aus einigen Arbeiten darüber hervorgeht – daß sie sterben. Daß ist besonders bei älteren Kindern der Fall, die länger krank waren; Kinderärzte, Kinderschwestern, Familie, Freunde und Begleiter haben hier ähnliche Pflichten wie bei Erwachsenen, die sich allerdings durch die Tatsache schwieriger gestalten, daß der Patient noch ein Kind ist.

Der Begriff „Kind" ist hier natürlich noch ungenügend definiert: Man kann nicht einfach einen Menschen ab einem gewissen Alter nicht mehr als Kind betrachten; im Zusammenhang mit unserer Themenstellung hängt Kindsein zwar auch mit dem Alter zusammen, ist vielmehr aber eine Frage der Reife (des Erwachsenseins im Sinn der Entscheidungsfähigkeit) und erfordert großes Verständnis von Arzt und Pflegern. Aus unseren Erfahrungen wissen wir – und in Kinderzeichnungen kommt dies auch oft zum Ausdruck –, daß sich sogar ganz kleine Kinder, die schwer krank sind, oft bewußt sind, daß es dem Ende zugeht.

Es stellen sich einige besonders heikle Fragen. Manchmal möchten ältere Kinder, bei denen man aus technischen Gründen keine Nierentransplantationen durchführen kann, daß man ihre Dialysebehandlung beendet und sie sterben lassen sollte. So ein Wunsch kann nicht einfach mit der Begründung abgewiesen werden, daß es sich um ein nicht entscheidungsfähiges Kind handle: Es ist notwendig, solche Fragen mit Kind, Familie und Pflegern zu besprechen; was unter Umständen sogar dazu führen kann, das Kind sterben zu lassen; allerdings muß man sicher sein, daß das Kind sowie die Eltern die Folgen des Behandlungsabbruches verstehen. Sind die Konsequenzen etwa nicht wirklich verstanden oder beschönigt worden, wäre das Absetzen einer Dialyse nicht zulässig. Zur genauen Überprüfung dessen ist es ratsam, bei solchen Entschlüssen einen Kinderpsychologen oder -psychiater beizuziehen, der die Reife des Kindes beurteilen und die gegebenen Umstände berücksichtigen soll.

Andere Fragen dieser Art treten bei Kindern auf, die sich weigern, gewisse Eingriffe vornehmen zu lassen. Wenn ein Kleinkind etwa Blut braucht, und die Eltern (z.B. Zeugen Jehovas) ihr Einverständnis verweigern, so ist der Arzt im Notfall ethisch und von der Gesetzeslage her berechtigt, das Leben des Kindes – auch ohne Zustimmung der Eltern – zu retten. Bei einem Kleinkind besteht da kein großes Problem: Das Kind ist nicht entschlußfähig, hat noch keinen Willen, und man darf nicht zulassen, daß jemand gegen das wahrscheinliche Interesse eines anderen entscheidet. Nehmen wir aber an, daß das Kind vierzehn Jahre alt ist und die Fortsetzung einer lebensverlängernden Behandlung verweigert. Gesetzlich mag der Arzt hier wohl das Recht haben einzugreifen; aber obwohl er die Bitte berücksichtigen darf, so ist es keineswegs klar, daß der Arzt dazu verpflichtet ist. Die Frage ist hier viel schwieriger, und die Antwort kann nicht ohne Rücksicht auf die genauen Umstände des Falles erfolgen. Zunächst kommt es darauf an, ob es sich wirklich noch um „ein Kind" handelt, oder ob es vielleicht als teilweise entschlußfähig zu betrachten ist. Wenn es als entschlußfähig gelten kann, so muß man allein mit dem Kind sprechen und herausfinden, was das Kind selbst will. Aber dies ist nicht einmal so leicht: Sagen wir, das Kind benötigt eine Bluttransfusion im Zuge einer langwierigen Leukämiebehandlung. Viele Zeugen Jehovas werden jemanden (sogar ihr eigenes Kind), der Blut erhalten hat, in der Gemeinschaft meiden und fast ausgrenzen. Sie werden das Kind zwar ernähren; aber gerade zu einer Zeit, in der es Unterstützung und Liebe braucht, wie einen Fremden behandeln. Es gilt also wiederum: Ist das Kind entschlußfähig, so muß man mit ihm ein Gespräch unter vier Augen führen. Wenn es aber ein sehr kleines Kind ist, so ist eine Entscheidung im beschriebenen Fall viel schwieriger als bei einer akuten Blutung, die mit höchster Wahrscheinlichkeit heilbar ist; bei Leukämie kann man das nicht behaupten. In solchen Situationen ist es vorteilhaft, das Vorgehen gründlich und genau auch mit anderen Beratern (Kinderpsychologen, Ethikern, Sozialarbeitern etc.) zu besprechen.

Kurze Zusammenfassung

Zu sterben sowie zu leben (denn Sterben ist ja noch ein Teil des Lebens) sind soziale Ereignisse. Man lebt und stirbt in einer Gemeinschaft – oder wenigstens in einem gewissen Verhältnis zu anderen, die hineingezogen werden oder nicht betroffen sind. Wenige wollen allein sterben. Fast alle fürchten das Alleinsein fast mehr als das Sterben selbst [1]. Ärzte, Krankenschwestern, Familie und Begleiter müssen sich darüber klar sein.

Wie man stirbt – mit Zeremonien, mit gewissen Ritualien, mit letzten Worten –, ist kulturbedingt und stellt sich in verschiedenen Kulturen und Kulturkreisen anders dar. Soweit es irgendwie möglich ist, sind Ärzte ethisch verpflichtet, vor den Eigenheiten jeder Kultur und jedes Menschen Respekt zu haben und nicht nur die jeweilige Art des Sterbens zu akzeptieren, sondern die Wünsche zu ermöglichen und die kulturellen und persönlichen Eigentümlichkeiten des Patienten zu erforschen und zu fördern. Aber nicht alle Angehörigen einer bestimmten Kultur oder einer bestimmten Religion wollen mit den Eigenheiten ihrer Kultur oder Religion zu tun haben. Ärzte und andere, die den Patienten nicht gut kennen, müssen sich darüber informieren und den persönlichen Wünschen des Patienten nachkommen.

Sterbende sind – zumindest bis zu ihrem Tod – Mitglieder der menschlichen Gemeinschaft und müssen auch so behandelt werden. Sterbende Menschen dürfen nicht vernachlässigt oder gar sich selbst überlassen werden, so daß sie einsam sterben müssen. Ärzte, Pfleger und alle, die mit Sterbenden zu tun haben, dürfen ihre Pflichten nicht nur gefühlsmäßig erkennen, sondern müssen auch untersuchen, ob dieses Gefühl zu rechtfertigen ist. Dazu muß man sich nicht nur über die Pflichten im klaren sein. Wenn es zu einer Entscheidung kommt, Leben zu erhalten oder nicht zu verlängern, so muß man zwischen den Begriffen „am Leben sein" (der biologischen Tatsache) und „ein Leben haben" (einer subjektiven, biographischen Tatsache) unterscheiden. Obwohl es klar ist, daß man kein Leben haben kann, wenn man nicht am Leben ist, so ist es nicht so eindeutig, welche der beiden Begriffsinhalte der Grund ist, warum man das Leben unterstützen muß. Dies hängt von kulturellen, religiösen und schließlich von individuellen Werten ab, und der Entschluß muß vom Patienten selbst stammen – bzw. wenn der Patient nicht entschlußfähig ist, von dazu geeigneten, berechtigten Personen und nicht allein von Ärzten oder Pflegern. Ärzte, Pfleger, Familie und der Patient selbst müssen das Sterben genau wie das Leben „orchestrieren".

Was aber immer und bei allen Fragen vielleicht das Wichtigste ist, ist die Kommunikation mit Patienten. Wo immer möglich, müssen solche Gespräche offen, ehrlich, frühzeitig und wiederholt geführt werden, so daß Ärzte darüber Bescheid wissen, was Patienten denken, fürchten und wollen. Etliche „Probleme" bestehen nur deshalb, weil niemand sich die Zeit genommen hat, mit Patienten zu sprechen, oder weil solche Gespräche nur höchst oberflächlich und belanglos waren. Respekt vor jemandem zu haben, bedeutet, den Betreffenden anzuhören, mit ihm zu sprechen und den geäußerten Wünschen, soweit es möglich ist, entgegenzukommen. Alle Menschen, ob Ärzte, Krankenschwestern, Freunde, Familie oder Begleiter, die mit sterbenden Patienten zu tun haben, müssen trachten, möglichst ehrlich zu sein und Mitgefühl zu haben und zu zeigen. Patienten wird selten durch Lügen oder halbe Wahrheiten geholfen: Solch ein Fehlverhalten schließt weitere ehrliche Kommunikation zu einer Zeit aus, in der diese für den Patienten höchst wichtig wäre. Alle, die mit sterbenden Patienten zu tun haben, müssen sich an dem „Orchestrieren des Todes" beteiligen. Und das ist nicht leicht.

Literaturangaben

1. Wanschura W: Sag beim Abschied leise Servus: Vorbereitung für die letzte Reise. Leoben, Österreich: Verlag Karl Ueberreuter 1992.
2. Loewy EH: Textbook of Medical Ethics. New York, NY: Plenum Publishers; 1989.
3. Seidler E: Ethik. In: Seidler E (Hrsg) Wörterbuch medizinischer Grundbegriffe. Freiburg, Deutschland: Herder; 1979.
4. Carrick P: Medical Ethics in Antiquity. Dordrecht, The Netherlands: D. Reidel Publishing Co.; 1985.

5. Homer: Die Odyssee (Übersetzung von Roland Hampe) Stuttgart, Deutschland: Reclam Universalbibliothek; 1979.
6. Platon: Die Phaedo. In: Platon Werke. Berlin, Deutschland: Akademie Verlag 1984.
7. Kushner T: Having a Life versus Being Alive. J Medical Ethics 1984; 1: 5–8.
8. Illhardt FJ: Medizinische Ethik. Berlin, Deutschland: Springer Verlag; 1985.
9. Cassel E: Life as a Work of Art. Hastings Center Report 1984; 14(5): 35–37.
10. Alexander M: The Rigid Embrace of the Narrow House: Premature Burial and the Signs of Death. Hastings Center Report 1980; 10(3): 25–31.
11. The Danish Council of Ethics: Death Criteria. Copenhagen, Denmark: The Danish Council of Ethics; 1988.
12. Jonas H: Gehirntod und menschliche Organbank: Zur pragmatischen Umdefinierung des Todes. In: Jonas H: Technik, Medizin und Ethik. Frankfurt a/M, Deutschland: Suhrkamp Verlag; 1987. 219–241.
13. Wong DT, Knaus WA: Predicted Outcome in Critical Care: The Current Status of the APPACHE Prognostic Scoring System. Can J Anaesth 1991; 38(3): 374–383.
14. Ferraris VA, Propp ME: Outcome in Critical Care Patients: A Multivariant Study. Critical Care Medicine 1992; 20(7): 967–976.
15. Pollack MM, Rustiman UE, Getson PR: Pediatric Risk of Mortality (PRISM) Score. Critical Care Medicine 1988; 16(11): 1110–1116.
16. Hackler JC, Hiller FC: Family Consent to Orders not to Resuscitate. JAMA 1990; 264(1): 1281–1283.
17. Loewy EH: Treatment Decisions in the Mentally Impaired: Limiting but not Abandoning Treatment. New England J Medicine 1987; 317: 1465–1469.
18. Hilfiker D: Allowing the Debilitated to Die: Facing our Ethical Choices. New England J Medicine 1983; 308: 716–719.
19. Stollerman GH: Decisions to Leave Home. J American Geriatric Society 1988; 36: 375–376.
20. Loewy EH: Decisions to Leave Home: What will the Neighbors Say? J American Geriatric Society 1988; 36: 1143–1146.
21. Kübler-Ross E: On Death and Dying. New York, NY: Macmillan 1969.
22. Freedman B: Offering Truth. Archives of Internal Medicine 1993; 153: 572–576.
23. Good MD: The Practice of Biomedicine and the Discourse on Hope. Anthropologies of Medicine 1991; 7: 121–135.
24. Pellegrino ED: Is Truth Telling to the Patient a Cultural Artifact? JAMA 1992; 268(13): 1734–1735.
25. Appelbaum PS: Commenting on 'Can a Subject Consent to a Ulysses Contract?' Hastings Center Report 1982; 12(4): 27–28.
26. Loewy EH: Changing One's Mind: When is Odysseus to be Believed? J General Internal Medicine 1988; 3(1): 54–58.
27. Meisel A: Legal Myths about Terminating Life Support. Archives of Internal Medicine 1991; 151: 1497–1501.
28. Ramsey P: The Patient as Person. New Haven, CT: Yale University Press; 1970.
29. Meilander G: Removing Food and Water: Against the Stream. Hastings Center Report 1984; 14(6): 11–13.
30. Callahn D: On Feeding the Dying. Hastings Center Report 1984; 14(6): 22.
31. Derr PG: Why Food and Fluids can Never be Denied. Hastings Center Report 1984; 14(6): 28–30.
32. Capron AM: Ironics and Tensions in Feeding the Dying. Hastings Center Report 1984; 14(6): 32–35.
33. Lynn J, Childress JF: Must Patients Always be Given Food and Water? Hastings Center Report 1983; 13(5): 17–21.

34. Loewy EH: Healing and Killing, Harming and Not-Harming: Physician Participation in Euthanasia and Capital Punishment. J Clin Ethics 1992; 3(1): 29–34.
35. Carrick P: Medical Ethics in Antiquity. Boston, MA: D. Reidel; 1985.
36. Rachels J: Active and Passive Euthanasia. NEJM 1975; 292(2): 78–80.
37. Rachels J: The End of Life. New York, NY: Oxford University Press; 1986.
38. Reichenbach BC: Euthanasie und die Aktiv/Passiv-Unterscheidung. In: Um Leben und Tod (Anton Leist, Hrsg) Frankfurt a/M: Suhrkamp; 1992.
39. Kamisar Y: Some Non-Religious Views Against Mercy Proposed Killing Legislation. Minn Law Rev 42, no. 6 (1958): 969–1042.
40. Gaylin W, Kass LR, Pellegrino ED, Siegler M: Doctors Must not Kill. JAMA 1988; 259: 2139–2140.

8. Kapitel: Probleme am Anfang des Lebens

Zwischen den ethischen Problemen des Lebensanfangs und denen des Lebensendes besteht in vieler Hinsicht ein logischer, fast symmetrischer Zusammenhang. Aber das Problem selbst, obwohl die Fragen oft ähnlich sind, ist nicht völlig dasselbe. Probleme des Anfangs wie auch des Endes beschäftigen sich mit der Frage, was Leben bedeutet, worin der Unterschied zwischen „am Leben zu sein" und „ein Leben zu haben" besteht; bei beiden stellt sich die Frage nach der ärztlichen und medizinischen Pflicht; und sowohl Sterben als auch Geborenwerden sind unvermeidlich kulturell und sozial bedingt. Oftmals ist auch bei beiden das Subjekt (ob Embryo, Fötus, Säugling, Kleinkind oder sogar älteres Kind; ob bewußtlos, senil oder verwirrt) nicht selbst voll entscheidungsfähig. Aber es gibt auch große Unterschiede: Kinder (besonders kleine Kinder und Säuglinge) sind „undurchsichtig": D.h. sie haben keine Biographie (keine „Fährte"), die einem wie bei älteren Kindern oder Erwachsenen über sie Aufschluß geben könnten. Viele Fragen, die mit dem Lebensanfang zu tun haben, befassen sich nicht mit einer hoffnungslosen Situation, sondern mit einer Situation, die viel mehr Optionen hat. Die Fragestellungen betreffen oft viel größere Konflikte, in denen verschiedene Interessen vielfach gegeneinander gerichtet sind und geschlichtet werden müssen; und der emotionelle Teil der Frage (für die Ethik zwar nicht bestimmend, aber doch wichtig) ist oftmals ganz anders gestaltet. Bei einem hoffnungslos bewußtlosen oder apallischen Patienten z. B. will man oft nur deshalb die Behandlung fortsetzen, weil es sich um ein Kind handelt; dies bedeutet den klinischen Sachverhalt des hoffnungslosen Komas (der für das Handeln in erster Hinsicht wichtig ist) zu verwechseln mit der unbestritten emotionellen Tatsache, daß solch ein Zustand bei einem Kind viel trauriger ist als bei einem alten Menschen. Aber trotzdem sind der alte Mann sowie das kleine Kind hoffnungslos bewußtlos.

Nach einer kurzen Einführung werden in diesem Kapitel folgende Probleme diskutiert: (1) Schwangerschaftsabbruch; (2) Pflichten der Mutter und Rechte der Gemeinschaft während der Schwangerschaft; (3) Vorgangsweise bei schwangeren Frauen, die entweder hirntot oder apallisch sind; (4) pränatale Diagnostik; (5) schwer geschädigte Neugeborene; (6) Befruchtungsprobleme; (7) Probleme der Bestimmungsfähigkeit bei Kindern; sittliche Probleme bei der Verwendung von Fötussen für Transplantationen oder Versuche; (sittliche Probleme im Zusammenhang mit Organspenden von anenzephalischen Kindern sind bereits im 5. Kapitel besprochen worden).

Einführung

Am Anfang müssen ein paar Tatsachen klargestellt werden. Im Moment, in dem sich das „nukleare Material" des männlichen Spermas und des weiblichen Eis vermischen, besteht – aus biologischer Sicht – unbestritten die Anlage zu einem Leben, das ebenso fraglos menschliches Leben ist. Wenn dieses „Material" dann aktiv wird (wenn die Prozesse, die zur Zellteilung führen, eingeleitet werden) und die sich bereits teilenden Zellen in der Gebärmutter festsetzen, so besteht ein, sich zwar noch im Entwickeln begriffenes, aber doch unzweifelhaft menschliches Leben. Darüber zu streiten, erscheint mir sinnlos. Aber nur weil im Sinne der Biologie ein menschliches Leben besteht, bedeutet das noch lange nicht, dieses Leben unter allen Bedingungen erhalten zu müssen. Hier – wie auch im Kapitel über das Ende des Lebens – ist kritisch zwischen den Begriffen „am Leben sein" und „ein Leben haben" zu unterscheiden (siehe das 7. Kapitel). Alle hier diskutierten Probleme beschäftigen sich mit menschlichem Leben, genau wie die Probleme im letzten Kapitel immer mit dem menschlichen Leben zu tun haben, (gleichgültig, ob es sich um Probleme mit Apallikern oder Patienten handelt, die hirntot, senil oder krebskrank sind). Aber hier, genau wie in den anderen Diskussionen, geht es nicht um die Frage, ob es menschliches Leben ist, sondern (pace Jonas!) unter welchen Umständen man es sittlich vertreten kann, solch ein Leben entweder zu beenden oder nicht mehr zu verlängern.

Die Stellung von Säuglingen, Kleinkindern und sogar Jugendlichen in verschiedenen Kulturen ist unterschiedlich und ändert sich auch in allen Kulturen mit der Zeit. Es gibt – vereinfacht dargestellt – eine lange Entwicklungsgeschichte: In manchen Kulturen und in gewissen Zeitaltern sind Kinder eher wie Objekte oder vielleicht wie Tiere behandelt worden; heute, zumindest in bereits entwickelten Ländern, werden Kinder ganz anders bewertet. Teilweise hat dies mit Sterblichkeitsraten und materiellen Zuständen zu tun. Wenn man sicher annehmen konnte, daß ein Großteil der Kinder früh sterben würde, wenn man Kinder für den Anbau der Felder brauchte, und wenn andererseits zu viele überlebende Kinder (besonders Mädchen, die nicht auf den Feldern arbeiteten und mit einer Mitgift ausgestattet werden mußten) oft eine Katastrophe für eine Familie bedeuteten, so hatten Kinder klarerweise eine andere Stellung als heute, wo das nicht mehr der Fall ist. Dazu kommt, daß bis vor relativ kurzer Zeit Geburtenregelung noch keine Alternative gewesen ist. Heute, da Kinder nur selten sterben und Eltern meist nur zwei Kinder haben, deren Heranwachsen als selbstverständlich angenommen werden kann; heute, da Geburtenregelung leicht und problemlos durchgeführt werden kann; heute, da die materiellen und soziologischen Zustände ganz anders sind, hat sich unsere Einstellung zu Kindern geändert.

Obwohl solche empirischen Tatsachen (Kant würde sie „anthropologische Tatsachen" nennen) kaum zu einer akzeptablen Ethik führen können, sind sie für die Diskussion der angeschnittenen Fragen höchst wichtig. Ich will keineswegs argumentieren, daß die ethische Entscheidung beim Behandeln von Kindern (oder anderen Menschen) durch solche empirische oder anthropologische Tatsachen gerechtfertigt werden können: aber die Behandlung wird verständlicher und wir erlangen vielleicht ein besseres Verständnis für so manche heutigen Probleme.

Schwangerschaftsabbruch

Hier wird Abtreibung nicht vom religiösen, sondern vom rein säkular-ethischen Standpunkt diskutiert werden. Obwohl Religion für einen Menschen äußerst wichtig und oft sogar von grundlegender Bedeutung ist, darf man Vorgangsweisen, die diesem Glauben entspringen, keineswegs anderen aufzwingen. Da die Religion einer Zivilisation für den Moralbegriff der Kultur wichtig ist, ist auch Religion für die Sichtweise und Argumentation des Themas bedeutend; aus folgenden Gründen wird der religiöse Aspekt nicht Gegenstand der Betrachtung sein: (1) Da wir miteinander leben müssen, und da verschiedene Religionen in unserem Kulturkreis Grundlage für unterschiedliche Ansichten sind, kann eine einzige bestimmte Religion nicht ausschlaggebend sein; (2) ein religiöses Argument muß sich immer auf Autorität stützen, während ein säkulares auf Logik und gemeinsamen menschlichen Erfahrungen basiert. Insofern Religion für die Behandlung des Themas wichtig ist, werden religiöse Ansichten vom rein historischen Standpunkt aus betrachtet werden.

Wenn in der Geschichte Abtreibungen ethisch problematisiert oder gesetzlich verboten worden sind, so geschah dies gewöhnlich deshalb, um (1) die Mutter, (2) den Staat oder (3) das sich entwickelnde Wesen selbst zu schützen. Der zweite Grund (der oft in militaristischen Staaten, die Soldaten benötigten, verwendet wurde) ist gerade heutzutage äußerst fragwürdig. Die Bevölkerung der Erde droht kaum auszusterben – im Gegenteil: viele unserer Probleme hängen von der Übervölkerung der Erde ab. Diese Übervölkerung ist übrigens ein für vieles ausschlaggebendes Problem: für ökonomische und soziale Fragen, für das Gesundheitswesen, für sittliche Probleme und letztendlich für Krieg oder Frieden. Bereits jetzt wäre es schwierig, die Bevölkerung der Erde zu ernähren, sogar unmöglich, wenn wir Fleischesser bleiben. Und morgen wird es unmöglich sein, so daß alle übrigen Fragen nichtig zu werden drohen. Die wesentliche und gerechtfertigte Diskussion befaßt sich also nicht mit dem Schutz der Mutter und dem Interesse des Staates oder der Gemeinschaft, sondern mit dem Schutz des sich entwickelnden Wesens (das fraglos menschliches Leben ist).

In der Antike war Abtreiben im hippokratischen Korpus für den Arzt als verboten festgelegt. In der griechischen (wie auch später in der römischen) Kultur war aber der Familienvater voll berechtigt, über das Schicksal seiner (geborenen und ungeborenen) Kinder zu entscheiden. Die meisten Ärzte gehörten nicht zu den von den Pythagoräern stark beeinflußten hippokratischen Ärzten, sondern waren Vertreter anderer „Schulen". Ohne genauere Idee der Anatomie und ohne Ahnung von Asepsis waren Abtreibungen ziemlich gefährlich. Trotzdem führten viele Ärzte und auch Hebammen anscheinend oft Abtreibungen durch. Fest steht, daß Schwangerschaftsabbrüche sowohl in der griechischen, als auch der römischen Kultur keine Seltenheit waren [2, 3].

Der Einfluß Aristoteles für die Abtreibungsfrage war und ist von enormer Bedeutung. Der Standpunkt der Kirche kann in nicht geringem Maß von Aristoteles abgeleitet werden. Aristoteles spricht vom Embryo vor und nach der „Belebung" (was später in die christliche Literatur als „Beseelung" eingegangen ist). Für Aristoteles ist „Belebung" mit dem Bewegen des Kindes gleichzusetzen, und die findet seiner Meinung nach – wenn auch nicht wirklich – bei Mädchen später als bei Knaben statt. Den „Belebten" umzubringen (oder abzutreiben), hielt Aristoteles für Mord; vor der „Belebung" galt es als einfaches Töten, nicht anders als das Töten anderer, nicht menschlicher Kreaturen [4–7].

Für die Kirche war das Problem nicht so sehr eines der „Belebung", als im religiösen Sinn eines der „Beseelung". Bis auf einige Ausnahmen (z.B. Tertullian im 3. Jahrhundert) haben die meisten frühchristlichen Theologen Aristoteles' Haltung in dieser Frage übernommen. Der Kirchenvater Aurelius Augustinus (Mitte des 4. bis Anfang des 5. Jahrhunderts) hielt Schwangerschaftsabbruch (und Töten des ungeborenen Kindes) nach der Beseelung für Mord und vor der Beseelung für einfaches Töten. Im 13. Jahrhundert lehrte Thomas von Aquin, daß Beseelung erst mit dem Bewegen des Kindes im Mutterleib eintrete, und Papst Innozenz III. bestimmte, daß ein Priester, der nach dem Bewegen des Kindes einer schwangeren Frau half, eine Abtreibung in die Wege zu leiten, nicht mehr die Messe lesen dürfe; einem Geistlichen, der ihr vor dem Bewegen des Kindes eine Abtreibung ermöglichte, wurde nur eine kleine Buße auferlegt.

Im Jahre 1708 erklärte Papst Clemens XI., daß der Leib der Mutter Maria gleich bei ihrer Befruchtung beseelt worden sei. 1854 setzte Pius IX. das Fest der Unbefleckten Empfängnis genau neun Monate vor der Geburt fest, und 1869 beseitigte er den Unterschied zwischen beseeltem und unbeseeltem Kind: die Beseelung ist der Befruchtung gleichzusetzen, und einen Beseelten zu töten bedeutet Mord. Durch diese Feststellung und dadurch, daß im selben Jahr die Unfehlbarkeit des Papstes als Dogma aufgenommen wurde, ist der heutige Standpunkt der katholischen Kirche festgelegt worden [1].

Man kann beim Schwangerschaftsabbruch zwei mögliche Thesen vertreten: (1) Abtreiben ist unter keinen Umständen ethisch möglich, oder (2) „es kommt darauf an". Wenn man den ersten Standpunkt vertreten will, so muß man das Abtreiben unter wirklich allen Umständen verbieten. Nehmen wir folgendes an: Ein 14-jähriges Mädchen, von ihrem eigenen Bruder gewalttätig geschwängert, hat eine schwere Nierenkrankheit, die durch die Schwangerschaft ihr Leben weitgehend gefährden und sie wahrscheinlich töten würde. Außerdem weiß man, daß das sich entwickelnde Kind genetisch mit einer sehr schweren psychischen Krankheit, die mit Gewalttätigkeit verbunden ist, belastet sein wird. Sicherlich ist das ein extremer Fall; aber wenn man Schwangerschaftsabbruch absolut ablehnt, so muß man auch einen solchen extremen Fall hinnehmen. Ist man wirklich vollkommen und unter allen Umständen gegen Abtreibung eingestellt, so mag es aus religiösen (weil eine Autorität es einem eben vorschreibt), aber kaum aus logischen Gründen geschehen. Für unsere Betrachtung will ich also annehmen, daß es schwer wäre, aus rein logischen Gründen ernsthaft in diesem Fall gegen einen Schwangerschaftsabbruch zu sein. Weiters kann man voraussetzen, daß in einer Welt, in der ganz unterschiedliche Religionsgemeinschaften miteinander auskommen müssen, die meisten auch nicht einen Glauben, der sich auf Autorität statt auf Logik gründet, anderen aufzwingen und dies sicherlich auch nicht rechtfertigen würden. (So kann ein Mensch für sich selbst entscheiden, eine Schwangerschaft auszutragen, aber könnte diesen Entschluß nicht anderen aufdrängen.)

Wenn wir also die zweite These (daß es „darauf ankommt") vertreten, d.h. also den Schwangerschaftsabbruch, so ergibt sich die Frage: Wann ist ein Abbruch gerechtfertigt? Dabei muß man zuerst das andere Extrem besprechen: Manche argumentieren, daß ein Embryo (zumindest in den ersten Wochen) genauso ethisch belanglos sei wie eine Warze auf der Nase, und daß es überhaupt keine moralischen Bedenken geben sollte. Auch dieser extreme Standpunkt ist schwer zu vertreten: Ein Embryo oder Fötus entwickelt sich möglicherweise, wenn nicht sogar mit großer Wahrscheinlichkeit, zu einem gesunden Menschen. Und da eine Warze oder sogar ein normaler Körperteil das nie sein kann, so besteht logischerweise ein ethisch relevanter Unterschied: Was man hier zerstört, könnte, wenn es auch noch kein voll entwickeltes, normales menschliches Wesen ist, doch ein solches werden.

Argumente gegen Abtreibung enthalten oft die Behauptung, daß alles Leben „heilig" sei, oder daß das sich entwickelnde Kind (1) ein menschliches Wesen, (2) ein unschuldiges menschliches Wesen und (3) ein potentiell normales und glückliches menschliches Wesen sei, und daher beschützt werden müsse. Der Begriff „Heiligkeit des Lebens" kann nur auf Religion zurückgeführt werden und wird in unserem Handeln kaum je ernstgenommen [7]. Abgesehen davon, daß die meisten von uns Fleisch essen (was das Töten von Tieren voraussetzt), töten wir Menschen nicht selten im Krieg, aus Notwehr oder (leider) mittels der Todesstrafe. Außerdem bringen wir Menschen indirekt um, indem wir entweder gewisse Gesetze machen oder es unterlassen, sie festzusetzen. Geschwindigkeitsbeschränkungen sind nur eines von vielen Beispielen. Wenn man behaupten will, daß das Leben als Leben unter allen Umständen „heilig" sei, so könnte man keine Kriege führen; sich nicht wehren, indem man dadurch das Leben eines anderen in Gefahr bringt; keine Todesstrafe vollstrecken; und man dürfte auch nicht Gesetze verabschieden, die dies tolerieren. Eine Gesellschaft, die einerseits nicht bemüht ist, Hunger zu bekämpfen, wird andererseits unglaubwürdig sein, wenn sie behauptet, daß für sie das Leben heilig sei.

Die Feststellung, ein sich entwickelndes Kind sei ein menschliches Wesen, ist klar: Ein Embryo bzw. Fötus ist als menschliches Wesen anzusehen, wenn auch noch nicht im vollen Sinn als Mensch. Es lebt, aber *vor* der Entwicklung und *vor* dem Funktionieren des Gehirns; es ist noch nicht Subjekt seines Lebens, d.h. es *hat* noch kein Leben. Das Argument der „Unschuldigkeit" ist ebenfalls eines, dessen Geschichte man verstehen muß [8]. In der frühchristlichen Kirche war jedes Töten von Menschen verboten: auch das Töten als Soldat, mittels der Todesstrafe und sogar aus Notwehr. Im ersten Jahrhundert in der kriegerischen und blutdürstigen römischen Welt (wo unausgesetzt Kriege geführt und Menschen hingerichtet wurden), war es nicht gut möglich, die Christen anzuerkennen, die diese Meinung vertraten. Ein Ausweg, der Ausweg des Unschuldigen, mußte gefunden werden: Menschen, die in einem ungerechten Krieg kämpften oder die ein gerechtes Gesetz gebrochen hatten, durften in so einem Krieg getötet oder vom Staat hingerichtet werden. Was unter „gerechtem Gesetz" oder „ungerechtem Krieg" verstanden wurde, blieb dem Staat überlassen. Dies war übrigens eines der ersten Übereinkommen zwischen Staat und Kirche; die Kirche hat (z.B. auch während der spanischen Inquisition) das Töten selbst immer dem Staat überlassen. Es ist interessant, daß Notwehr erst viel später als Grund zum Töten erlaubt wurde, erst ungefähr zur Zeit des Augustinus im fünften Jahrhundert [8]. Aber selbst von den historischen Tatsachen abgesehen ist es schwierig zu behaupten, daß jemand „unschuldig" sei, der eine Tat entweder nicht begehen hätte können oder sie nicht ausführen wollte. Zu sagen, daß ich weder Karl den Großen noch meine Frau, die ich liebe, umgebracht habe, ist belanglos und ohne sittliche Bedeutung.

Von den vier Argumenten („Heiligkeit" des Lebens, Festsetzung des Embryos sowohl als menschliches als auch als unschuldiges Wesen) ist das vierte, daß ein Embryo zu einem normalen menschlichen Wesen heranwachsen könne, ein gerechtfertigtes und kein triviales Argument. Aber etwas Potentielles (also Mögliches) bedeutet noch keinesfalls das Ziel. Niemand wird etwas Mögliches wie etwas Wirkliches behandeln: Studenten der Medizin werden möglicherweise (sogar wahrscheinlicherweise) Ärzte werden, aber sie dürfen keine Medikamente verschreiben oder Patienten operieren. Eine Eichel, wie Judith Jarvis Johnson bemerkte, wird zwar möglicherweise zu einer Eiche (ist eine potentielle Eiche), aber wir behandeln deswegen eine Eichel kaum wie eine Eiche [9]. Aber dies schließt nicht aus, daß ein Medizinstudent oder eine Eichel in gewissem Sinn nicht anders behandelt werden sollen, als wenn sie nicht potentielle Ärzte bzw. potentielle Bäume wären. Wir anerkennen ihre Eigenschaften als potentielle Eigenschaften und behandeln sie daher entsprechend anders als Menschen, die keine solchen potentiellen Eigenschaften haben. Und je weiter die Entwicklung fortgeschritten ist, desto mehr behandeln wir das Werdende als das am Ziel

Angelangte: Je weiter Medizinstudenten im Studium fortgeschritten sind, desto mehr medizinische Handlungen dürfen sie auch durchführen. In der Schwangerschaft hat das sich entwickelnde Kind eine Menge Möglichkeiten: Es kann zu einer Fehlgeburt kommen, oder das Kind kann schwer geschädigt bzw. gesund zur Welt kommen, es mag zu einem glücklichen Menschen aufwachsen oder in einem Konzentrationslager elend sterben, es mag ein Einstein oder auch ein Hitler werden. Wer kann das wissen? Wenn wir einfach annehmen sollten, daß etwas „potentiell" ist, an welche der vielen Möglichkeiten sollen wir uns schließlich und endlich halten? Aber das bedeutet auch nicht, daß dies alles belanglos ist.

Manchmal sind Fötusse mit Patienten unter Narkose verglichen worden. Beide sind ohne Bewußtsein, beide werden wahrscheinlich zu Bewußtsein kommen. Für beide besteht die Möglichkeit, aufzuwachen. Aber hier hört der Vergleich auf: Patienten haben bereits ein Leben, in das sie dann ihr weiteres Leben einordnen können; es ist ein Leben mit Erinnerungen, Hoffnungen, menschlichen Beziehungen und all dem, was dazugehört. Ein Fötus hat dies nicht, und obwohl ein Fötus kaum nur gleichgültigen ethischen Wert hat, so ist es nicht leicht zu behaupten, daß der Wert des Fötusses sittlich mit dem Wert eines Menschen, der bereits ein Leben besitzt, gleichgestellt werden kann.

Man kann drei Fälle skizzieren: Das erste Beispiel wäre das nierenkranke, vergewaltigte Mädchen, das durch eine nicht unterbrochene Schwangerschaft möglicherweise sterben würde. Der zweite Fall wäre eine junge, wohlhabende, verheiratete Dame, die einfach kein Kind haben will, weil ihr dann ihre neue Garderobe nicht zu Ostern passen würde. Der dritte wäre eine 35-jährige Frau mit drei Kindern und einem Mann, der wenig Geld verdient. Später, wenn die Kinder groß genug sind, will sie weiter studieren oder einen Posten annehmen. Und nun wäre dies möglich. Aber trotz Vorsichtsmaßnahmen ist sie doch schwanger geworden und muß sich jetzt entweder für einen Schwangerschaftsabbruch oder für ein Aufgeben all ihrer Pläne mit schwerwiegenden materiellen Folgen entscheiden.

Wenige von uns würden mit dem ersten Fall Schwierigkeiten haben, und die meisten würden (vom sittlichen, wenn auch nicht vom gesetzlichen Standpunkt) einen Schwangerschaftsabbruch bei der wohlhabenden Frau wenigstens für ethisch problematisch halten. Es ist der dritte Fall, der das Leben der schwangeren Frau schwer zu belasten droht, der leider häufiger und schwieriger ist. Vielleicht kann man folgendermaßen argumentieren: Ein Mensch hat einen Wert, der eigentlich gleich bleibt. Der volle Wert beginnt, wenn das Kind sich selbst als Individuum anerkennt (also wenn es ein Leben hat); berechtigterweise und aus vielen Gründen, nur um sicher zu sein, gestehen wir einem Säugling bei der Geburt vom Gesetz her vollen Wert zu. Im Entwicklungsstadium wird das Interesse des Kindes langsam größer: man könnte sogar behaupten, daß mit der Entwicklung und Funktion des Gehirns, mit der Geburt und schließlich mit dem Selbstbewußtsein einige

Stufen überschritten werden. Die Mutter hat andererseits schon lange die oberste Stufe überschritten, und ihre Interessen im Leben sind umfassender als die eines Embryos oder Fötusses. Desto fortgeschrittener die Entwicklung, desto problematischer ist es, das sich entwickelnde Kind abzutreiben.

Schwangerschaftsabbruch bei schwer geschädigtem Fötus wird – jedenfalls teilweise – des Kindes wegen gemacht. Wenn man weiß, daß einem schwerst behinderten Menschen, der vielleicht nur kurz zu leben hat, schweres Leiden erspart bleiben kann, so mag ein Abbruch traurig, doch sittlich möglich sein. Natürlich ist hier der Kern der Frage, was „schwer geschädigt" eigentlich bedeutet: Dies kann nur von Eltern im Rahmen der Gesellschaft und mit Hilfe des Arztes und Beraters geklärt werden.

Wenn man Frauen in individuellen Situationen beraten soll, so muß man sich all die verschiedenen Umstände vor Augen halten. Am Anfang der Schwangerschaft wird ein Abbruch viel weniger problematisch als später sein. Die Frau, um deren Körper es schließlich geht, die Frau, die wir beraten müssen und die letztlich die Entscheidung selbst treffen muß und für die Entscheidung verantwortlich ist, muß mit Verständnis behandelt werden. Es kommt kaum vor (trotz unseres Beispiels), daß eine Frau eine Schwangerschaft leichtfertig abbricht; und in den Fällen, in denen das dennoch geschieht, wäre die Zukunft des Kindes auch fragwürdig.

Man muß einen großen Unterschied zwischen der sittlichen und der gesetzlichen Frage machen. Ärzte, die aus ihrer persönlichen, sittlichen oder religiösen Überzeugung heraus an einem Abbruch nicht beteiligt sein können, dürfen nicht dazu gezwungen werden, aber dürfen ihren Patienten auch nicht die Durchführung erschweren. In solchen Fällen müssen sie auf andere Ärzte verweisen, die dazu bereit wären. Es ist gerechtfertigt, daß die Gesetzgebung bei fortgeschrittenem Stadium der Schwangerschaft nur unter immer mehr Bedingungen einen Abbruch zuläßt: Ein drei Wochen alter Embryo ist zu unterscheiden von einem vier oder sieben Monate alten. Das Interesse des sich entwickelnden Kindes am Leben wächst gleichzeitig mit Fortschreiten der Schwangerschaft, und es sollte auch entsprechend schwierig gemacht werden, einen Schwangerschaftsabbruch im fortgeschrittenen Stadium vorzunehmen.

Pflichten während der Schwangerschaft

Heutzutage kommen in den Vereinigten Staaten zu einem hohen Prozentsatz kokaingeschädigte Kinder zur Welt. Auch in anderen Weltteilen ist das immer häufiger der Fall [10]. Manchmal leisten auch Frauen den Ratschlägen ihres Geburtshelfers nicht Folge und trinken mehr Alkohol als zulässig, rauchen Marihuana, treiben unerlaubt Sport oder weigern sich, wenn das Kind gefährdet ist, mittels eines Kaiserschnittes zu entbinden. Haben schwangere Frauen ihren sich entwickelnden

Kindern gegenüber sittliche Pflichten? Falls es solche sittlichen Pflichten geben sollte, kann man Frauen gesetzlich dazu zwingen? Manchmal wird sogar der Vorschlag gemacht, schwangere Frauen, die nicht handeln, wie ihre Geburtshelfer es anordnen, gesetzlich zu einem entsprechenden Verhalten zu zwingen (sogar unter Androhung von Haftstrafen) [11]. Worin bestehen die Pflichten von Geburtshelfern? Traditionellerweise waren das in erster Linie Pflichten gegenüber der Mutter und nur an zweiter Stelle gegenüber dem sich entwickelnden Kind. Heute sind die Ansichten darüber etwas anders, und immer häufiger tritt das sich entwickelnde Kind in den Vordergrund.

Ohne die Details herauszuarbeiten, erscheint es hier einfach, die aufgeworfenen Fragen entweder mit ja oder nein zu beantworten. Aber die Sache ist nicht ganz so einfach. Muß eine Frau alle Vorschriften ihres Arztes befolgen? Warum sind solche Regeln (die sich immer ändern) zwingend? Verliert ein schwangerer Mensch sein Bestimmungsrecht und das Recht, über seinen eigenen Körper zu entscheiden? Darf man andererseits bei der Durchsetzung der eigenen gewünschten Handlung einem anderen Wesen lebenslänglichen Schaden zufügen?

Man darf auch nicht vergessen, daß sogar noch heute die Mehrzahl der Geburtshelfer und der Gesetzgeber Männer sind. Es entscheiden also die Machthaber über ein Problem, das sie selbst nie haben können. Wir befinden uns damit in einer Situation, die sowohl dem Anspruch auf Mitbestimmung widerspricht als auch sittlich kaum zu rechtfertigen ist.

Wenn eine Frau ihre Schwangerschaft gewünscht hat, so kann man ziemlich leicht argumentieren, daß sie dadurch eine Pflicht auf sich genommen hat. Obwohl dies nicht genau den Inhalt der Pflicht bestimmt, kann man dennoch behaupten, daß es zumindest eine Pflicht bedeutet, dem sich entwickelnden Wesen keinen lebenslänglichen Schaden zuzufügen. Aber wo und von wem sind die Grenzen dieser Pflicht zu ziehen?

Wenn eine Frau nicht schwanger werden wollte und es trotzdem geworden ist, so ist das Argument etwas schwächer: Zwar ist das, was sich entwickelt (jedenfalls teilweise) auf ihr Tun, aber auf kein bedachtes, absichtliches Handeln zurückzuführen. Wenn eine Frau jedoch vergewaltigt worden ist und dann schwanger wird, so ist das Aufrechterhalten eines „Pflichtarguments" (da ihr das Problem aufgezwungen worden ist) nicht so leicht zu rechtfertigen. Jedenfalls haben Menschen die Pflicht, anderen (außer, wenn es triftige Gründe dafür gibt) nicht zu schaden. (Ich würde – siehe Kapitel 9 – sogar argumentieren, daß sie auch Pflichten haben, anderen zu helfen, aber hier mag die Verpflichtung, nicht zu schaden, genügen). In beiden Fällen wiegt das Argument, wenn die Frau die Möglichkeit zur Abtreibung gehabt und sie nicht wahrgenommen hat, viel stärker [12]. In einem solchen Fall ist sie fast (aber nicht ganz) in derselben Lage, wie jemand, der absichtlich schwanger geworden ist. Denn selbst wenn sie die Möglichkeit zum Schwangerschaftsabbruch hat, bedeutet dies noch nicht, daß sie es mit ihrem Gewissen vereinbaren kann. (Es wäre allerdings merkwürdig, wenn ein früher Schwangerschaftsabbruch als sittlich nicht möglich gälte, aber dem Kind zu schaden, vertretbar wäre!) Wenn es aber nicht möglich ist, den Schwangerschaftsabbruch durchzuführen, so muß man den Zwang der Schwangerschaft gegen den Schaden abwägen.

Schwangere Frauen sind nicht einfach „Behälter" ihres sich entwickelnden Kindes: Ob schwanger oder nicht – sie haben ihr eigenes Selbstbestimmungsrecht [14]. Aber schwangere Frauen sind auch nicht einfach unabhängige Menschen, deren Selbstbestimmungsrecht niemanden anderen angeht. Unser Selbstbestimmungsrecht hat strikte Grenzen, die mit dem Wohl anderer verbunden sind. Obwohl dieses „andere" noch nicht voll entwickelt ist, so ist es doch im Entwickeln begriffen. Und dieses sich entwickelnde Wesen hat ein Interesse daran, nicht geschädigt zu werden. Es ist eine einzigartige Situation: Das vollkommen abhängige Kind ist völlig auf die Mutter (und nur auf die Mutter, denn niemand anderer kann das für sie übernehmen) angewiesen. Insofern ist die Mutter für alles verantwortlich, was sie unter ihrer eigenen Kontrolle tut oder unterläßt. Fall sie Sachen macht, die ihrem Kind schweren Schaden zufügen können, ist sie für diesen Schaden sittlich verantwortlich: Und dieser Schaden unterscheidet sich von einer Abtreibung, besonders einer, die zu Beginn der Schwangerschaft gemacht wird. Wenn die Schwangerschaft unterbrochen wird, so wird zwar eine Möglichkeit unmöglich gemacht: Aber es ist eine Möglichkeit, von der das sich entwickelnde Wesen noch nichts weiß und es nie wissen wird. Wenn das sich entwickelnde Kind schwer geschädigt geboren wird, muß es aber dann sein Leben lang mit diesem Schaden leben.

Vielleicht darf man behaupten, daß schwangere Frauen gewisse sittliche Pflichten gegenüber ihren sich entwickelnden Kindern haben, und daß solche Pflichten wenigstens darin bestehen müssen, ihren sich entwickelnden Kindern keinen lebenslänglichen schweren Schaden zuzufügen. Möglicherweise werden auch solche Pflichten dadurch beeinflußt, daß die Schwangerschaft entweder erwünscht war oder wenigstens nicht (obwohl es möglich war) unterbrochen worden ist [12]. Die Frage wird bei der Geburt noch verschärft: Hat die Mutter das sittliche Recht, einen für das Kind lebensnotwendigen operativen Eingriff zu verweigern? Sollte man weiters, wenn es eine solche Pflicht gäbe, sie zu einer gesetzlichen machen?

Ein Kaiserschnitt ist heutzutage ungefährlich (kaum gefährlicher als eine normale Geburt) und mit minimalen Schmerzen (die sogar geringer als die einer normalen Geburt sein können) verbunden.

Es geht zwar um den Körper der Frau, aber wenn ein anderes Wesen völlig davon abhängt, ist das Recht auf seinen eigenen Körper doch etwas anders gestaltet. Nehmen wir an, daß ich mich umbringen will und mich entscheide, von einem hohen Gebäude hinunterzuspringen: Gut, man kann sicherlich behaupten, daß ich dazu (unter manchen Umständen jedenfalls) das Recht habe. Aber habe ich das Recht, dadurch jemand anderem auf den Kopf oder in einen Kinderwagen zu springen?

Man kann also kaum vertreten, daß die Pflichten und Rechte schwangerer Frauen durch die Schwangerschaft überhaupt nicht geändert werden. Schwangere Frauen haben zumindest eine gewisse Verantwortung für das sich entwickelnde und von ihrem Tun völlig abhängige Leben. Wie weit diese Pflichten gehen sollten, und inwiefern man solche sittliche Pflichten zu gesetzlichen Regeln machen kann oder soll, ist dann eine Frage, die in der jeweiligen Gesellschaft beantwortet werden muß. Die schwierige Tatsache, daß oft Männer über die Pflichten und Rechte schwangerer Frauen entscheiden, spricht unter anderem dafür, daß man sittliche Regeln nur mit großer Vorsicht zu gesetzlichen erheben sollte, und daß hauptsächlich Frauen selbst an solchen Bestimmungen teilhaben müssen. Es ist einerseits nicht zuzulassen, daß Frauen einfach zu „Behältnissen" von Fötussen oder sich entwickelnden Kindern degradiert werden und dadurch alle Menschenrechte verlieren; andererseits kann man nicht, jedenfalls nicht in sittlicher Hinsicht, dulden, daß jemand absichtlich und ohne guten Grund einem anderen Wesen schweren Schaden zufügt. Geburtshelfer und andere Ärzte, Schwestern, Hebammen und andere Mitarbeiter haben – heutzutage wie eh und je – die Pflicht, alles in ihrer Macht Stehende zu tun, um die Schwangerschaft zu einem guten Ende zu bringen: Dabei haben sie die Pflicht, ausführlich mit der Mutter (und oft auch mit dem Vater) über Probleme, Wünsche und Optionen zu sprechen und vollkommen ehrlich zu sein [13]. Sie dürfen Patienten weder ihren eigenen Moralbegriff aufdrängen, noch sind sie dazu gezwungen, nur das zu tun, was Patienten wollen. Nach ausführlicher Erklärung sollten tiefgreifende Konflikte nicht ungelöst bleiben; falls aber solch ein Konflikt unlösbar scheint, sind Ärzte und andere verpflichtet, Patienten die Chance zu geben, den Arzt zu wechseln, oder in schweren Fällen (wo es das Gesetz erlaubt oder verlangt) gesetzliche Mittel anzuwenden. Diese sollten aber nur als allerletzter Ausweg angewendet werden.

Hirntote oder Mütter mit apallischem Syndrom

Es kommt vor, daß schwangere Frauen nach einem schweren Unfall oder durch eine andere Katastrophe hirntot, hoffnungslos komatös oder unwiderruflich apallisch sind. Hat man die Pflicht, solch einen Menschen weiter am Leben zu erhalten, nur um möglicherweise das Kind zu retten, oder soll man diese Frau so behandeln, als wäre sie nicht schwanger? Diese Fälle sind heute nicht selten und sind schon lange vor dem berühmten „Erlanger Baby" diskutiert worden.

Die Frage, ob man schwangere Frauen, die hirntot oder apallisch sind, nur deswegen am Leben erhalten soll, um vielleicht das Kind zu retten, wird erst heute aufgeworfen, da man auch die technischen Möglichkeiten zur Verfügung hat, während ähnliche Fragen schon lange diskutiert werden. Nach der Legende wurde Asklepios (Äskulap, dessen Vater Apollo war) von seiner bereits toten Mutter durch einen Kaiserschnitt geboren [15]. Im 4. vorchristlichen Jahrhundert wird im *Sushruta Samhita* ein Kaiserschnitt bei bereits toten Frauen erwähnt [16], und im

3. vorchristlichen Jahrhundert wurde Scipius Africanus angeblich durch einen Kaiserschnitt von seiner toten Mutter entbunden [17]. Der babylonische Talmud enthält die Vorschrift, den Bauch einer jüngst verstorbenen hochschwangeren Frau aufzuschneiden, um das Kind zu entbinden [18]. Nach dem römischen Recht mußte ein Kaiserschnitt versucht werden, um das Kind einer hochschwangeren Frau zu retten, und im Jahre 1280 verlangte die Kirche, daß nach dem Tod einer hochschwangeren Frau ein Kaiserschnitt gemacht werden müsse, um das Kind taufen und begraben zu können. In Österreich wurde im Jahr 1757 eine solche Vorgangsweise nach dem 6. Schwangerschaftsmonat zur gesetzlichen Pflicht [19]. Sie wurde bei fortgeschrittener Schwangerschaft praktiziert, um entweder das Leben des Kindes zu retten oder um es zu taufen. Menschen nur zur Rettung eines lebenden Wesens längere Zeit am Leben zu erhalten, wurde nicht versucht (und war auch nicht möglich).

Einen ohne intensive und andauernde Behandlung toten oder hoffnungslos bewußtlosen Menschen am Leben zu erhalten, nur um das ungeborene und nicht lebensfähige Kind zu einem Stadium der Lebensfähigkeit zu bringen, ist vom ethischen Standpunkt her höchst fragwürdig und kann nicht einfach mit Abtreibung verglichen werden. Ein Schwangerschaftsabbruch stellt einen Eingriff in ein sich normal entwickelndes Leben dar, das ohne solchen Eingriff wahrscheinlich zu einem normalen Menschen werden könnte. Jemanden nur wegen der Schwangerschaft künstlich am Leben zu erhalten, ist ein Eingriff, dessen Folgen uns bis heute nicht bekannt sind: Obwohl es ein paar Fälle gibt, bei denen dies erfolgreich gemacht worden ist, sind die Folgen dieser Vorgangsweise keinesfalls gut untersucht worden oder gut bekannt. In wievielen Fällen wird ein solches Kind schwer geschädigt zur Welt kommen? Solch ein Eingriff ist mehr eine experimentelle als eine therapeutische Vorgangsweise (siehe das 4. Kapitel) und kann daher nicht ohne Einwilligung geschehen. Niemand ist dazu verpflichtet, sich einer experimentellen Behandlung zu unterziehen: Das ist nicht nur sittlich und gesetzlich, sondern sogar von kirchlicher Seite anerkannt [20].

Es gibt noch andere Probleme bei solchen Fällen: Jemanden intensiv zu behandeln, ist nicht leicht; Patienten liegen nicht einfach da und schlafen! Physiologische Schwankungen und Infektionen sind ein konstantes Problem, das nicht ohne Einfluß auf das sich entwickelnde Wesen bleiben kann. Weiters treten schwere soziale Probleme auf: Wer wird in der Lage sein, das Kind einer toten Mutter zu unterstützen? Ist es zu verantworten, ein Bett in einer Intensivstation für lange Zeit zu belegen, das für jemand anderen dann fehlt? Diese Vorgangsweise verursacht enormen (nicht nur finanziellen, sondern auch menschlichen) Aufwand. Man kann behaupten, daß finanzielle Kosten nichts mit einer solchen Frage zu tun hätten. Aber ist das denn wirklich der Fall? Muß man nicht in einer Zeit, da Ressourcen knapp sind, mit Geld, das für andere Menschen und andere Behandlungen nötig wäre, experimentell wie auch therapeutisch bedachtsam umgehen? Zumindest: Die Entscheidung, eine schwangere

Frau nur wegen des Kindes künstlich am Leben zu erhalten, hat die Gesellschaft – und nicht die Ärzteschaft allein – zu treffen. Falls die Gesellschaft und die Ärzteschaft sich dazu entschlossen haben, muß man vorher die Einwilligung der betroffenen Familie haben, die aufgrund von bester Information und ohne Druck zustandegekommen ist.

Pränatale Diagnostik

Heutzutage, da unser Wissen über Genetik viel besser als vor nur ein paar Jahren ist, bestehen Möglichkeiten, die uns noch vor kurzer Zeit verschlossen geblieben sind. Man kann nicht nur das statistische Erkrankungsrisiko feststellen, sondern auch – nachdem eine Frau schwanger geworden ist – herausfinden, ob ein sich entwickelndes Wesen von einer genetischen Krankheit betroffen ist. Im ersten Fall gibt es heute genug Möglichkeiten, eine Schwangerschaft zu verhindern; im zweiten kann eine Schwangerschaft abgebrochen werden. Die Frage, was man tun kann, ist nicht schwer zu beantworten; die Frage, ob man es soll, ist eine andere Sache.

Es gibt Argumente, daß ein schwer geschädigtes Wesen ebenso ein Werk Gottes ist wie jedes andere; ein solches Argument kann man vom Religiösen ins Säkulare übertragen, indem man behauptet, daß solch ein Wesen ebenfalls menschlichen Wert hat, da es nicht nur am Leben ist, sondern auch ein Leben haben kann. Und das ist auch fraglos wahr. Leider aber ist das ein Argument, das einem nicht viel hilft: Es läßt sowohl die Frage der Verhütung als auch die Frage des Abbruchs einer solchen Schwangerschaft offen. Wohlgemerkt: Ich spreche hier nicht von Menschen, die bereits geboren und schwer behindert sind (siehe den nächsten Teil); ich spreche von Menschen entweder vor oder ziemlich kurz nach der Befruchtung der Mutter.

Genetische Beratung hat nur einen Sinn, wenn auch die sich daraus ergebenden Konsequenzen gezogen werden können. Genetisches „screening" und die damit verbundene Beratung sind aber nicht gefährlich. Amniozentese, Amnioskopie oder Chorionbiopsie dagegen sind nicht völlig ungefährlich und in sittlicher Hinsicht eigentlich nur von Wert, wenn man daraus Folgen ziehen könnte oder würde. Sonst ist eine Vorgangsweise, die Risiko in sich birgt – ohne Vorteile zu bringen – nur schwer zu verteidigen. Falls eine Patientin unter keinen Umständen gewillt wäre, die Schwangerschaft abzubrechen, ist solch ein operativer Eingriff zwecklos. Aber das heißt nicht, daß selbst wenn die Patientin unter manchen Umständen zu einer Abtreibung bereit ist, so ein Eingriff gerechtfertigt wäre: Eine Patientin könnte z.B. einfach feststellen wollen, ob das Kind ein Knabe oder ein Mädchen sein wird, um es noch rechtzeitig abtreiben zu können. Dieser Grund für einen Schwangerschaftsabbruch ist, sittlich gesehen zumindest fragwürdig, wenn nicht sogar tadelnswert. Menschen – ohne Rücksicht auf Geschlecht, Rasse oder Religion (wenn auch nicht ohne Rücksicht auf die Schwangerschaftsdauer) – verdienen denselben Respekt und haben denselben sittlichen Wert. Um die oben erwähnte Praxis zu verhindern, ist es in manchen Staaten nicht erlaubt, den Eltern vor einem gewissen Termin das Geschlecht des Kindes mitzuteilen. Obwohl ein Abbruch, nur weil man einen Knaben oder aber ein Mädchen haben will, vom sittlichen Standpunkt schwer zu verteidigen ist, ist es doch in Frage zu stellen, ob es berechtigt ist, hier mit Gesetzesmacht einzugreifen. Es ist fraglich, ob man jemanden eine Tatsache über seinen eigenen Körper, die er oder sie wissen will, vorenthalten darf. Im Grunde genommen hat die Antwort auf diese Frage sehr viel mit der Einstellung zur Abtreibung zu tun: Wenn man unter allen Umständen gegen Abtreibung ist, wird man klarerweise diese Vorgangsweise nicht erlauben; wenn man aber einen Abbruch für sittlich belanglos hält und glaubt, daß dieser unter allen Umständen nur Sache der Frau sein sollte, so wird man auch nicht dagegen sein, ein Kind seines Geschlechts wegen abzutreiben. Geburtenbeschränkung ist aus sittlicher Sicht (wenn auch nicht unbedingt aus religiöser) so belanglos, daß sich eine Diskussion über die Sittlichkeit von genetischer Beratung, nur um Schwangerschaft vielleicht verhindern zu können, nicht lohnt. Man kann sogar argumentieren, daß heutzutage Geburtsbeschränkung zu einer dringenden Pflicht geworden ist, weil – wie bereits erwähnt – das Problem der Überbevölkerung alles andere zu überschatten droht.

Die Frage der pränatalen Diagnose bei einer bereits bestehenden Schwangerschaft kommt (wenn man nicht absolut gegen jeglichen Schwangerschaftsabbruch ist) auf den jeweiligen Fall an. Es ist ganz unterschiedlich zu bewerten, ob das sich entwickelnde Wesen mit einer Krankheit behaftet ist, die starke Schmerzen verursacht und schwere körperliche, psychomotorische oder geistige Folgen hat, oder ob ein solches Wesen nur etwas geschädigt, aber sonst doch ganz lebensfähig zur Welt kommen sollte. Es ist schließlich und endlich ein Entschluß, der von den Betroffenen selbst gefällt werden muß, wobei man aber nicht vergessen darf, daß die Hauptbetroffenen unfähig sind, mitzureden. Bei einer frühen Schwangerschaft stellen die Hauptbetroffenen nur eine Möglichkeit, aber keine Wirklichkeit dar (siehe die Diskussion über Schwangerschaftsabbruch). Die Gesellschaft „gibt die Grenzen an, bis zu denen sie Abweichungen vom normalen Phänotyp als zumutbar hinnimmt" [13], aber innerhalb dieser Grenzen muß die Freiheit der Eltern oder der Frau respektiert werden: Ein solcher Entschluß sollte von der Familie im Gespräch mit Freunden, Geistlichen und anderen Beratern zustandekommen. Die Gesellschaft, die die Grenzen setzt, muß dann auch bereit sein, geschädigte Menschen zu unterstützen, die die Eltern nicht großziehen können oder wollen, und sie darf nicht einfach das Problem – das von den Eltern unerwünscht war – den Eltern aufhalsen.

Genetischer Beratung und Eingriffen haftet auch ein negativer Bedeutungszusammenhang mit der zu Recht verpönten Eugenik an, besonders jener Eugenik, die den Wahnideen des Naziregimes entspricht. Obwohl eine Gefahr solcher Ideen (die nicht bestimmten Menschen, sondern angeblich dem Staat helfen) nicht unterschätzt werden darf, soll uns nicht einfach die Tatsache, daß etwas mißbraucht worden ist, von dessen anständigem Gebrauch abhalten. Es ist unbedingt notwendig, sich der Gefahr bewußt zu sein und ihr Grenzen zu setzen: Dies ist nur durch demokratische Diskussion in einer Gesellschaft möglich, die gewillt ist, Grenzen zu ziehen. Was erlaubt und was nicht erlaubt sein soll, kann nicht für alle Zeiten und für überall festgelegt werden.

Schwer geschädigte Neugeborene

Heutzutage werden 12 bis 13% der Neugeborenen mit größeren Mißbildungen geboren [21]. Solche schweren Mißbildungen sind entweder genetisch oder durch Schädigungen während der Schwangerschaft bedingt. Es ist heute möglich geworden, durch den Einsatz von aggressiver Intensivmedizin schwer geschädigte und oft auch sehr kleine Frühgeburten am Leben zu erhalten. Ob man sittlich verpflichtet ist, auch auszuführen, wozu man medizinisch in der Lage ist, ist eine Frage, die immer dringlicher wird. Es werden nicht nur eine große Menge „Ressourcen" (menschliche wie auch finanzielle) bei diesen Versuchen (die oft scheitern) verbraucht; oftmals sind die Versuche, solche Neugeborene am Leben zu erhalten, mit großem Leiden und wenig Chancen für ein irgendwie annehmbares Leben verbunden. Um solch eine Frage diskutieren zu können, muß man aber erst einige grobe Unterschiede zwischen verschiedenen Patientengruppen machen. Es kommt darauf an: (1) die Überlebenschance richtig einzuschätzen; (2) zwischen „Schäden", die geistig, körperlich oder psychomotorisch sind, zu unterscheiden; (3) herauszufinden, ob ein Schaden behebbar oder unbehebbar ist; und (4) die Schwere des zukünftigen Schadens so gut wie möglich zu bestimmen. – Dies alles ist nicht so einfach, denn das Zusammenwirken dieser Fragen und Antworten ergibt oft ein sehr unterschiedliches Bild. Beispielsweise kann die Überlebenschance klein, aber die Wahrscheinlichkeit, daß das Kind nicht schwer behindert sein wird, groß sein; oder es mag das Gegenteil zutreffen; oder es können sich verschiedene Kombinationen anderer Möglichkeiten ergeben. Obwohl es Statistiken gibt, die helfen können, ist und bleibt jeder individuelle Fall schwierig zu bewerten.

Wenn keine Überlebenschance gegeben ist (wenn ein Neugeborenes, selbst wenn man alles versucht, in kurzer Zeit sterben würde), so ist die Frage, ob hier eine Verpflichtung besteht, etwas zu unternehmen, einfach zu beantworten: Da man nichts erfolgreich tun kann, kann es sich hier nicht um eine Pflicht handeln. Bloß das Sterben hinauszuzögern, ist zwecklos. Nur wenn eine Überlebenschance wirklich existiert, stellen sich die anderen Fragen. Aber wieviel Chance sollte ernstgenommen werden, und wer bestimmt dieses Maß?

Um zwischen geistigen, körperlichen und psychomotorischen Schäden zu unterscheiden, hilft es, eine Vorstellung des „besten Falles" zu haben: Was kann man im besten Fall erwarten? Diese Frage (die, wie alle diese Fragen, nicht immer leicht zu beantworten ist) muß von „Experten" so gut wie möglich geklärt werden. Ebenso müssen diese Fachleute einen über die Schädigungen aufklären: ob sie behebbar sind – wie schwer und mit welchem Erfolg – und ob es sich um einen leichten, bleibenden oder um einen schweren Schaden handelt. Man muß also (siehe das 3. Kapitel) erst einmal wissen, „wo man steht", bevor man weitergehen kann.

Zu behaupten, wie Peter Singer es tut, daß es einfach Sache der Eltern sei, ob ein schwer geschädigtes Kind überleben soll oder nicht, kann man nur unter der Annahme verteidigen, daß allein die Eltern betroffen wären [22]. Aber es sind nicht nur die Eltern betroffen, sondern auch die Gesellschaft und insbesondere das Kind selbst. Wenn wir einem Kind ein volles Lebensrecht einräumen wollen (was fast jede Gesellschaft heute tut), so wäre es nur das Kind, das (im Rahmen des Möglichen und des von der Gesellschaft Erlaubten) bestimmen dürfte. Aber klarerweise kann das Kind dies nicht, und daher muß ein „Vormund" für das Kind sprechen. Dieser muß im Sinne und im Interesse des Kindes entscheiden (siehe das 3. und 4. Kapitel). Worin besteht dieses Interesse?

Vielleicht ist es leichter, zuerst zu sagen, worin solch ein Interesse nicht besteht: Es liegt nicht im Interesse eines Menschen, ein qualvolles Sterben lange hinauszuziehen; es ist nicht im Interesse eines Menschen, nie Bewußtsein zu haben, nie „ein Leben zu haben", sondern nur ein qualvolles und völlig freudloses Leben zu führen. Dies sind aber extreme Situationen, die allzuoft vorkommen und die klar sind, wenn man sie eng umgrenzt läßt, und in der Beschreibung der Situation die Begriffe nicht „erweitert"; mit „Erweitern" meine ich etwa die Bedeutung von einem „qualvollen und freudlosen Leben" dahingehend zu ändern, daß darunter auch ein Leben verstanden werden kann, das nicht freudlos, aber mit geringeren Freuden verbunden ist (oder ein Leben, das zwar nicht qualvoll, aber doch manchmal schmerzhaft ist). Was ein „lebenswertes" Leben ist, kann – außer vielleicht in extremen Situationen – nur von demjenigen bestimmt werden, dessen Leben es ist. Es ist (unter nicht extremen Umständen) fast unmöglich, für einen anderen festzusetzen, was nicht mehr lebenswert ist. Oft finden wir heraus, daß schwer verkrüppelte Menschen, von denen wir glaubten, daß sie sehr unglücklich sein müßten, mit ihrem Leben nicht unzufrieden sind. Schließlich und endlich muß in der Klinik aber in nicht extremen Fällen eine Entscheidung getroffen werden. Unter allen Umständen schwer geschädigte Säuglinge mit Intensivtherapie künstlich am Leben zu erhalten (was oft geschieht) beruht entweder auf einer rein mechanistischen Auffassung der Medizin („man muß tun, was man tun kann") oder auf einem absolutistischen Begriff der Ethik. Andererseits ist auch die Auffassung wiederum in Frage zu stellen, daß solche Entscheidungen nur von Eltern und Ärzte getroffen werden sollen [23]. Immer sind Entscheidungen dieser Art Entschlüsse, die im Rahmen einer gewissen Kultur und auch ihrer Ressourcen gemacht werden müssen.

Hier stehen wir vor einem komplizierten Dilemma: Der Hauptbetroffene ist nicht nur unfähig, seinem Willen (den er noch nicht hat) Ausdruck zu verleihen, sondern hat auch noch kein Leben hinter sich, das es ermöglichen würde, daß man sich ein Bild seiner Werte und seiner Wünsche machen und der Situation anpassen könnte (siehe 4. und 7. Kapitel); solche ein Patient ist vollkommen „undurchsichtig"; obwohl keine Chance auf ein „normales" Leben per definitionem besteht, ist es oft fast unmöglich für einen, der „normal" ist, ein solches Leben zu bewerten; die Umgebung ist ebenfalls schwerst betroffen: Die Familie, in der vielleicht noch andere Kinder sind und die für gewöhnlich kaum wohlhabend ist, könnte durch dieses Schicksal sogar zerstört werden; und die Gesellschaft muß letztlich direkt oder indirekt dafür zahlen, und da die finanziellen Möglichkeiten nicht unbegrenzt sind, werden die Ausgaben an anderer Stelle fehlen. So „undurchsichtig" diese kleinen Kinder und ihre Werte auch sind (man kann hier von Werten überhaupt noch nicht sprechen, sondern bestenfalls von latenten Werten und vom Anspruch aller Menschen – sagen wir – möglichst nicht zu leiden), ist es notwendig, daß Ärzte die Tatsachen, die man kennt und auch die man nicht weiß oder wissen kann, anführen und ihren logischen Gedankengang den Eltern so „durchsichtig" wie möglich zu machen [24, 25]. Denn schließlich werden ja die Eltern zusammen mit dem Ärzteteam die Entscheidung im Rahmen gesellschaftlicher Normen treffen.

Solche Probleme können nur systematisch angesprochen werden. Man darf sich nicht eine „gerechte" oder „gute" Lösung erwarten, die für alle Zeiten stimmen soll, sondern muß eine Lösung erarbeiten – auch wenn sie nicht frei von Fehlern ist. Zunächst muß die Gesellschaft in demokratischer Weise „den Rahmen der Möglichkeiten" bestimmen: Man könnte z.B. festsetzen, daß Frühgeburten, die ein bestimmtes Gewicht unterschreiten, oder daß Säuglinge, die nur ein schwer geschädigtes, kurzes und schmerzhaftes Leben vor sich hätten, nicht behandelt werden sollten. Gleichzeitig muß die Gesellschaft sich klar sein, daß das Leben zwar keinen absoluten, aber doch einen Wert höchsten Ranges darstellt. Aber dieser Wert bedeutet nicht, daß jedes Leben immer und um jeden Preis erhalten werden muß: Das Erhalten des Lebens ist jedoch eine „prima facie"-Pflicht, über die man sich nur schwer hinwegsetzen kann. Die Gesellschaft muß aber darüber hinaus auch versuchen, den anderen Teil des Rahmens zu bestimmen: d.h., festzulegen, unter welchen Umständen behandelt werden muß. Man kann nicht zulassen, daß Eltern und Ärzte in allen Fällen allein den Entschluß treffen dürfen. Gleichzeitig muß die Gesellschaft auch bereit sein, solche geschädigten Kinder zu unterstützen und sie nicht nur am Leben zu erhalten, sondern ihnen auch eine Lebenschance zu geben; und das muß in die Kosten eingerechnet werden.

Da es heute oftmals möglich ist, Schädigungen schon frühzeitig zu diagnostizieren, so sollten die Besprechungen mit Eltern so früh wie möglich anfangen. An solchen Gesprächen sollten nicht nur Ärzte und Patienten beteiligt sein, sondern auch Sozialarbeiter und – wenn von den

Eltern erwünscht – Geistliche und andere Personen. Wenn aber ein Schaden erst bei der Geburt entdeckt wird, muß den Eltern die Unterstützung von dazu ausgebildeten Beratern angeboten werden.

Im Spital selbst müssen Richtlinien ausgearbeitet werden, wann behandelt werden soll, was nicht behandelt werden muß, und was nicht behandelt werden sollte. Die Vorschläge und Empfehlungen des „Einbecker Workshop der Deutschen Gesellschaft für Medizinrecht" mag als Beispiel dienen [26]. Für die Entwicklung solcher Regeln sind „ethics committees" besonders geeignet, da solche „committees", wenn sie richtig aufgebaut sind, nicht nur aus Ärzten, sondern aus verschiedenen Mitgliedern unterschiedlicher Ebenen zusammengesetzt sind. Es ist unbedingt notwendig, daß auch Behinderte bei solchen Sitzungen anwesend sind, mitsprechen und gegebenenfalls mitentscheiden können.

In individuellen Fällen, wo Entschlüsse getroffen werden müssen (es gibt wahrscheinlich mehr Grenzfälle oder unklare Fälle als solche, die genau den Richtlinien entsprechen) können wiederum Ethikberater oder „ethics committees" nützlich sein. Eltern, Ärzte, Schwestern, Berater, wenn erwünscht, Geistliche, Familie und Freunde, müssen solche Probleme gut besprechen: Wenn möglich (und es ist nicht immer möglich) sollten solche Besprechungen sich über einige Tagen erstrecken. Man muß Zeit zum Nachdenken haben, denn im ersten Schock ist es schwer, sich wirklich klar zu werden und alles Notwendige zu bedenken. Während dieser Zeit wird man vielleicht (nur um Zeit zu gewinnen) eine Behandlung anfangen müssen; aber nur, weil man etwas begonnen hat, muß man es nicht unbedingt fortsetzen.

Bei sehr frühen Frühgeburten wird in verschiedenen Weltteilen unterschiedlich vorgegangen. Für gewöhnlich bestimmt das Gewicht, ob ein Säugling behandelt wird oder nicht. Sehr kleine Frühgeburten sind oft für Wochen, Monate oder sogar manchmal Jahre auf künstliche Beatmung angewiesen. Die Möglichkeit, immer kleinere Frühgeburten am Leben zu erhalten, ist aber meist sehr teuer und nicht immer von Erfolg gekrönt. Es treten sehr häufig Hirnblutungen auf, und wenn sie besonders ausgedehnt sind, besteht eine sehr geringe Chance, daß ein solches Kind je das Bewußtsein erlangt. Wiederum muß man sich konsequent entscheiden, unter welchen Umständen man solche Säuglinge behandeln soll – ein Entschluß, der leider unvermeidlich auch von den finanziellen Mitteln abhängt, die man bereit ist, zur Verfügung zu stellen. Man muß sich darüber klar sein, daß das Verwenden von Ressourcen an einer Stelle wieder zum Mangel woanders führt (siehe das 9. Kapitel).

Befruchtungsprobleme

In diesem Werk gehe ich von dem Standpunkt aus, daß Geburtenbeschränkung kein sittliches (obwohl in manchen Glaubensgemeinschaften ein religiöses) Problem darstellt. Es ist heutzutage fast unmöglich, ein säkular sittliches Argument gegen die Geburtenbeschränkung aufrechtzuerhalten. Allerdings bleibt dabei die Methode offen: Hier will ich annehmen (aber aus Zeitgründen nicht näher ausführen), daß die Methode (so lange Ovulation oder Implantation zu verhindern ist) vom sittlichen – obwohl vielleicht nicht vom religiösen – Standpunkt belanglos ist; allerdings ist Schwangerschaftsabbruch als Methode zur Geburtenbeschränkung (anstatt andere Möglichkeiten anzuwenden) äußerst problematisch.

Die Probleme, die hier kurz angeschnitten werden sollen, haben mit künstlicher Befruchtung und mit der Kehrseite der Medaille, mit Sterilisation, zu tun. (Hier will ich die Probleme vom sittlichen und nicht vom religiösen Standpunkt behandeln.) Die künstliche Befruchtung ist erst vor kurzer Zeit praktikabel geworden. Man muß zwischen verschiedenen Vorgangsmethoden unterscheiden: (1) homologe Insemination mit dem Sperma des Partners; (2) heterologe Insemination mit dem Samen eines anderen Spenders; (3) extrakorporale Befruchtung a) mit dem Ei der Frau mit dem Samen des Partners; b) mit dem Ei der Frau mit Samen eines Spenders; c) Ei und Samen je eines Spenders werden in die Mutter implantiert; d) Samen des Partners werden in eine andere Frau inseminiert, die dann das Kind austrägt und es vertragsmäßig bei der Geburt den Vertragseltern überläßt; e) Samen und Ei der Partner, die extrakorporal befruchtet werden, werden dann in eine Frau implantiert, die vertragsmäßig das Kind nach der Geburt den „Eltern" gibt; f) Embryotransfer, bei dem ein befruchtetes Ei 24 bis 36 Stunden nach der Befruchtung einer Frau übertragen wird, die bereit ist, die Schwangerschaft auszutragen.

Die Diskussion geht gewöhnlich davon aus, daß Menschen ein Selbstbestimmungsrecht haben, und daß man ihnen dabei nicht im Weg stehen darf. Solch ein Argument ist sicherlich bei homologer Insemination angebracht und kann auch leicht bei heterologer vertreten werden. Was nicht so einfach zu vertreten ist, ist entweder die Befruchtung einer anderen Frau durch den Samen des Partners oder die extrakorporale Befruchtung, die dann an einer Frau vorgenommen wird, die bereit ist, das Kind nach der Geburt anderen zu überlassen. Ob sittlich oder praktisch gesehen solche sogenannten „Ersatzmütter" zulässig sind, ist eine der Fragen, die sich stellen. Weiters ergibt sich bei extrakorporaler Befruchtung das Problem, was man mit den überflüssigen, befruchteten Eiern anfangen soll, was manchmal schwierig ist; denn es handelt sich um bereits im Entwickeln begriffene Embryos.

Wenn man dieses Thema rein auf der Ebene des menschlichen Bestimmungsrechts diskutieren will, so steht außer Frage, daß Menschen das Recht haben, Verträge zu schließen. Die Sache ist aber komplizierter: Erstens einmal kann man nicht sicher sein, daß eine Frau, die sich bereit erklärt, ein Kind für jemanden auszutragen, auch wirklich voll informiert ist; möglicherweise ist ihr nicht klar, daß biologische Veränderungen während der Schwangerschaft schwere psychische Folgen haben können, die es ihr dann fast unmöglich machen, sich von dem Kind zu trennen. Zweitens kann man behaupten, daß fast immer wohlhabende Leute die

Gebärmutter einer armen Frau, die dringend Geld braucht, für ihre eigenen Zwecke verwenden werden, oder sozusagen „mieten"; das ist eine Art herablassender sozialer Haltung, die für die Gesellschaft recht „ungesund" sein könnte. Das Freiheitsargument ist nicht immer ausschlaggebend. Der finanzielle Aufwand solcher Methoden kann enorm sein; die gesamte Vorgangsweise ist mit vielen Kosten verbunden. Auch wenn reiche Patienten selbst dafür zahlen, werden unvermeidlich allgemeine gesellschaftliche Ressourcen verwendet. Außerdem ist es, logisch gesehen, etwas seltsam und vom sittlichen Standpunkt zumindest problematisch, in einer Zeit, in der es überall arme, hungrige und heimatlose Kinder gibt, mit großem finanziellen Aufwand mehr Kinder zu erzeugen.

Die Frage der überflüssigen befruchteten Eier ist etwas merkwürdig. Es ist ein Problem, das man selbst geschaffen hat und nicht unbedingt erzeugen hätte müssen. Heutzutage umgeht man oft die Frage, indem man solche Embryonen jahrelang in gefrorenem Zustand aufbewahrt, und damit das Problem zwar verschiebt, aber keineswegs löst. Die Haltung zu diesem Thema hängt zwar in gewisser Weise mit jener gegenüber Abtreibungen zusammen, leitet sich aber nicht unbedingt davon ab. Wenn man nicht bereit ist, etwas mit solchen Embryonen anzufangen (und nicht nur das Problem einfach umgeht), sollte man sie eigentlich nicht absichtlich erzeugen.

Die Frage der Sterilisation ist durch historisch-emotionell bedingte Tatsachen schwer zu besprechen. Hier will ich nicht über Sterilisieren von Menschen sprechen, die dies wünschen und die auch verstehen, was es bedeutet; das Abbinden von Eileitern oder der vas deferens stellt kein sittliches Problem dar, falls Patienten sich über die Folgen klar sind und diesen Eingriff wollen (abgesehen vom individuellen religiösen Standpunkt, der den jeweiligen Moralbegriff des Arztes oder des Patienten bedingen kann, aber kaum zur Sittlichkeit der Frage im allgemeinen beiträgt).

Sterilisierung von Menschen mit erblichen Krankheiten ist eine viel heiklere Frage: nicht wenn sie es freiwillig vornehmen lassen wollen, sondern wenn sie es nicht wünschen. Einerseits besteht die große Gefahr, daß man die Freiheit eines bestimmungsfähigen Menschen einfach nicht beachtet, andererseits, daß man die zukünftige Generation und die gesamte Gesellschaft mit schwerkranken Menschen belastet. Das erste Bedenken betrifft die Einschränkung des Selbstbestimmungsrechtes freier Menschen; das andere die sittliche Frage, ob die Gemeinschaft (die im Staat ihren Ausdruck findet) das Recht bzw. sogar die Pflicht hat, sich selbst und zukünftige Generationen zu schützen. Leider kann die zweite Frage leicht in die Richtung von „Eugenik" ausarten, die während des nationalsozialistischen Regimes üblich war [28]. Die Vorstellung, wie sich das Gleichgewicht zwischen individuellen Rechten und der Gemeinschaft und deren Bedürfnissen herstellen soll und kann, sowie die Vorbedingungen für dieses Gleichgewicht (siehe das 9. Kapitel), wird die Haltung zu dieser Frage stark beeinflussen. Es ist – besonders angesichts der unverschämten, menschenverachtenden Praxis der nationalsozialistischen Herrschaft (die man nie vergessen darf) – leicht zu sagen, daß man nie jemanden gegen seinen Willen sterilisieren darf. Aber genügt das?

Zwei schwierige Probleme sollen noch erwähnt (wenn auch nicht gelöst) werden. Das erste ist das Problem rauschgiftsüchtiger oder alkoholkranker Frauen, die weder bereit sind, ihre Sucht zu bekämpfen, noch gewillt sind, Verhütungsmittel anzuwenden, und die sich weigern, sterilisiert zu werden. Dies stellt in manchen Weltteilen, wo ein erschreckend hoher Prozentsatz schwer geschädigter Kinder auf die Sucht der Mütter zurückgeführt werden kann, kein geringes Problem dar. Das andere schwierige Problem ist die Frage (und sie betrifft vorerst nicht die Eugenik), ob geistig behinderte Eltern geistig normale Kinder aufziehen sollten.

Das erste Problem möchte ich durch einen Fall beleuchten, den ich selbst als Berater erlebt habe: Die Frau war etwa 30 Jahre alt und seit Jahren kokainsüchtig. Es war ihre vierte Schwangerschaft; bei jeder Geburt mußte ein Kaiserschnitt vorgenommen werden, und sie hatte bereits drei schwerst kokaingeschädigte Kinder zur Welt gebracht, von denen zwei gestorben waren, und eines körperlich und geistig schwer behindert in einer Anstalt lebte. Die Frau weigerte sich, die Eierstöcke abbinden zu lassen und machte keinen Hehl daraus, daß sie nichts tun würde, um weitere Schwangerschaften zu verhindern. – Sie hat zwar ein „Recht" darauf, ihre eigenen Entschlüsse zu treffen, aber dieses Recht kann, wie alle sogenannten „Rechte", doch kein absolutes sein. Ein Recht, jemandem zu schaden, der einem nichts getan hat, ist kaum zu verteidigen. Außerdem verursacht ein Fall wie der beschriebene der Gesellschaft enormen (und nicht nur finanziellen) Aufwand. Ob ein süchtiger Mensch überdies wirklich als entscheidungsfähig angesehen werden sollte, ist auch eine Frage, die nicht allzu leicht zu beantworten ist. Eltern haben nicht das Recht, ihren Kindern (oder ihren zukünftigen Kindern) absichtlich oder leichtfertig Schaden zuzufügen.

Das Problem geistig Behinderter ist ebenso schwierig. Als Berater sah ich eine geistig behinderte, sehr nette Frau und ihren gleichfalls behinderten und liebenswürdigen Mann. Ihr Kind war augenscheinlich geistig und körperlich vollkommen normal, und es war keine Frage, daß sie das Kind liebten. Leider war es ihnen einfach nicht möglich, die einfachsten Dinge, die Eltern wissen müssen, zu verstehen: Sie versuchten z.B. das Kind in der ersten Woche mit gewöhnlichem Essen (Fleisch, Gemüse, etc.) zu füttern, woran der Säugling fast erstickte. Und wie wird es weitergehen, wenn das Kind einmal größer geworden ist und die Eltern außerstande sind, ihre Elternpflichten gegenüber dem Kind zu erfüllen? Wäre es unter diesen Umständen nicht weniger schrecklich gewesen, das Kind zu verhüten, als es schließlich den Eltern wegzunehmen?

In den letzten paar Jahren sind Medikamente entwickelt worden, die man unter die Haut implantieren kann, und die bei einer Frau eine Schwangerschaft für etwa fünf Jahre verhindern. In den Vereinigten

Staaten haben einige Richter Frauen, die ihre Kinder fürchterlich mißbraucht oder getötet haben, vor die Wahl zwischen Gefängnis und einer solchen Behandlung gestellt. Ist es nicht denkbar, daß eine Gesellschaft in dieser Weise eingreifen könnte?

Die Behandlung der hier angeschnittenen Probleme läßt viele Fragen unbesprochen. Wie in der übrigen vorliegenden Arbeit war meine Absicht, Fragen anzuschneiden und einige Richtlinien für Überlegungen zu geben. Die sittlichen Fragen, die sich mit Problemen des Lebensanfangs beschäftigen, werden durch zwei Tatsachen erschwert: erstens, weil es sich um sehr junges Leben (und besonders um sehr junges Sterben) handelt, und zweitens um Probleme, die mit Sexualität verbunden sind. Jedes dieser beiden Probleme wird vom gefühlsmäßigen (und oft vom religiösen) Standpunkt her anders gestaltet, so daß die Fragen selbst oft anders formuliert werden; und das ist auch verständlich. Aber da Ethik (obwohl sie nicht vollkommen von Gefühlen getrennt werden kann oder soll) mittels Vernunft betrachtet werden muß, hat man die realen Tatsachen mehr als die emotionellen zu berücksichtigen. Am Lebensanfang müssen die Tatsachen des Falles oder des Problems selbst (die Diagnose, die Prognose, die Lebenschancen, das Leiden des Patienten sowie das vernunftmäßige Handhaben des Problems) eine größere Rolle spielen als die sicherlich auch in Betracht zu ziehenden emotionellen Gegebenheiten.

Literaturangaben

1. Loewy EH: Textbook of Medical Ethics. New York, NY: Plenum Publishers; 1989.
2. Carrick P: Medical Ethics in Antiquity. Boston, MA: D. Reidel; 1985.
3. Edelstein L: Der Hippokratische Eid. Zürich, Schweiz: Artemis; 1969.
4. Aristotele: De Generatione Animalium. In: The Basic Works of Aristotle. (R. McKeon, Ed.) New York, NY: Random House, 1971.
5. Dunstan GR: The Moral Status of the Human Embryo: A Tradition Recalled. J Medical Ethics 1984; 1:38–44.
6. Engelhardt HT: Bioethics and the Process of Embodiment. Perspectives in Biol 18: 488–500.
7. Kuhse H: Die Lehre von der Heiligkeit des Lebens. In: Um Leben und Tod. (Anton Leist, Hrsg.) Frankfurt a/M, Deutschland: Suhrkamp; 1992.
8. Rachels J: The End of Life. New York, NY: Oxford University Press; 1986.
9. Thomson JJ: Eine Verteidigung der Abtreibung. In: Um Leben und Tod. (Anton Leist, Hrsg.) Frankfurt a/M, Deutschland: Suhrkamp; 1992.
10. Slutsker L: Risks Associated with Cocaine Use During Pregnancy. Obstetrics 79(5): 778–789.
11. Kolder VEB, Gallagher J, Parsons MT: Court-ordered Obstetrical Intervention. New England Journal of Medicine 1987; 316(19): 1192–1196.
12. Engelhardt HT: Current Controversies in Obstetrics: Wrongful Life and Forced Fetal Surgical Procedures. American J Obstetrics 15(3): 313–317.
13. Illhardt FJ: Medizinische Ethik. Berlin, Deutschland: Springer Verlag; 1985. (47–49).
14. Annas GJ: Pregnant Women as Fetal Containers. Hastings Center Report 1986; 16(6): 13–14.

Literaturangaben

15. Ritter JW: Postmortem Caesarean Section. Journal American Medical Association 1961; 175: 715–716.
16. Major RH: A History of Medicine. Springfield, IL: Charles C. Thomas; 1954.
17. Rheindt R: Der Kaiserschnitt an der Toten. Wiener Klinische Wochenschrift 1942; 55: 251–254.
18. Gordon BL: Mediaeval and Renaissance Medicine. New York, NY: Philosphical Library; 1959.
19. Weber CE: Postmortem Caesarean Section: A Review of the Literature and Case Report. American Journal of Obstetrics and Gynecology 1971; 10: 158–165.
20. Pius XII: The Prolongation of Life. Pope Speaks 1958; 4(4): 393–398.
21. Ewerbeck H: Krankheitsbilder schwerstgeschädigter Neugeborener. In: Grenzen ärztlicher Behandlungspflicht bei schwerstgeschädigten Neugeborenen. (Hiersche H-D, Hirsch G, Graf-Baumann T, Hrsg.) Heidelberg, Deutschland: Springer Verlag; 1987. (17–22).
22. Singer P: Praktische Ethik. Stuttgart, Deutschland: Reclam Universal-Bibliothek; 1979.
23. Duff RS, Campbell GM: Moral and Ethical Dilemmas in the Special Care Nursery. New England Journal of Medicine 1973; 289(25): 890–894.
24. Brody H: Transparency: Informed Consent in Primary Care. Hastings Center Report; 1989; 19(5): 5–9.
25. King NP: Transparency in Neonatal Intensive Care. Hastings Center Report; 1992; (2): 18–25.
26. Hirsch G, Graf-Baumann T: Entwurf einer Empfehlung. In: Grenzen ärztlicher Behandlungspflicht bei schwerstgeschädigten Neugeborenen. (Hiersche H-D, Hirsch G, Graf-Baumann T, Hrsg.) Heidelberg, Deutschland: Springer Verlag; 1987. (134–136).
27. Feinberg J: The Mistreatment of Dead Bodies. Hastings Center Report 1985; 15(1): 31–37.
28. Müller-Hill B: Tödliche Wissenschaft. Hamburg, Deutschland: Rowohlt Taschenbuch Verlag; 1984.

9. Kapitel: Schrumpfende Ressourcen und wachsende Kosten: Ökonomie, Medizin und Gemeinschaft

In den letzten Jahrzehnten sind die Kosten für das Gesundheitswesen in der ganzen Welt stark angewachsen und drohen in manchen Ländern bald fast unfinanzierbar zu werden. Im 19. und besonders in diesem Jahrhundert haben sich die diagnostischen und therapeutischen Methoden vervielfacht, die zwar viele Vorteile, aber auch sehr hohe Kosten mit sich gebracht haben. Durch tägliche Berichte der Medien über die „Wunder der Medizin" übersteigen die Erwartungen der Patienten die tatsächlichen Möglichkeiten des Gesundheitswesens: fast jeder will für sich selbst oder für seine Familie alles nur Mögliche in Anspruch nehmen, ist aber nicht bereit, durch Steuern oder Versicherungsbeiträge dasselbe für seinen Nachbarn zu ermöglichen.

In diesem sehr knappen und nur in das Thema einführenden Kapitel will ich – nach einer kurzen Einleitung – zunächst auf die verschiedenen Weltanschauungen und ihre philosophischen Grundlagen eingehen (sowie auf die Bedeutung dieser Grundlagen für das Verständnis unser gegenseitigen Pflichten), und werde dann sowohl Probleme der medizinischen Versorgung und Finanzierung als auch Verteilungsfragen besprechen. Heute, da insbesondere in Europa immer mehr der Trend besteht, Aspekte des Marktwesens in das Gesundheitswesen einzuführen, mag es der Mühe wert sein, die Folgen eines marktwirtschaftlichen Denkens auf Fragen der Gerechtigkeit und des Verhältnisses zwischen Patienten und Ärzte zu beleuchten. Zu diesem Zweck werde ich die Zustände und Schwierigkeiten des amerikanischen Gesundheitswesens, das hauptsächlich marktwirtschaftlich orientiert ist, kurz beschreiben und diskutieren.

Einleitung

Warum ist Gesundheit so wichtig? Sowohl für Ärzte, die ihr Leben der Medizin gewidmet haben, wie auch für fast alle kranken Menschen scheint dies fast eine dumme Frage zu sein. Aber was immer man tut, momentan braucht oder haben möchte, erscheint einem höchst wichtig. Die Frage gilt eigentlich nicht dem Wert der Gesundheit allein, sondern dem Wert der Gesundheit, verglichen mit anderen Gütern, die man haben will oder haben könnte. Um aber andere Güter nützen zu können, müssen gewisse Vorbedingungen erfüllt sein: Zwei davon sind heutzutage, daß man relativ gesund und gut geschult ist. Ohne gesund oder ausgebildet zu sein, ist es in einer modernen Gesellschaft nur schwer möglich zu verwirklichen, was Daniels die „vollen Möglichkeiten einer Gesellschaft" nennt [1]. Darunter versteht Daniels, von „Lebensplänen, die in einer bestimmten Gesellschaft zu verwirklichen möglich sind und die ein vernünftiger Mensch für sich haben möchte" [1], eine Auswahl treffen zu können. Kann man diese Möglichkeiten nicht nutzen, wird man einer relativ verarmten Zukunft entgegen schauen müssen. Man kann, ohne gut ausgebildet und gesund zu sein, weder Tischler, Arzt, Lehrer oder Krankenschwester werden. Wenn Gesundheit und Bildung wirklich so wichtig sind, ist es irgendwie ungerecht, die Ausschöpfung der Möglichkeiten auf Zufälle – wie: ob man reich oder arm ist – ankommen zu lassen.

Da in den meisten Staaten die Ressourcen zunehmend knapper werden (da einfach weniger Geld da ist), müssen wichtige Entscheidungen über ökonomische Fragen des Gesundheitswesens getroffen werden. Das Gesundheitswesen ist aber nur eines von mehreren sozialen Gütern, die in einer Gesellschaft als wichtig eingeschätzt werden: Die Summe, die man für eines dieser sozialen Güter (sagen wir für das Gesundheitswesen) auszugeben bereit ist, wird von dem Wert bestimmt, den dieses soziale Gut in einer Gesellschaft hat. Aber dabei gibt es einen Haken: Was wir für das Gesundheitswesen verwenden, steht dann nicht für andere wichtige Dinge (sagen wir: für das Schulwesen) zur Verfügung. Es stellen sich also eigentlich zwei Fragen: eine „externe" (wieviel soll man für das Gesundheitswesen ausgeben?) und eine „interne" (wie geht man mit den Geldern um, die einem Bereich wie dem Gesundheitswesen bereitgestellt worden sind; oder, mit anderen Worten, wie verteilt man das, was man hat?).

Um soziale Güter gerecht gegeneinander abwägen zu können (die externe Frage), muß man Gewißheit haben, daß sparsam und nicht verschwenderisch mit solchen Gütern umgegangen werden wird. Um sagen zu können, daß es sich „lohnt", eine gewisse Summe für etwas auszugeben, muß man die beste Qualität für die kleinstmögliche Summe erzielen: Unter Qualität ist sowohl das Resultat wie auch die Gerechtigkeit der Verteilung zu verstehen. Es ist also nicht nur eine ökonomische Frage, auf die man eine rein ökonomische Antwort geben kann, sondern hängt auch mit dem Begriff, den man von Gerechtigkeit hat, zusammen. Und auch damit muß sich Medizinethik beschäftigen.

Die andere (oder interne) Frage wägt nicht soziale Güter, sondern gewisse Leistungen, oder Patienten, die eine bestimmte Leistung brauchen würden, gegeneinander ab. Es handelt sich also hier nicht um eine Entscheidung, wieviel man entweder für das Erziehungs- oder für das Gesundheitswesen ausgeben soll oder kann, sondern wie die bereits dem Gesundheitsbereich zugeteilten Gelder verteilt werden sollten. Diese zweite Frage ist aber eigentlich zweigeteilt: Es kann sich erstens um identifizierbares oder erkennbares – und nicht nur um statistisches –

Leben handeln; zweitens kann es genauso wie in der „externen" Güterabwägung „statistisches Leben" betreffen: Menschen, die man nicht kennt. Es macht einen großen (zumindest emotionellen) Unterschied, ob ich Menschen, in deren Leben oder in deren Tod ich involviert bin, kenne, oder ob sie mir fremd sind – und wahrscheinlich für immer fremd sein werden. Dieser Unterschied ist in vieler Hinsicht mehr emotioneller oder ästhetischer Natur. Wenn ich jemanden erschieße oder jemandem etwas gebe, so weiß ich, wen ich erschossen oder wem ich etwas gegeben habe; wenn ich eine Stadt bombardiere (oder es veranlasse), oder wenn ich einer Wohltätigkeitsorganisation Geld spende, so weiß ich nicht, wen ich umgebracht, oder wem ich geholfen habe. Ich bin daher emotionell nicht ebenso betroffen, wie wenn ich die Menschen kennen würde: Aber der Tote oder der durch meine Spende am Leben Erhaltene, ist genauso tot oder lebt genauso, unabhängig davon, ob ich ihn kenne oder nicht kenne. In der Medizinethik hat immer, und keineswegs immer gerechtfertigterweise, identifizierbares oder erkennbares Leben Vortritt – und das erschwert die Verteilungsfragen! Eine weinende Großmutter am Bildschirm, die für ihren Enkel um etwas bittet, das man verweigert hat, weil es enorm teuer und nicht erfolgversprechend ist, hat die besten Voraussetzungen, das Gewünschte dennoch zu erreichen.

Diese beiden Fragen werden in diesem Kapitel als Beispiele für „praktische Anwendungen" kurz angeschnitten werden. Der zweite Teil dieser zweiten Frage (bei dem es sich um statistisches Leben handelt) wird durch die Anonymität des betroffenen Lebens erschwert und erfordert eine komplizierte Diskussion: Ist jemand, der eine Stadt bombardiert (oder dafür verantwortlich ist); ist jemand, der von Auschwitz weiß und „nur" Zugsfahrpläne für Züge erstellt, die nach Auschwitz kommen, sittlich gesprochen genau so schuldig wie jemand, der einen anderen umbringt, den er wirklich sehen kann? Diese Frage kann hier nur ganz kurz diskutiert werden, ist aber für Ethik in der Medizin höchst wichtig, und zwar nicht nur in bezug auf Verteilungsfragen. Wenn ich in einem Konzentrationslager mitarbeite oder Menschenleben durch Bomben zerstöre, so gibt es einige Unterschiede, die relevant sind: Ich mag mit der Notwendigkeit, das zu tun, übereinstimmen und daher freiwillig mitmachen; ich mag zwar nicht damit übereinstimmen (es sogar verwerflich finden), aber mache doch aus Furcht oder Ehrgeiz mit; ich mag zwar mittun, aber versuchen, die Folgen meiner Taten zu mildern; oder ich beteilige mich nur dem Anschein nach, tue so wenig wie möglich, und versuche die Sache zu sabotieren. Man kann zwar behaupten, daß meine Schuld unter gewissen Umständen größer oder kleiner ist, aber es ist schwer zu behaupten, daß ich für anonymes Leben überhaupt keine Verantwortung habe. Wenn dem so wäre, dann hätten auch die Menschen, die einer Organisation für hungernde Kinder Geld spenden, mit der Tatsache nichts zu tun, daß dadurch weniger Kinder sterben müssen. Man muß sich eben im klaren sein, daß es sich sowohl bei erkennbarem als auch bei statistischem Leben immer um einzelnes Leben und um ein einzelnes Schicksal handelt. Wie der Begriff „Gerechtigkeit" in der ersten, der externen Frage eine Rolle spielt, so ist der Begriff „Gerechtigkeit" und seine Anwendung auch in der zweiten Frage wichtig.

In manchen Weltteilen ist das Gesundheitswesen eine marktwirtschaftliche Angelegenheit: Diejenigen, die sich (sei es aus der eigenen Tasche oder durch Versicherung) ärztliche Behandlung leisten können, werden ganz anders behandelt als die, die es sich nicht leisten können; manche erhalten oftmals überhaupt keine Behandlung. Andere Länder haben ein für den Privatmenschen kostenloses (allerdings durch die Steuern bezahltes und daher keineswegs „kostenloses") staatliches Gesundheitswesen, und wieder andere besitzen ein durch Versicherungen bezahltes, „gemischtes" Gesundheitswesen. In manchen Staaten ist das Gesundheitswesen einstufig und in anderen mehrstufig gegliedert (siehe weiter unten).

Wie teuer ein Gesundheitswesen ist (wieviel des Bruttosozialproduktes eine Gesellschaft dafür ausgibt), ist in verschiedenen Gesundheitssystemen – mit fast den gleichen Endresultaten – höchst unterschiedlich. Man kann das marktwirtschaftlich orientierte Gesundheitswesen in den Vereinigten Staaten, in dem 20% der Bevölkerung ohne Zugang und mindestens noch 25% mit unzulänglicher Versorgung sind, und das vor drei Jahren bereits 12,9% des Bruttosozialproduktes verbraucht hat, mit anderen Systemen vergleichen, die viel billiger sind und in denen alle Einwohner das Recht auf freien Zugang haben. Beispielsweise geben die Dänen 5,6%, die Kanadier 9% und die Deutschen (bei denen das Gesundheitswesen zwar allen zugänglich ist, aber doch eine durch Krankenkassen geregelte Konkurrenz besteht) fast 11% aus [2]. Die Ergebnisse und Auswirkungen für den einzelnen Kranken sind kaum verschieden; die Resultate, die in Statistiken aufscheinen, sind sogar in den Vereinigten Staaten um vieles schlechter (z.B. ist die Sterblichkeitsziffer von Neugeborenen viel höher) [3].

Die Beziehungen von Patienten, Ärzten und anderen Mitarbeitern zueinander sind nicht nur kultur-, sondern auch systembedingt. Medizinethik ist eng mit Kultur und System verbunden. Im 4. Kapitel haben wir kurz einige kulturelle Unterschiede im Verhältnis Arzt-Patient erwähnt. Aber wie wir ein Gesundheitswesen gestalten, hat auch viel mit der Frage dieses Verhältnisses zu tun. Es ist klar, daß ein System, in dem die meisten Ärzte Privatpraxen haben und ihre Patienten auch im Krankenhaus als Belegärzte betreuen, ein anderes Arzt-Patient-Verhältnis hervorbringt, als ein System, wo die meisten Ärzte entweder ambulant oder im Spital praktizieren (siehe auch das 4. Kapitel). Ein Gesundheitswesen, genau wie andere Institutionen einer Gesellschaft, spiegelt natürlich die Kultur, die Werte und die Weltanschauung einer Gesellschaft wider. Die ärztlichen Pflichten sowie die gesellschaftlichen Beziehungen und Verpflichtungen, die Menschen in einer Gesellschaft anerkennen, sind mit dem System und der Kultur eng verbunden. Man kann sie weder voneinander trennen noch wirklich getrennt verstehen.

Wie wir eine Institution (oder ein „System") im Rahmen der Gesellschaft gestalten, kommt allerdings auf unsere Kultur an, so daß diese beiden Fragen eigentlich zwei Seiten derselben Medaille darstellen. Um eine Gesellschaft beschreiben zu können, muß man die Pflichten verstehen, die in der betreffenden Gesellschaft gang und gäbe sind. Alle Begriffe menschlicher Beziehungen müssen wenigsten zum Teil durch die anerkannten Verpflichtungen solcher Beziehungen beschrieben werden: Freund, Feind, Lehrer, Arzt, Vater, und eigentlich alle menschlichen Rollen müssen (jedenfalls zum Großteil) durch die Pflichten, die solche Rollen erforderlich machen, verstanden werden. Wie wir ein System oder eine Institution in einer Gesellschaft gestalten wollen, kommt auf die bewußten oder unbewußten philosophischen Grundlagen der vorherrschenden Weltanschauung an. Institutionen, Weltanschauung, philosophische Grundlagen und schließlich und endlich die Beziehungen der Menschen hängen voneinander ab.

Weltanschauung, philosophische Grundlagen und Folgen

Man kann zwei grundverschiedene Weltanschauungen vertreten: In der ersten bedeuten das Individuum und die persönliche Freiheit alles oder fast alles, worauf es ankommt, und das Wohl der Gemeinschaft ist dem Wohl des Individuums untergeordnet; der Zweck einer Gesellschaft besteht fast ausschließlich im Schutz persönlicher Freiheit. In der zweiten Weltanschauung ist die persönliche Freiheit dem Wohl der Gemeinschaft untergeordnet: Individuen und ihre persönliche Freiheit sind an und für sich gleichgültig. Welche dieser beidem Extreme man vertreten will (oder ob man eine alternative Weltanschauung annehmen will), kommt darauf an, wie man sich die Struktur der Gemeinschaft vorstellt. Diese Struktur wird oft „Gesellschaftsvertrag" genannt. Es ist das, was uns oftmals und für gewöhnlich sogar unbewußt miteinander verbindet und uns zu einem Verein, einer Gesellschaft oder einer wahren Gemeinschaft macht [4].

Wie wir uns Kollektive und den Gesellschaftsvertrag oder, wie es Rousseau nennt, den „Sozialkontrakt" vorstellen, ist für die Ethik von großer Bedeutung [5]. Dies ist nicht nur für die Sozialethik der Fall: Letztlich ist ja alle Ethik, da sie sich mit den Verhältnissen und Pflichten gegenüber unseren Mitmenschen befaßt, in diesem Sinn Sozialethik und hängt mit unserer Vorstellung von Sozialethik zusammen.

Die erste Weltanschauung, in der das Individuum und die Freiheit des einzelnen im Zentrum aller sittlichen Erwägungen stehen, ist eine Sozialethik, die mit der kapitalistischen Weltanschauung engst verbunden ist. Diese Weltanschauung, wenn auch stillschweigend und oft unbewußt, hat ihre intellektuellen Wurzeln in den Werken von Hobbes und Adam Smith [6, 7]. Historisch gesehen ist die Entwicklung einer solchen Ethik und die Entwicklung des heutigen Individualismus (wie allerdings auch die Entwicklung der Demokratie) mit der Aufklärung sowie mit der Reformation und dem Wachstum des Protestantismus verbunden [8, 9]. Trotzdem werde ich behaupten, daß der Kapitalismus in seiner krassesten Ausprägung und die Demokratie ein merkwürdiges und auf lange Sicht nicht haltbares Gespann sind: Dieser extreme Kapitalismus stützt sich auf die Idee des vollkommen freien Individuums; Demokratie, obwohl sie sich auch auf die Freiheit und das Wohl des Individuums stützt, sieht dieses Wohl nur als Endresultat einer gut funktionierenden Gemeinschaft [4].

Nozick und andere Sozialphilosophen, sowie Engelhardt in der Medizinethik, stützen ihre heutige Weltanschauung auf Hobbes und teilweise – insofern sie mit „Marktphilosophie" verwoben ist – auf Adam Smith [10, 11]. Äußerst kurz zusammengefaßt, beruht diese Weltanschauung auf der Vorstellung, daß einzelstehende Menschen einzig und allein, um sich voreinander zu schützen, einen Gesellschaftsvertrag eingegangen sind. Solch eine Vorstellung des Gesellschaftsvertrages hat seinen Ursprung im Terror: in der Angst vor anderen, die einen töten, bestehlen oder vergewaltigen könnten. Solch ein Gesellschaftsvertrag ist nur gemacht worden, um Terror zu verhüten und sein privates Leben frei gestalten zu können; die einzige Pflicht, die in einem solchen Vertrag anerkannt wird, ist: anderen keinen Schaden zuzufügen und andere in Ruhe zu lassen [6]. Anderen zu helfen ist keine Pflicht, die in einer solchen Vorstellung notwendig wäre [6, 11].

Einer der Grundgedanken einer derart gestalteten Welt ist, daß einzelne, die verschiedener Herkunft und verschiedenen Glaubens sind, einander überhaupt „nicht kennen": Das heißt, daß sie außer dem einzigen gemeinsamen Interesse, ihr Leben so frei wie möglich zu gestalten, keine anderen gemeinsamen Interessen haben. Solche Menschen sind daher, was Engelhardt „moralische Fremdlinge" nennt: Menschen, die (abgesehen von ihrem Interesse an individueller Freiheit) überhaupt keinen gemeinsamen philosophischen oder ethischen Rahmen teilen und daher keine anderen gemeinsamen Interessen vertreten können [12]. In solch einer Weltanschauung ist der Wunsch, in Ruhe gelassen zu werden, um seinen eigenen Interessen nachzugehen, eigentlich das einzige Verbindende [6, 11, 12]. Um zusammen in Frieden leben zu können, kann einzig und allein die Freiheit des einzelnen eingeschränkt werden, um die Freiheit anderer einzelner zu schützen. Die Gemeinschaft hat bloß die Pflicht, die Freiheit des Individuums (und frei eingegangene Verträge) zu schützen; der einzelne hat gegenüber der Gemeinschaft auch nur die Pflicht, die individuelle Freiheit nicht zu beeinträchtigen. Weder der einzelne noch die Gemeinschaft haben Wohltätigkeitspflichten. Wohltätigkeitspflichten als Allgemeinpflichten gibt es einfach nicht; wohltätig zu sein ist ja vielleicht nett: Aber es ist mehr ein „ästhetischer" Begriff als ein moralischer. Daher kann es keine allgemeinen Wohltätigkeitspflichten geben und wohltätig zu sein und wohltätig zu handeln, gehören aus diesem Grund nicht zum Bereich der Ethik. Wohltätig zu sein, kann von irgendeiner Gruppe, der man freiwillig beitritt (z.B. einer Kirche), als Bedingung der Mitgliedschaft verlangt werden. Aber Wohltätigkeit kann keine Allgemeinpflicht werden, weil solche Pflichten die absolute individuelle Freiheit einschränken würden [6, 11]. Daher kann der Staat nur Steuern einheben, um genug Mittel zum Schutz der persönlichen Freiheit jedes Mitgliedes zu haben. Steuern können nicht auferlegt werden, um Armen irgendwie zu helfen, da dies eine Freiheitsbeschränkung bedeuten würde. Wohltätig zu sein ist ganz und gar eine Privatsache oder eine Bedingung für Mitglieder einer bestimmten Enklave. Klarerweise stützt sich der Kapitalismus auf so eine (wenn auch modifizierte) Weltanschauung.

Es ist natürlich in einem modernen Staat nicht möglich, diese Weltanschauung auf die Spitze zu treiben. Kein Staat kann vollkommen ohne Einschränkung der individuellen Freiheit und ohne Wohltätigkeitspflichten auskommen. Sogar in stark kapitalistischen Gesellschaften wie in den Vereinigten Staaten werden Wohltätigkeitspflichten (wenn auch ungern und so wenige wie möglich) vom Staat anerkannt. Aber in kapitalistischen Ländern wird der Wert der persönlichen Freiheit viel höher als der Wert der allgemeinen Wohlfahrt geschätzt. Und daher sind meines Erachtens weder wirkliche Freiheit noch eine anständige Wohlfahrt möglich. Um persönliche Freiheiten zu haben, muß man erst am Leben sein und muß daher die Dinge haben, die zum Leben notwendig sind; um es aber wirklich schätzen zu können, am Leben zu sein, ist persönliche Freiheit notwendig [4].

Eine Weltanschauung, in der der einzelne und die Wünsche und das Streben des einzelnen wenig zählen und in der das Wohl der Gemeinschaft einzig und allein wichtig ist, ist mit der bolschewistischen Ideologie verbunden; jedenfalls theoretisch, denn praktisch haben viele einzelne einen eigenen Profit zum Nachteil der anderen herausgeschlagen. Die intellektuellen Wurzeln werden für gewöhnlich Karl Marx in die Schuhe geschoben, obwohl diese Weltanschauung eher eine Verzerrung als eine Darstellung marxistischer Ideen ist. Denn Marx, wie immer man auch über ihn und seine Ideen denken mag, hat immer auf eine demokratische Vorgangsweise gepocht.

Meine These ist, daß der Einfluß des Kapitalismus – genauso wie der Einfluß des stalinistischen Kommunismus – derart verheerend ist und war, daß er sogar die Idee der Grundethik verzerrt oder zumindest beeinträchtigt hat. Das Resultat dieser Verzerrung konnte man in der Sowjetunion gestern genauso sehen, wie man es heute in den Vereinigten Staaten bemerken kann. Das Endresultat beider Systeme sind unglückliche, nicht selbstverwirklichte und oft zerstörte Existenzen. Sozialethik kann eigentlich vom Rest der Ethik nur künstlich getrennt werden. Obwohl meiner Ansicht nach der verheerende Einfluß des stalinistischen Kommunismus – wie auch der des Kapitalismus – besonders in der Sozialethik zu sehen ist, so hat dieser Einfluß sich ebenso auf die individuellere Ethik (sagen wir: die zwischen Arzt und Patienten) sehr stark ausgewirkt.

Man muß nicht das Hobbsche Modell oder die daraus folgende individualistische Weltanschauung akzeptieren. Andere Gesellschaftsvertragstheorien haben die Dinge und daher unsere Pflichten anders gestaltet. Von Locke über Rousseau bis heute haben sich solche Theorien allerdings immer noch auf die ontologische Priorität des Individuums gestützt. Selbst Rawls gibt dem Individuum Vorrang, das hinter einem Schleier wählen soll, um die Güter der Erde gerecht zu verteilen [13]. Und sogar Rousseau mißt einzelnen Individuen Priorität bei, obwohl sich nach seiner Vorstellung des Gesellschaftsvertrages ein ganz anderer Moralbegriff ergibt: Einzelne waren nicht darauf aus, sich gegenseitig zu schaden; primitive Individuen hatten bereits einen primitiven Mitleidssinn und Abscheu, das Leiden anderer anzusehen. Laut Rousseau kann man nicht vor dem Gesellschaftsübereinkommen von „Moral" sprechen: „Moral" wird durch solch einen Vertrag und durch den „volonté général" erst geschaffen. Immer noch aber sind es alleinstehende Individuen, die solch einen Vertrag schließen [5, 14].

Man kann auch anders über die Sache denken. Ob das Individuum oder das Kollektiv Priorität haben, ist eine ähnliche Frage wie die, ob zuerst die Henne oder das Ei war: eine nicht zu beantwortende und letztlich gleichgültige Frage. Fest steht, daß Individuen bei ihrer Geburt vollkommen von Hege und Pflege abhängig sind. Bei seiner Geburt weiß der Mensch noch nicht, daß er ein Individuum ist: Das Gefühl, daß man selbst und die Welt um sich nicht eins sind, kommt erst ein paar Monate später. Interessanterweise scheint das sowohl immunologisch wie auch psychologisch der Fall zu sein. Jedenfalls kann man nur durch Umsorgtwerden Selbständigkeit erzielen: ohne Hege und Pflege, ohne daß andere ihre Wohltätigkeitspflichten erfüllen, könnte niemand seine Autonomie erreichen, die immerhin und notwendigerweise durch die Gemeinschaft begrenzt wird. Zu behaupten, daß die Bewahrung der individuellen Freiheit und der individuellen Autonomie die einzige Pflicht ist, um die sich alles andere drehen muß, weil unser Zusammenleben auf Terror beruht, ist einfach nicht wahr: Die ersten Erfahrungen eines Säuglings (selbst unter schlechten Bedingungen, selbst im Ghetto) müssen vertrauenerregende Zuwendung sein; Furcht, vielleicht sogar Terror, kommt erst später mit anderen Erfahrungen [4, 15].

Aus solchen Erwägungen resultiert eine ganz andere Vorstellung unserer Gemeinschaftsstruktur und unserer anzuerkennenden Pflichten. Notgedrungen wird solch eine Vorstellung auch einräumen müssen, daß wir viel mehr Triebe miteinander teilen als nur den Trieb, schlicht und einfach unserer privaten Freiheit nachzugehen, und daß wir daher kaum „Fremdlinge" sind. Alle Menschen (ich würde hier auch nicht höhere Tiere ausschließen) haben andere gemeinsame Nenner als nur den Trieb zur Freiheit. Wir alle besitzen (was immer auch unsere anderen Unterschiede sein mögen) unter normalen Umständen zumindest die folgenden Triebe: wir alle (1) wollen existieren und bestehen (die notwendige Grundlage für alles weitere); (2) müssen gewisse biologische Notwendigkeiten haben; (3) haben soziale Bedürfnisse; (4) wollen es vermeiden zu leiden; (5) haben einen gemeinsamen Begriff primitiver Logik (zumindest, daß „p" und „nicht-p", oder rot und grün zu gleicher Zeit unmöglich sind, denn sonst könnten wir kaum die Straße überqueren); und (6) wollen unser Leben so frei wie möglich gestalten können. Wohlgemerkt: die Details sind in verschiedenen Kulturen und bei verschiedenen Menschen unterschiedlich, aber alle werden wenigstens durch diese Triebe (wie immer sie auch Ausdruck finden mögen) miteinander verbunden. Wenn das stimmt, so existiert ein viel breiterer ethischer und philosophischer Rahmen, der auch unsere gegenseitigen Pflichten viel breiter gestaltet. Wir sind zwar kaum „sittliche Freunde", sind aber auch einander nicht „sittlich fremd", sondern sind zumindest „sittlich miteinander bekannt" [4, 16]. Diese Triebe sind keine „Prinzipien": Sie stellen die Grundlagen dar, auf die sich alles andere (auch Prinzipien) stützen muß. Es sind die „a prioris" des Gesellschaftsvertrages und der Ethik.

Gemeinschaft und Verpflichtungen

Kollektive haben gewisse Charakteristika. Sie dienen einem Zweck oder einigen Zwecken und halten ihre Mitglieder zusammen, um erstere zu erfüllen. Um diesem Zweck oder diesen Zwecken zu dienen, müssen gewisse gegenseitige Pflichten anerkannt werden. Manche Kollektive, die dynamisch gestaltet sind, können dann auch neue Zwecke (und daher auch neue Pflichten) entwickeln. Kollektive müssen ein dauerndes Gleichgewicht aufrecht erhalten zwischen den Zwecken und den Mitteln, die solche Zwecke erfordern. Um sich zu erhalten, müssen Kollektive, im engeren oder weiteren, kleineren oder größeren Sinn, Solidarität besitzen und fördern. Ob ein Kollektiv ein „Verein", eine „Gesellschaft" oder eine „Gemeinschaft" ist, kommt unter anderem auf diese Charakteristika und ihre Stärke oder Schwäche an [17]. Ein Verein besteht aus Mitgliedern, die sich zu einem ziemlich beschränkten Zweck oder aus nur wenigen beschränkten Zwecken zusammengeschlossen haben: Ein Quartett, das abends Mozart spielt; eine Gruppe Menschen, die zusammenkommen, um Sport zu betreiben oder um Schuhe zu produzieren. So ein Kollektiv dient einem beschränkten Zweck oder manchmal einigen, aber dennoch beschränkten Zwecken. Die anerkannten gegenseitigen Pflichten haben sich aus diesen Zwecken entwickelt. Es sind beschränkte Pflichten, die damit zu tun haben „einander keinen Schaden zuzufügen" und mit bestimmten „Verträgen, die sich, um dem Zweck zu dienen", entwickelt haben. Somit sind Wohltätigkeitspflichten gegen einander an und für sich keine „Vereinspflichten". Ein Verein selbst ist kein Endzweck: Er ist einfach das Mittel zum Zweck und nicht an sich schon ein Zweck. Man kann daher kaum von Solidarität sprechen; das Interesse, den Verein zu erhalten, beruht nur auf privatem Interesse, das sich leicht ändern kann. Das Gleichgewicht zwischen verschiedenen Zwecken und den Mitteln zum Zweck ist mit beschränkten Zwecken nicht schwer zu erzielen und erfordert wenig. Ein Verein, mit anderen Worten, paßt gut in das kapitalistische Ethos herein: einander nicht schaden und den freiwillig geschlossenen Vertrag strengstens einhalten. Aber der Begriff „Verein" genügt kaum, um einen Staat zu gründen oder aufrecht zu erhalten.

„Gesellschaften" und besonders „Gemeinschaften" sind viel komplizierter. Zur Erfüllung ihrer vielfältigen Zwecke bedarf es eines kollektiven Zusammenschlusses als Mittel, dessen Erhaltung zunehmend selbst zu einem Zweck wird. Diese Idee des Kollektivs als Endzweck ist in einer Gesellschaft noch nicht so augenscheinlich, obwohl sie ihr letztlich doch zugrunde liegt. Eine Gemeinschaft dagegen ist, sofern es eine wirkliche Gemeinschaft ist, selbst ein höchst wichtiger Endzweck. Und auch die gegenseitigen Pflichten vermehren sich ebenfalls: Um Solidarität und den Endzweck des Kollektivs selbst zu fördern, müssen die Mitglieder anfangen, sich um das Wohl des anderen einzelnen und um das Wohl und das Bestehen der Gemeinschaft zu kümmern. Das Gleichgewicht zwischen Zwecken einerseits und Mitteln zum Zweck andererseits wird immer komplizierter. Je komplizierter das Gleichgewicht ist und je mehr das Kollektiv einer wahren Gemeinschaft gleicht, desto mehr nimmt so ein Gleichgewicht die Merkmale eines homöostatischen Zustandes an, wie man ihn in der Natur findet. Der Bestand einer wahren Gemeinschaft ist dadurch gegeben, daß die Mitglieder die Gemeinschaft selbst als äußerst wichtigen Zweck anerkennen und mit allen Mitteln danach streben, diesen Zweck mit den anderen Zwecken in Einklang zu bringen: Tatsächlich sind die übrigen Zwecke nur erfüllbar, wenn die Gemeinschaft selbst weiterbesteht [4]. Eine Homöostase dieser Art ist fähig, neue Zwecke zu entwickeln. Es ist keine statische, sondern eine dynamische und zur Weiterentwicklung bereite Gesellschaft.

Wenn ich von „Gemeinschaft" spreche, meine ich nicht etwa eine solche von der Art eines Klosters oder einer politischen Partei, wie stalinistischen Kommunisten es einst waren. Solch eine „eingeklosterte Gemeinschaft" läßt nur einen sehr geringen Spielraum und nur wenige Schwankungen zu und vermeidet Experimente. Es ist eher eine statische als eine dynamische „Gemeinschaft", die kaum zu einer weiteren, grundlegenden Entwicklung fähig ist. Solch eine Gemeinschaft erfordert eine fast eiserne Disziplin. Individuen, die sich einer solchen Disziplin nicht unterwerfen und sich nicht fügen wollen, werden entweder bestraft oder ausgeschlossen. „Eingeklosterte Gemeinschaften" sind eher eine Karikatur als eine Erfüllung der Idee Gemeinschaft. Es sind statische und nicht zur Weiterentwicklung geeignete Kollektive.

Eine Grundethik beruht auf grundlegenden ontologischen Tatsachen, auf unserem Gemeinschaftssinn und auf transkulturellen menschlichen Hoffnungen, Trieben und Ängsten. Wie bereits erwähnt, sind wir alle geleitet von bestimmten sozial-kulturell bedingten Notwendigkeiten, die sich in jeder Kultur anders darstellen, die aber immerhin für eine bestimmte Kultur sozial-kulturell notwendige Bedürfnisse bedeuten. Die Triebfeder solcher Ethik, wie Schopenhauer bereits bemerkte, ist der Mitleidssinn, der – wie Rousseau sagte – in uns einen Abscheu gegenüber dem Leiden anderer Kreaturen hervorruft [14, 18].

Der einzelne und seine Gemeinschaft sind unvermeidlich und eng miteinander verbunden und untrennbar. Eine Einzelexistenz (ja sogar die Definition des Begriffes „der einzelne") ist ohne den Begriff Gemeinschaft nicht gut möglich: kein einzelner kann vollkommen ohne eine Gemeinschaft seine Individualität entfalten oder lange aufrechterhalten. Im Gegensatz dazu braucht die Gemeinschaft – sowohl um zu bestehen, als auch um sich zu definieren – den Begriff und die Tatsache des einzelnen. Ein Begriff kann nicht ohne den anderen verstanden werden und auskommen. Die Gemeinschaft muß, um weiterhin bestehen zu können, das Individuum und seine Individualität hegen und pflegen; das Individuum, wenn nur, um sich selbst zu definieren und bestehen zu können, muß die Gemeinschaft fördern, die seine Existenz ermöglicht hat und weiterhin möglich macht. Meiner Ansicht nach stellt es eine praktische und ethische Unmöglichkeit dar, daß individuelle Rechte (Freiheit) in einem Kollektiv, das mehr als ein Verein ist, ohne Gemeinschaftspflichten (Wohltätigkeitspflichten) oder wahrhafte Wohltätigkeitspflichten ohne Respektieren von Freiheit bestehen können [4, 15]. Die beiden Begriffe sind im praktischen Sinn eigentlich voneinander untrennbar. Wenn ein Staat oder eine Gemeinschaft keine Wohltätigkeitspflichten anerkennt, werden viele Menschen in solch einem Staat ohne notwendigste Versorgung elend leben oder sogar sterben und viele talentierte Menschen unproduktiv bleiben und nicht ihr Ziel erreichen können. Schließlich und endlich hat ein Mensch nur wenig von seiner Freiheit oder von seinen Menschenrechten, wenn er krank, wenn sein Magen leer oder wenn ihm kalt ist. Die Freiheit des einzelnen zu betonen und ihn der Freiheit wegen verhungern zu lassen, ist ein destruktiver Zynismus, der das Individuum wie auch die Gemeinschaft zerstören muß. Ein Staat, der so etwas erlaubt, kennt keine Solidarität und wird ohne diese nicht lange bestehen können. Anerkennt ein Staat zwar Wohltätigkeitspflichten, zollt aber der Freiheit keinen großen Respekt, werden Leute wohl existieren können, aber so ein Leben wird ihnen ohne individuelle Möglichkeiten nicht sehr lebenswert erscheinen. Auch eine Gemeinschaft oder selbst ein Staat – der eben nur eine Gesellschaft ist – braucht für das Bestehen, um sich selbst erhalten und entwickeln zu können, die Entfaltung individueller Begabungen und wahrer Solidarität. Um sich selbst entwickeln zu können, kann ein Staat weder ohne Wohltätigkeitspflichten noch ohne Respekt für Freiheit auskommen. Freiheit ohne vollen Magen, oder Freiheit ohne die Möglichkeit, sein Ziel zu erreichen, ist keine wahre Freiheit; Wohltat ohne die Möglichkeit, frei zu leben und seine eigenen Interessen und Ansichten zu entwickeln, ist kaum eine Wohltat. Das Individuum braucht, um wirklich ein Individuum sein zu können, eine Gemeinschaft, und die Gemeinschaft wiederum kann ohne Individuen und ihre verschiedenen Fähigkeiten, Begabungen und sogar Verschrobenheiten sich nicht entwickeln und gedeihen [4].

Praktische Anwendungen

Was hat all das eigentlich mit „Ressourcen" und schon gar mit Medizinethik zu tun? Erstens muß klar sein, daß die Beziehungen zwischen Patienten und ihren Betreuern sehr viel mit den allgemein anerkannten Pflichten zu tun haben. In einer vollkommen individualistischen Gesellschaft (die eigentlich nicht einmal in unserem Sinn eine wirkliche „Gesellschaft" sein könnte) wäre es dem Arzt überlassen, ob er mehr als seine vertragsmäßig festgesetzte Pflicht ausübt. Es wäre vielleicht schön, aber man kann es nicht verlangen. Der Arzt darf ausdrücklich (so wie alle anderen) als Geschäftsmann daran interessiert sein, so viele „Kunden" zu den für ihn bestmöglichen Bedingungen zu gewinnen. Unternehmertum ist als Grundlage der Medizin und, laut Engelhardt, auch als Grundlage der Ethik nicht nur erlaubt, sondern sogar wünschenswert: Ein Arzt wird, allein um mehr „Kunden" zu bekommen, seinen Beruf so gut und preiswert wie möglich ausüben. Das Unternehmertum kann dieser Meinung nach sogar erfolgreich und gerecht eine der Grundlagen des Staates und seines Ethos bilden [19].

Die Beziehungen zwischen Patienten und Ärzten (oder Krankenschwestern und anderen Mitarbeitern) – wie wir sie bis heute akzeptiert haben – würden natürlich durch eine derartige Vorstellung stark verändert werden. Wenn der Arzt nur vertragsbeschränkte Pflichten hat und anerkannterweise hauptsächlich ein Unternehmer ist, so würde dies der Tradition und Geschichte der Medizinethik, wie sie bis jetzt verstanden worden ist, widersprechen. Teilweise kann man solche Folgen bereits sehen. Mit dem Interessenskonflikt, der besteht, wenn Ärzte Besitzer von Labors, Röntgenanlagen oder ambulanten chirurgischen Kliniken sind (wie es leider nicht selten in den Vereinigten Staaten der Fall ist), muß sich das Vertrauen des Patienten zum Arzt grundlegend ändern: und doch sind Patienten dem Arzt ausgeliefert.

Das Vertrauen, das Patienten ihren Ärzte entgegengebracht haben, wird mehr und mehr durch Mißtrauen ersetzt. Und das scheint dort, wo Unternehmertum vorherrschend ist, besonders der Fall zu sein. Es ist kein Wunder, daß etwa in den Vereinigten Staaten, wo Unternehmertum besonders ausgeprägt ist, gerichtliche Klagen wegen Berufsvergehens gegen Ärzte besonders oft eingebracht werden; dies hat natürlich auch andere Gründe, hängt aber doch mit dieser Gegebenheit zusammen. Sobald man vermutet, daß Ärzte durch ihren eigenen Vorteil motiviert sind, wird dies unvermeidlich zu Argwohn führen.

Aber warum sollte eine Theorie wie die Marktwirtschaftstheorie, deren Anwendung eine Menge Vorteile zugeschrieben werden können, nicht auch im Medizinwesen vorteilhaft sein? Schließlich sollten Patienten doch auch, wenn es sich um ihre Gesundheit handelt, selbst auswählen können, was sie haben wollen. Die Marktwirtschaftstheorie erlaubt dem einzelnen nicht nur die beste und preiswerteste Auswahl, sondern ermöglicht auch, zwischen verschiedenen „Gütern" eine Wahl zu treffen. Es mag sein, daß mir mehr oder weniger als einem anderen an meiner Gesundheit gelegen ist, daß ich eben mein Geld lieber für teure Ferien als für genauso hohe Krankenkassenbeiträge ausgeben möchte. Als freier Mensch sollte es mir doch erlaubt sein, selbst eine solche Wahl treffen zu können. Heute, da die Ausgaben für das Gesundheitswesen immer größer werden, sollte Konkurrenz doch eigentlich die beste Qualität für den geringsten Preis ermöglichen.

Viele (darunter ich selbst) werden behaupten, daß das Wesen der Medizin der Marktphilosophie widerspricht. Kurz gesagt, meint die Marktphilosophie, daß Kunden, die aussuchen können, was sie wollen, sich für das bestmögliche Produkt zu den geringsten Kosten entscheiden werden. Und das stimmt bei vielen Sachen. Wenn ich mir Birnen oder ein Auto kaufen, oder eine Reise machen will, so habe ich eine gute Vorstellung davon, was ich haben will und was ich mir leisten kann. Ich weiß, was ich mir unter einer guten Birne, einem guten Wagen oder einer schönen Reise vorstelle und weiß auch, was ich ausgeben kann oder will. Außerdem besitze ich nicht nur die Möglichkeit, die für mich wünschenswerteste Birne, den für mich besten Wagen oder die für mich schönste Reise auszuwählen, sondern ich kann auch anstatt des einen das andere kaufen: Ich kann also unter ganz verschiedenen Sachen eine Wahl treffen. Ich weiß nicht nur, was ich will und was ich mir leisten kann, sondern habe auch die Zeit, darüber nachzudenken und eine Wahl zu treffen. Wenn ich Birnen oder ein Auto kaufen oder eine Reise planen will, stehe ich gewöhnlich nicht unter großem Druck. Schließlich und endlich werde ich nicht ohne Birnen, ohne Auto oder ohne eine Reise sterben! Und wenn ich die falsche Wahl treffen sollte, so wird das vielleicht unangenehm, aber nur selten gefährlich sein. Wenn ich zu meinem Arzt gehe, stehen aber die Sachen anders, als wenn ich Birnen, ein Auto oder eine Reise kaufen will: Ich bin krank (oder habe irgendwie Angst, krank zu sein); obwohl ich sicher bin, daß ich etwas brauche, weiß ich nicht genau, was ich wirklich benötige, und weiß auch nicht, was „gut", „schlecht", „preiswert" oder „nicht-preiswert" ist; ich habe nur selten die Wahl, mir lieber das eine als das andere zu kaufen (habe eben nicht die Wahl zwischen einem Auto und einer schönen Reise); und habe kaum die Zeit (besonders nicht, wenn ich, was nicht selten der Fall ist, ganz plötzlich krank werde), lange darüber nachzudenken, oder die Möglichkeit, eine tatsächliche Wahl zu treffen [20].

Solch eine Theorie setzt voraus, daß ich genug Geld habe, um überhaupt etwas kaufen zu können: Von jemandem, dem keine finanziellen Mittel zur Verfügung stehen, zu behaupten, daß er frei wählen könne, ist (obwohl es dennoch geschieht) absurd oder zynisch. Heutzutage ist es aber kaum der Fall, daß die meisten Patienten genügend finanzielle Rücklagen haben, um eine solche Wahl treffen zu können. Arme oder unversicherte Menschen können in einem ausschließlich marktwirtschaftlich orientierten Gesundheitswesen überhaupt keine Wahl treffen.

Unsere Gesundheit ist eines der Dinge, die wir gewöhnlich für selbstverständlich halten, und die wir oft erst dann, wenn wir krank oder in Gefahr sind, zu schätzen lernen. Soll man kranken Menschen eine Behandlung verweigern, nur weil sie nicht dafür im vorhinein Geld ausgegeben oder zurückgelegt haben und lieber auf Urlaub gefahren sind? Soll man ihren Kinder eine Behandlung vorenthalten? Würde man auch nur einen minimalen Begriff von Wohltatspflichten anerkennen, so könnte man so etwas nicht tun. Obwohl der Markt für viele Güter geeignet zu sein scheint, so eignet sich der Markt aus vielen Gründen einfach nicht für bestimmte andere; besonders nicht für solche andere, die der Theorie des Marktes widersprechen!

Allerdings scheint es offensichtlich nicht fair zu sein, Leuten, die einfach lieber Geld verschwendet als es für Krankenversicherung verwendet haben, dann doch kostenlos zukommen zu lassen, was sie hätten kaufen können; dies würde andere, die sparsamer waren, bestrafen. Das Gesundheitswesen mittels Steuern oder Zwangsversicherungen zu finanzieren, scheint ein kleineres Übel zu sein, als es nur denen, die es sich (aus der eigenen Tasche oder durch Versicherung) leisten können, zugänglich zu machen oder Schmarotzertum zu unterstützen. Wenn alle (sei es durch Steuern oder durch Zwangsversicherung) ihren gerechten Teil beitragen müssen, vermeidet man sowohl Schmarotzertum als auch ein System, in dem viele einfach nicht behandelt werden können.

In manchen Staaten ist das Gesundheitswesen „einstufig": das bedeutet, daß alle Einwohner dasselbe Recht auf gleiche Behandlung haben und niemandem die Möglichkeit gegeben wird, durch Bezahlung medizinische Versorgung zu erhalten. Wohlgemerkt: ich spreche nicht von Einzelzimmern, Wein beim Mittagessen oder anderem Luxus; ich spreche hier einfach und allein von Leistungen, die direkt mit dem Gesundwerden des Patienten zu tun haben; also die Behandlung derselben Krankheiten (daß nicht gewisse Leistungen nur denjenigen vorbehalten sind, die es sich leisten können); dieselben medizinischen Instrumente und Apparate, Medikamente, Ärzte und Krankenschwestern. Man kann sich ein einstufiges System gut vorstellen, in dem jemand, der es sich leisten kann, ein Einzelzimmer, aber nicht eine andere Behandlungsmethode „kaufen" kann. Andere Länder besitzen ein „mehrstufiges" Gesundheitswesen: D.h., es ist eine gewisse Minimalbasis für alle geschaffen, aber diejenigen, die sich mehr leisten können, haben die Möglichkeit, sich mehr zu kaufen (sei es durch Versicherung oder aus eigener Tasche). Manche Leistungen müssen selbst oder durch Versicherungen bezahlt werden, für Patienten ist die Wartezeit beträchtlich kürzer und sie können sich von einem berühmten Arzt privat betreuen lassen, falls sie über genügend finanzielle Mittel verfügen.

Es gibt verschiedene Ansichten (mit etwas unterschiedlichen Auswirkungen) darüber, was Mitgliedern einer Gesellschaft an notwendigen sozialen Leistungen zustehe: Die eine, die als „Armengesetztheorie" bezeichnet werden kann, wird solche Leistungen nur bedingt geben. Jemand, der arm ist, eine gewisse Krankheit hat oder ein Kind ist, ist berechtigt, gewisse soziale Leistungen (soziale Unterstützung, Behandlung von einer bestimmten Krankheit oder Zuschuß für ein Kleinkind) zu erhalten. Bei einer „Wohlfahrtsgesetztheorie" haben andererseits alle Mitglieder (gleichgültig wer oder was sie sein mögen) das Recht auf gewisse Leistungen. Solche Gesellschaften können als „Wohlfahrtsstaaten" bezeichnet werden [21]. In allen Gesellschaften sind sowohl einige einstufige als auch mehrstufige Leistungen vorhanden: Die Verfügbarkeit von Feuerwehr oder Polizeischutz etwa gehören überall zum Recht aller Menschen.

Wohlfahrtsstaaten besitzen oft ein mehr oder weniger ausgebautes einstufiges System, während Staaten, die sich auf eine Armengesetztheorie stützen, meist ein mehrstufiges System haben. Beispiele des ersteren Systems wären Kanada oder Dänemark; ein Beispiel für ein mehrstufiges ist England. Oft wird argumentiert, daß man zwar vielleicht ein Minimum an Leistungen allen zur Verfügung stellen müßte, aber daß doch andere darüberhinaus erwerbbar sein sollten. Warum eigentlich soll ich nicht selbst wählen können zwischen einer Krankenversicherung einerseits, um mir besondere Leistungen zu sichern, und schönen Ferien andererseits? Dieses Argument scheitert an den Tatsachen, die unter dem Thema „Marktsystem" angeführt worden sind. Es hat sich außerdem erwiesen, daß in mehrstufigen Systemen die unterste Ebene immer mehr benachteiligt wird: In England dauert es etwa innerhalb des staatlichen Systems bei Herzkrankheiten vom Verdacht bis zur Diagnose und dann von der Diagnose bis zur Operation fast ein Jahr, während es für privat versicherte Patienten nur ein paar Tage dauert [22]. Die Wartezeit ist in den letzten zehn Jahren für nicht private Patienten immer länger geworden, hat sich aber für Privatpatienten nicht verändert. Und es kommt noch schlimmer: Diejenigen, die mehr Geld und Macht besitzen, werden die Bestimmungen festlegen, was bezahlt werden soll, und es ist im Interesse der Reichen, die die Machthaber sind und deren Steuerbeiträge auch relativ hoch sind (das heißt: das Steueraufkommen der einzelnen Reichen ist hoch, aber in der Summe ist das des weniger verdienenden Volkes doch höher), die öffentlichen Leistungen möglichst gering zu halten [4].

Heutzutage treten unvermeidlicherweise immer Fragen der medizinischen und finanziellen Zuteilung auf. Solche Fragen können sehr individueller Art sein (wo einzelne Betroffene ausgemacht werden können): Wer bekommt das letzte Bett auf der Intensivstation, wenn mehrere Patienten es brauchen? Wer erhält das Organ, wenn viele auf eine Transplantation warten? Solche Fragen können aber auch nicht individuell bekannte einzelne Menschen betreffen: Soll man eine bestimmte teure Behandlungsmethode gelten lassen? Bei welchen Patienten und unter welchen Umständen sollen Herztransplantationen durchgeführt werden? Welche Menschen sollen bei welchen Krankheiten das Recht haben (d.h. wem wird es finanziell möglich sein) vom Arzt behandelt oder im Krankenhaus aufgenommen zu werden? Zu behaupten, daß eine gewisse Auswahl und Beschränkung entweder nicht stattfindet oder abgeschafft werden sollte, ist unter heutigen Umständen unmöglich. In einem rein marktwirtschaftlich ausgerichteten Staat hängt die erhaltene Leistung davon ab, was man selbst oder durch Versicherungen zahlen kann; in

Praktische Anwendungen

einem „sozialisierten" System bekommen zwar alle das Gleiche eines „sozialisierten Gutes", aber die Menge und Art von dem, was gegeben wird, mag da und dort eingeschränkt sein.

Das erste dieser Probleme der Aufteilung tritt in der täglichen Praxis auf. Irgendwie muß man bestimmen, wem das letzte vorhandene Bett, die Niere oder auch die Zeit des Arztes oder der Schwester zur Verfügung stehen sollen. Es gibt einige Entscheidungsmethoden. Die erste stützt sich auf klinische Tatsachen: Jemand, der etwas dringend braucht, wird Vorrang gegenüber jemandem haben, der es nicht so dringend benötigt. Schwieriger, aber leider manchmal unvermeidbar, ist eine solche Entscheidung, wenn sie sich nur auf die Überlebenschance oder Wiedergenesung eines Menschen stützt. Angenommen, es ist nur ein einziges Krankenbett frei, das aber zwei Patienten dringend brauchen, von denen nur einer eine gute Überlebenschance besitzt; hier ist es nicht undenkbar, dem Patienten mit der viel besseren Aussicht auf Heilung den Vortritt zu lassen. Daß klinische Tatsachen und Zustände bei solch einer Entscheidung wichtig sind, ist klar. Aber leider sind die Kriterien, auf die es ankommt, nicht ganz so klar: Soll allein das Alter des Patienten (da jüngere Patienten wahrscheinlich länger als ältere leben werden) ausschlaggebend sein? Stellen soziale Lebensbedingungen (daß ein Patient etwa arm ist und in nicht optimale Zustände zurückkehren muß) „klinische Tatsachen" dar? Was bedeutet, eine „gute" oder eine „schlechte Chance" zu haben: Wo verlaufen da die Grenzen, und wie und von wem werden sie gesetzt?

Die zweite Methode ist marktwirtschaftlich ausgerichtet; hier gilt das Motto: Wer es sich leisten kann, kriegt es – und umgekehrt: wer es sich nicht leisten kann, kriegt es nicht! In mehrstufigen Systemen kommt diese Methode – obwohl man es nicht gerne zugibt – oftmals und sogar manchmal in ausschlaggebender Weise zur Anwendung.

Die dritte Möglichkeit besteht darin, die „Verteilungsfrage" gleichsam einer Lotterie zu überlassen. Man zieht ein Los und einer gewinnt. Wenn es zwischen zwei Fällen überhaupt keinen Unterschied gibt (was nur höchst selten wirklich der Fall ist), könnte so eine Methode als letzter Ausweg denkbar sein. Aber falls man sie anwendet, nur um Mühe zu sparen, oder unangenehmen Entscheidungen zu entgehen, steht eine solche Methode nicht im Einklang mit den Geboten der Ethik: denn Ethik verlangt von uns vor allem einmal, daß wir uns engagieren und versuchen, ein Problem so gut (oder so wenig schlecht) wie möglich zu lösen.

Viertens kann man einfach pragmatisch, nach dem Prinzip der zeitlichen Reihung, vorgehen: derjenige, der zuerst kommt, wird als erster bedient werden. Im großen und ganzen verwendet man diese Methode oft. Der Patient, der zuerst eingeliefert worden ist und den Spitalsplatz braucht, erhält ihn auch. Natürlich muß man dabei bedenken, daß für gewöhnlich Menschen, die eine bessere Ausbildung besitzen, früher zum Arzt gehen und daher einen Vorteil haben.

Die fünfte Methode bezieht sich auf den sozialen Wert des Patienten. Gewisse Menschen werden als weniger berechtigt als andere eingeschätzt. Solch eine Methode widerspricht aller Medizinethik. Wenn man eine solche Haltung auf die Spitze triebe, könnten alle möglichen Ungeheuerlichkeiten geschehen: Homosexuelle, Schwarze, Juden, alte Leute oder andere, die im Augenblick für minderwertig gehalten werden, würden unvermeidlich benachteiligt werden. Allerdings kann man das Problem nicht einfach von der Hand weisen: Wenn ein oftmals vorbestrafter Schwerverbrecher zusammen mit einem berühmten Wohltäter eingeliefert wird, und wenn beide dringend eine Bluttransfusion brauchen, aber nur genug Reserve für einen vorhanden ist, wird man hier wirklich lang zaudern? Sollte man? In mancher Hinsicht könnte man behaupten, daß Verteilung nach Aspekten eines marktwirtschaftlich orientierten Systems auch eine Methode der sozialen Wertung impliziert: Dem „Minderwertigen" (als solcher bewertet, weil er sich medizinische Behandlung nicht leisten kann) kommen gewisse Leistungen eben nicht zugute.

In der Praxis werden diese Methoden (außer der marktwirtschaftlichen, die vom sittlichen Standpunkt als vollkommen unangebracht zu beurteilen ist) in verschiedenen Kombinationen verwendet. Man wird zunächst die klinischen Tatsachen berücksichtigen und dann versuchen, so viele relevante Unterschiede wie möglich einzubeziehen. Wer sich zuerst für eine medizinische Behandlung angemeldet hat, muß dennoch hinsichtlich der Dringlichkeit überprüft werden. Oft sind derartige Entscheidungen höchst schwierig, vor allem deshalb, weil sie in vielen Fällen sehr dringlich sind und rasch getroffen werden müssen.

Fragen einer Zu- und Verteilung von medizinischen Mitteln und Behandlungen, bei denen es sich nicht um Entscheidungen bezüglich individuell bekannter Patienten handelt, sondern um Probleme, die anonymes „statistisches Leben", also Menschen, die man nicht kennt, betreffen, sind heute höchst aktuell. Zum Unterschied von „Verteilungsfragen", die sich mit erkennbaren einzelnen befassen und Probleme der „Mikroverteilung" genannt werden können, kann man jene als solche der „Makroverteilung" bezeichnen. Es geht hier kaum nur um Impfungen oder hygienische Maßnahmen: Es handelt sich darum, ein Gesundheitswesen überhaupt gerecht zu gestalten, so daß die meisten davon profitieren können. Finanzielle Mittel und medizinische Güter sind und können nicht unbegrenzt sein, und das Gesundheitswesen ist auch kaum das einzige (und vielleicht auch nicht das wichtigste) soziale Gut. Entscheidungen über „Verteilungsfragen" müssen auf mindestens drei Ebenen getroffen werden.

Die erste Ebene ist die, auf der ein Staat Gelder an verschiedene große Bereiche („Unternehmen") verteilen muß: Hier muß eine Regierung bestimmen, wie sehr Kultur, das Schul-, Gesundheits-, oder Verteidigungswesen unterstützt werden soll. Auf der zweiten Ebene müssen die einzelnen Bereiche (Schul- oder Gesundheitswesen etwa) entscheiden, wieviel Geld jeder ihrer verschiedenen Aufgaben zugeteilt werden sollte. Im Gesundheitswesen wird hier entschieden, wieviel Geld für Spitäler, für ambulante Kliniken, für Säuglingsfürsorge oder für Forschung ausgegeben werden sollte. In der dritten Ebene müssen die finanziellen Mittel für verschiedene Komponenten der Teile selbst bestimmt werden: Ein Krankenhaus z.B. wird sich zwischen neuen Labors, Operationssälen oder Dialysezentren entscheiden müssen. All diese Ebenen sind miteinander in beiden Richtungen verbunden: Wenn das Gesundheitswesen nicht genug Geld erhält (oder glaubt, es nicht zu bekommen), so muß es im Wettbewerb mit anderen sozialen Bereichen versuchen, mehr zu erlangen. Die erste Ebene hängt vom Ausmaß der Steuern ab, das die Bürger bereit sind zu zahlen. Entscheidungen, die hier getroffen werden, können nicht allein von Ärzten oder anderen medizinischen Mitarbeitern zustandekommen, sondern müssen in einer Demokratie letztlich von der Gemeinschaft unter Zuhilfenahme von „Experten" (etwa von Ärzten, Medizinökonomen etc.) gefällt werden. Man muß sich (wenn auch ungern) darüber im klaren sein, daß man das, was man dem einen gibt, einem anderen wohl oder übel wegnehmen muß bzw. zumindest nicht geben kann. Die Situation bringt den Wert eines bestimmten sozialen Gutes in einer bestimmten Gesellschaft zum Ausdruck. Nach dem zweiten Weltkrieg mußten in einigen Staaten des Ostblocks eine Wahl zwischen Ausmerzung des sehr verbreiteten Analphabetentums und der Einführung fortschrittlicher Medizin getroffen werden, die zugunsten der Erziehung ausgefallen ist. Leider kam hier die Entscheidung (zurecht oder zu unrecht) kaum „demokratisch" zustande. Da die Methoden, die in der Medizin Verwendung finden, immer komplizierter und teurer werden, und da den Möglichkeiten anscheinend kaum mehr Grenzen gesetzt sind, müssen solche Prioritäten auch heute dringend gesetzt werden. Die Zeit, da man ernstlich glauben konnte, alle könnten alles haben, ist lange vorbei.

Die weniger individuellen Fragen, die sich mit Gruppen und nicht mit einzelnen Patienten befassen, betreffen für gewöhnlich Sparmaßnahmen und Einsparungen (klarerweise sind alle Verteilungsfragen mehr oder weniger solche „Rationierungsfragen"). Oftmals wird behauptet, daß Ärzte selbst in individuellen Fällen solche Maßnahmen setzen sollten: der Arzt als „Pförtner des Gesundheitswesens". Dies zu verlangen, bringt Ärzte in einen furchtbaren Interessenskonflikt: Einerseits sollten sie nicht zu teure Behandlungen bei geringer Hoffnung auf Erfolg anwenden; andererseits sind sie verpflichtet, für jeden Patienten alles denkbar Mögliche (und was der Patient wünscht) zu versuchen. Beides zu tun ist jedoch unmöglich. Vielleicht ist es daher gerechter und besser, solche Entscheidungen auf demokratische Weise (also in der Gemeinschaft) festzulegen. Da die Welt heute zu kompliziert ist, als daß solche Entscheidungen in kleinen Gruppen unter Einbeziehung aller zustande kommen können, müssen heutzutage solche Entschlüsse von Parlamenten und Regierungen getroffen werden. Wenn man Ungerechtigkeiten soweit wie möglich vermeiden will, ist es günstig, solche Beschlüsse der Bevölkerung vorher nahezubringen und zu erklären. In Dänemark etwa werden Gesetze, die sich mit ethischen Fragen in der Medizin befassen, zuerst oft in sogenannten „ethics councils" öffentlich diskutiert. Ein anderes Beispiel dafür stellt der Versuch von „town meetings" in Oregon dar. Die Gefahr allerdings besteht immer, daß selbst solche Zusammenkünfte, bei denen alle mitreden können, hauptsächlich von den Machthabern beherrscht werden. Dies kann nur vermieden werden, und solche Formen der Meinungsbildung können nur wirklich erfolgreich sein, wenn man ein gebildetes und interessiertes Publikum voraussetzt, was überhaupt für eine demokratische Gestaltung grundlegend ist. Natürlich müssen Ärzte, Krankenschwestern, Gesundheitsökonomen, Medizinethiker und andere Beteiligte den Gesetzgebern als Berater dienen. Die Mitwirkung aller Bürger ist für eine gerechte Vorgangsweise unbedingt notwendig. Solche Entscheidungen können nicht fehlerlos verlaufen: Es ist unbestritten, daß Fehler gemacht werden; aber dies spricht nicht gegen die Methode selbst, sondern nur gegen ihre aktuelle Anwendung. Man kann nicht hoffen, solche Fragen endgültig zu lösen, sondern kann nur weiterhin daran arbeiten und versuchen, die Antworten (obwohl sie fehlerhaft sein werden) immer besser (d.h. gerechter und vorteilhafter für alle) zu gestalten.

Die Fragen, die in diesem Kapitel besprochen worden sind, hängen unvermeidlich mit Fragen zusammen, die bereits früher angeschnitten worden sind. Das Problem des „Nutzlosen", etwa des Zweckes der Medizin, (ob man z.B. Menschen, die hoffnungslos apallisch sind, am Leben erhalten soll oder muß), ist eng mit den hier behandelten „Verteilungsfragen" verbunden. Man kann in der Medizin nicht „sittlich" handeln, ohne auch solche Fragen zu berücksichtigen: Ethisches Handeln innerhalb der Medizin ist nur wirklich in einem gerechten System möglich, und letzteres wiederum erfordert eine gerechte Gesellschaft. Die Medizinethik besitzt daher eine breite Aufgabe, die nur schwer abzugrenzen ist.

Literaturangaben

1. Daniels N: Just Health Care. New York, NY: Cambridge University Press; 1985. (1–18; 32).
2. Schieber GJ, Poullier JP, Greenwald LM: US Health Expenditure Performance: An International Comparison and Update. Health Care Financing Review 1992; 13(4): 1–15.
3. US Department of Commerce: Statistical Abstracts of the United States, 1991. Washington, DC: US Government Printing Office; 1991.
4. Loewy EH: Freedom and Community: The Ethics of Interdependence. Albany, NY: State University of New York Press; 1993.
5. Rousseau JJ: Du Contrat Social. Paris, France: Garnier-Flammarion; 1966.
6. Hobbes T: Leviathan. New York, NY: Collier Books; 1962.
7. Smith A: Eine Untersuchung über Wesen und Ursachen des Volkswohlstandes. Berlin, Deutschland: Akademie Verlag, 1975.
8. Kautsky K: Der Ursprung des Christentums: Eine historische Untersuchung. Hannover, Deutschland: J.H.W. Dietz; 1968.
9. Tawney RH: Religion and the Rise of Capitalism: A Historical Study. New York, NY: American Library; 1954.

10. Nozick R: Anarchy, State and Utopia. New York, NY: Basic Books; 1974.
11. Engelhardt HT: Foundations of Bioethics. New York, NY: Oxford University Press; 1986.
12. Engelhardt HT: Bioethics and Secular Humanism. Philadelphia, PA: Trinity Press International; 1991.
13. Rawls J: Eine Theorie der Gerechtigkeit. Frankfurt a/M: Suhrkamp; 1975.
14. Rousseau JJ: Discours sur l'Origine et les Fondements de l'Inégalité parmi les Hommes. Paris, Fr: Gallimard; 1965.
15. Loewy EH: Suffering and the Beneficent Community: Beyond Libertarianism. Albany, NY: SUNY Publishers; 1991.
16. Loewy EH: Of Ethics, Medicine and Suffering: Examining an Emerging Field. J. Viktor Frankl Society; 1993.
17. Tönnies F: Gemeinschaft und Gesellschaft. Darmstadt, Deutschland: Wissenschaftliche Buchgesellschaft; 1963.
18. Schopenhauer A: Preisschrift über die Grundlage der Moral. In: Arthur Schopenhauer, Sämtliche Werke, Band III. Frankfurt a/M, Deutschland: Suhrkamp; 1986.
19. Engelhardt HT: Morality for the Medical-Industrial Complex: A Code of Ethics for the Mass Marketing of Health-Care. NEJM 1988; 319: 1086–1089.
20. Loewy EH: First or Second Class: Is Building Health Care Systems Like Running an Air-Line? Business & Professional Ethics Journal 1993; 12(3): 69–82.
21. Barry B: The Welfare State and the Relief of Poverty. Ethics 1990; 100: 503–529.
22. Marber M, MacRae C, Joy M: Delay to Invasive Investigation and Revascularization for Coronary Heart Disease in South West Thames Region: A Two-Tier System? British Medical Journal 1991; 302: 1189–1191.

Fallbeispiele

Einführung

Die hier beschriebenen Fälle sind zum Zweck der Diskussion angeführt. Deswegen stellen die kurzen Besprechungen, die jedem Fall angeschlossen sind, eher eine Einleitung dar. Die Fallbesprechungen schneiden einige, aber keineswegs alle Fragen an und sollen diese nur skizzenhaft beantworten. Im Anschluß an den ersten Fall füge ich beispielhaft eine kurze Besprechung hinzu, bei den anderen Fallbeispielen möchte ich – hauptsächlich, um die Diskussion anzuregen – lediglich einige der wichtigsten Fragen anführen. Auch beim ersten Fall soll die Besprechung dem Leser als Hilfe zur weiteren Diskussion dienen. Einige der Fälle (die mit „von Dr. H." gekennzeichnet und von mir mehr oder weniger abgeändert worden sind) stammen von Dr. Friedrich Heubel und werden in seinem Seminar in Marburg (in dem ich bereits einige Male mit Vergnügen teilgenommen hatte) als Besprechungsmaterial verwendet. Ich bin daher Herrn Dr. Heubel sehr zu Dank verpflichtet. Ebenso bin ich Herrn Dr. Joachim Widder sehr dankbar, der mir auch einen der Fälle zur Verfügung gestellt hat. Andere Beispiele stammen entweder direkt aus meiner eigenen Erfahrung oder sind von mir konstruiert. Und schließlich und endlich wurden die Fälle von Dr. Joachim Widder aus Wien, dem ich dafür herzlichst danke, durchgelesen und kommentiert. Sein Kommentar war äußerst wertvoll. Um die Fälle zu diskutieren, wäre es gut, das dritte Kapitel nochmals zu lesen.

Fall #1

Der Patient ist ein 84-jähriger alter Herr, der sich nach einer Sepsis noch im Spital befindet. Da er bettlägerig ist, aber alle für die Pflege in Frage kommenden Personen – sowohl Familienangehörige als auch Freunde – bereits gestorben sind, wird der Mann in einem Altersheim untergebracht. Obwohl er etwas Flüssigkeit zu sich nimmt, weigert er sich zu essen. Er ist geistig normal, und ist sich dessen bewußt, daß er sterben wird, falls er feste Nahrung weiterhin ablehnt. Um ihm Nahrung zuzuführen, müßte man eine Gastrostomie durchführen, aber der Patient gibt dazu nicht seine Einwilligung. Weil der Patient aber ansonsten verhungern würde, behauptet der zuständige Arzt, daß er nicht nur berechtigt, sondern sogar verpflichtet sei, dennoch gegen den Willen des Patienten eine Gastrostomie zu machen.

Da wir hier ausreichende Informationen haben, will ich diesen Fall ansatzweise analysieren. Glücklicherweise steht uns zur Beurteilung des geistigen Zustandes des Patienten die Aussage eines Psychiaters zur Verfügung, daß der Betreffende zurechnungs- und entschlußfähig ist. Diesem Patienten muß das Selbstbestimmungsrecht zuerkannt werden, selbst wenn dies nicht mit unseren eigenen Ansichten im Einklang steht. Man könnte solch ein Selbstbestimmungsrecht nur dann unberücksichtigt lassen, wenn anderen dadurch schwerer Schaden entstünde. Die Behauptung, daß es sich dabei um „Selbstmord" handle, hängt von der Definition dieses Begriffs ab: Meistens bezeichnet man das Verweigern von medizinischen Eingriffen nicht als „Selbstmord" – was übrigens auch mit der Auslegung in etlichen Religionen übereinstimmt. Aber selbst wenn man es als „Selbstmord" betrachtete – vom ethischen (nicht vom religiösen) Standpunkt aus gesehen, kann man schwerlich jemandem das Recht absprechen, sich das Leben zu nehmen (außer, wenn dies für andere großen Schaden bedeutete). Hier will der Patient nicht eigentlich sterben, sondern nicht weiter in dieser Weise leben; da es aber nur möglich zu sein scheint, entweder nicht zu leben, oder ein derartiges Leben zu führen, so darf man gegen den festen Entschluß des Patienten nicht mit Zwang vorgehen. Betrachtet man die Verhaltensweise als Selbstmord, so ist der Arzt zwar nicht dazu verpflichtet (oder rein gesetzlich gesehen, nicht dazu ermächtigt), dem Patienten aktiv beim Selbstmord zu helfen, aber er hat auch keine Berechtigung, den Kranken gegen seinen Willen zu behandeln oder Eingriffe vorzunehmen. Der Arzt kann behaupten, daß Menschen am Leben zu erhalten, eine klare ethische Pflicht sei, aber er kann diese Ansicht nicht unter allen Umständen verteidigen: dies mag oder mag nicht mit seinem persönlichen Moralbegriff übereinstimmen, aber der Arzt ist ethisch nicht dazu berechtigt, seinen Moralbegriff gegen den Wunsch des Patienten in die Tat umzusetzen. Falls der Arzt sich dazu verpflichtet fühlt, den Patienten am Leben zu erhalten, letzterer dies aber nicht will, so gilt folgendes: weder kann der Arzt gezwungen werden, weiterhin den Patienten zu behandeln, noch der Patient, sich behandeln zu lassen; allerdings muß der Patient (falls er es wünscht) behandelt werden. Sein Leben zu erhalten, indem man ihm künstliche Nahrung zuführt, stellt nur eine der verschiedenen Behandlungsarten dar: Dem Patienten müssen weiterhin so weit wie möglich schmerzlindernde Medikamente verabreicht werden, und es müssen die bestmöglichen Behandlungen oder Eingriffe gegen Schmerzen vorgenommen werden, falls dies notwendig und vom Kranken erwünscht ist. Also müßte ein Arzt, der es mit seinem Gewissen nicht vereinbaren kann, den Patienten sterben zu lassen, letzterem helfen, einen anders gesinnten Arzt zu finden. Mit Institutionen (Spital, Pflege- oder Altersheim) verhält es sich nicht viel anders: Geht das Beharren auf künstlicher Ernährung von einer Institution aus, und steht dies im Widerspruch zum Wunsch des Patienten, müßte eine Institution gesucht werden, die bereit ist, dem Willen des Patienten zu entsprechen.

Im vorliegenden Fall wurde ich als Ethikberater im Spital zugezogen. Der behandelnde Arzt bestand darauf, eine Gastrostomie vorzunehmen und weigerte sich, den Fall an einen anderen Arzt abzugeben. Der Patient wiederum verweigerte seine Zustimmung, und die Krankenschwestern „standen in der Mitte". Schließlich und endlich – allerdings nur, nachdem dem Arzt klar gemacht worden ist, daß er hier durch sein Eingreifen gerichtlich belangt werden könne – war der Arzt bereit, dem Wunsch des Patienten nachzugeben. Der Patient begann übrigens, allmählich zu essen und starb nicht nach kurzer Zeit: Wieder einmal kam es darauf an, den Patienten als vollberechtigten Menschen zu behandeln und ihm nicht das Gefühl zu geben, anderen einfach hilflos ausgeliefert zu sein.

Fall #2 (von Dr. H.)

Der 23-jährige Albert M. ist ein homosexueller Prostituierter, der HIV-positiv ist. Seitdem er das weiß, hat er sich geschworen, seine Dienste nur Freiern anzubieten, die zum Verkehr mit Kondom bereit sind. Er hat das auch eingehalten und noch dazu nur Verkehr gehabt, wenn er sicher sein konnte, dem Betreffenden nie wieder zu begegnen.

Bernhard ist ein 50-jähriger berühmter Tänzer, fühlt sich besonders von Albert angezogen und ist bereit, eine im Verhältnis riesige Summe für eine Nacht mit ihm auszugeben, weigert sich aber, ein Kondom zu verwenden. Albert will sich nicht vorwerfen (und möglicherweise vorwerfen lassen) müssen, daß er jemanden tödlich infiziert hat, noch dazu einen bekannten Künstler. Bernhard drängt ihn: Mit seiner Karriere sei es ohnehin bald zu Ende, und er erhöht sein Angebot. Schließlich gibt Bernhard nach. Er denkt sich, daß er bei soviel Geld in Zukunft noch leichter Freier mit solchen Wünschen werde abweisen können und dadurch auch für weniger Menschen ein Risiko darstellen würde.

Hier geht es um das Recht eines Menschen, sein Leben so zu gestalten, wie er will. Wenn ein solches Recht besteht, kann es aber doch nicht grenzenlos sein. Wie soll man solche Grenzen bestimmen, und wie sollte man sie rechtfertigen? Hat Albert das Recht, eine solche Entscheidung zu treffen? Sollte er überhaupt nicht mehr mit nicht HIV-positiven Leuten verkehren? Da Bernhard völlig über das Risiko informiert ist, hat er nicht das Recht, dieses Risiko auf sich zu nehmen? Schadet dies irgend jemand anderen? Oder ist solch ein Risiko – das im Falle der Ansteckung enorme Kosten für die Gesellschaft bedeuten würde – wirklich nur Bernhards Sache? Und wenn man es zu einer Angelegenheit erhebt, die nicht nur den einzelnen betrifft – dürften dann Leute einfach gar kein Risiko auf sich nehmen, nicht klettern, rauchen, trinken, fallschirmspringen oder schifahren? Wo und wie ist man berechtigt, hier Grenzen zu ziehen? Und wie steht es mit Alberts Gewissen? Was ist überhaupt „Gewissen" und wie kommt es zustande? Kommt es auf das Gewissen des einzelnen an oder kann man es voraussetzen? Man hört oft vom „Gewissen des Arztes": Unterscheidet es sich vom allgemeinen Gewissen? Warum, wieso und inwiefern? Wenn ein Arzt beruflich von dieser Geschichte weiß, hat er das Recht zu intervenieren? Sollte die Tatsache, daß Albert hier sehr viel Geld erhalten und daher in Zukunft leichter andere Freier abweisen könnte, ausschlaggebend sein? Warum oder warum nicht? Macht es einen wesentlichen ethischen Unterschied, ob er die Leute selbst kennt, ob er ihnen wieder begegnen könnte oder ob sie berühmte Künstler sind? Wenn der Arzt von Bernhards HIV-Infektion weiß, und wenn es auch außer Zweifel steht, daß Bernhard weiterhin als Prostituierter arbeiten wird, besteht für den Arzt Anzeigepflicht, oder sollte er seiner üblichen Schweigepflicht auch hier nachkommen?

Fall #3

Adrianne H. und ihr Freund hatten mit dem drei Wochen alten Kind Adriannes einen schweren Unfall. Adrianne zieht sich Brüche des Kiefers, des Schlüsselbeins und einiger Rippen zu. Ihrem Freund, der den Wagen lenkte, geschieht relativ wenig; aber das Kind, das sich mit der Mutter am Vordersitz befand, erleidet einen schweren Schädelbruch und ist bewußtlos. Es stellt sich heraus, daß es eine schwere Gehirnblutung hat und die Computertomographie erbringt den Nachweis eines schweren Hirnschadens, nämlich einer beträchtlichen Zerstörung des Großhirns. Durch Blutproben werden bei der Mutter sowie bei ihrem Freund starker Alkoholgenuß und außerdem Kokainkonsum festgestellt. Nach einigen Wochen ist das Kind sichtlich schwer geschädigt: Es muß durch einen Schlauch ernährt werden, und die behandelnden Kinderärzte sind davon überzeugt, daß es für den Rest seines Lebens apallisch sein wird.

Dieser interessante Fall – den ich selbst als Ethikberater erlebt habe – ist es wert, zunächst von seiner Struktur her diskutiert zu werden. Es stellen sich hier zwei Hauptfragen: 1) Was würde im Interesse des Kindes „am besten" sein und 2) wer ist in diesem Fall berechtigt, die Entscheidung zu treffen? Dann sind da natürlich noch eine Menge anderer Fragen, die unter anderem mit der Anzeigepflicht eines solchen Falles zu tun haben. Man soll hier an das Modell des „Reiseveranstalters" denken. Obwohl man leicht dazu verführt wird, anzunehmen, daß das Kind (besonders, wenn man es da so vor sich liegen sieht) nie wieder das Bewußtsein erlangen könne, habe ich gottseidank dennoch – nachdem ich es fast übersehen hätte – gebeten, daß ein Kinderneurologe zugezogen werde. Man kann die ethische Frage eben nur besprechen, nachdem die Tatsachen – bzw. die Wahrscheinlichkeit, daß diese Gegebenheiten stimmen – soweit wie möglich festgestellt worden sind: Man muß sich nicht (oder kann auch nicht) völlig sicher sein, aber man muß jedenfalls so sicher wie möglich sein. Und das heißt eben „einen Experten in dieser Frage" beizuziehen. Daher bat ich, daß ein Kinderneurologe das Kind untersuchen sollte. Dieser bezweifelte, daß es jemals viel mehr als neurologisch schwerst beschädigt sein würde. Aber da das Kind noch sehr jung war, konnte er den Begriff „schwerst geschädigt" nicht mit irgendeiner Sicherheit ausführlicher erklären. Das gibt einem zwar einen Schlüssel, aber ermöglicht noch lange nicht, daß man die Türe damit öffnen kann. Unter normalen Umständen müßten sich die Eltern hier entscheiden: Inwiefern soll man die unvermeidlichen Infektionen weiter behandeln? Soll das Kind, falls sein Herz versagt, wiederbelebt werden? Wie weit „soll man gehen"? Ist die Mutter dazu berechtigt, die Entscheidung zu treffen? Warum oder warum nicht? Hat der Vater irgendwelche Rechte? Sollte man versuchen, den Vater zu informieren? Falls sich die Mutter weigert, das zuzulassen, hat sie das Recht dazu, oder haben die Ärzte die Pflicht zu versuchen, den Vater zu informieren? Wie kann das eine oder das andere gerechtfertigt werden? Sollte das Jugendamt eingeschaltet werden? Was spricht dafür, was dagegen? Wenn es fraglich scheint, ob die Mutter berechtigt ist, die Entscheidung zu treffen, wie kann man diese Frage beantworten? Falls man sich entschließt, das Kind aktiv und mit allen Mitteln weiter zu behandeln, ist man dann unter bestimmten Umständen nicht doch verpflichtet, wieder aufzuhören? Sagen wir, daß künstliche Beatmung notwendig wird, und es sich dann herausstellt, daß das Kind nur kaum bei Bewußtsein ist und keine Besserung mehr zu erwarten ist – hat man dann die Pflicht, die Behandlung fortzusetzen oder darf sie eingestellt werden? Wie rechtfertigt man die eine oder die andere Entscheidung?

Fall #4

Herr H. hat Krebsmetastasen. Er ist bereits einige Male operiert worden und hat auch Chemotherapie bekommen. Trotzdem ist der Krebs ziemlich schnell fortgeschritten. Primarius N. hat seit Jahren zusammen mit einem der Oberärzte an einer neuen Vorgangsweise gearbeitet, von der er sich sehr viel verspricht, die aber bis jetzt nur in wenigen Fällen verwendet worden ist. Er möchte dieses neue Verfahren gerne an Herrn H. ausprobieren. Er bespricht dies mit dem Oberarzt und sie beschließen, dem Patienten ohne weitere Erklärungen nur zu sagen, daß sie noch eine andere Therapie versuchen wollen. Der Assistenzarzt schlägt vor, nicht nur den Patienten völlig aufzuklären, sondern die ganze Vorgangsweise zuerst von einem „Ethik-Komitee" begutachten zu lassen. Der Oberarzt schnauzt ihn an und verbittet sich jede Einmischung.

Aus diesem Fall (der in verschiedenen Varianten gar nicht selten vorkommt) ergeben sich einige Fragen, die sowohl mit der medizinischen Hierarchie, ihrer Etikette, ihrer Rechtfertigung und den zwingenden Grenzen in einer solchen Hierarchie zu tun haben, als auch damit, wann ein Experiment als solches zu beurteilen ist bzw. wann es sich bereits um Therapie handelt. Solche Problemstellungen können auch nicht von Fragen des Aufklärungsrechtes getrennt werden: Aufklärung nicht nur über die genaue Vorgangsweise, sondern auch darüber, daß es nur geringe Erfahrung diesbezüglich gibt und es daher eigentlich einen Versuch darstellt. Außerdem besteht die Wahrscheinlichkeit, daß Patienten wenig von der Hierarchie in Krankenhäusern wissen (können), und daher ergibt sich auch das Problem, ob Aufklärung über eine solche Hierarchie (vielleicht durch eine schriftliche Erklärung der Struktur) nicht vielleicht eine Pflicht darstelle. Die Schwierigkeiten der Grenzen des Gehorsams innerhalb einer solchen Hierarchie müßten diskutiert werden: Beispielsweise kann man kaum erwarten, daß selbst in einer solchen Hierarchie blinder Gehorsam herrschen muß; andererseits (besonders im Notfall, wo ein augenblicklicher Eingriff gemacht werden muß) mag solch blinder Gehorsam manchmal angebracht sein. So sind die Fragen hier kaum einfach individueller Art, sondern auch durch die Struktur des Spitalswesens bedingt, und deren Lösung letztlich nur im Rahmen so einer (gerechtfertigten) Struktur möglich. Und wie „rechtfertigt" man eine derartige Struktur? Da diese ja von Ärzten und anderen Mitarbeitern im Gesundheitswesen aufgebaut und erhalten wird, sind all diese Beteiligten nicht nur von der Struktur betroffen, sondern eigentlich auch verpflichtet, die Struktur und ihre Rechtfertigung fortwährend zu untersuchen, und – wenn nötig – zu ändern. Und was, schließlich und endlich, soll der Assistenzarzt tun oder nicht tun?

Fall #5

Herr K. ist ein 56-jähriger Patient mit unheilbarem Lungenkrebs. Nach vielen Diskussionen, an denen seine Frau teilnimmt, haben Herr K. und sein Arzt vereinbart, daß er nicht mehr gegen den Krebs, sondern nur gegen die Schmerzen behandeln werde. Er bittet, daß bei ihm auftretende lebensbedrohende Krankheiten außer durch Analgetika nicht behandelt werden, und der Arzt verspricht ihm das auch. Herr K. wird bewußtlos mit einem Herzanfall und mit Herzblock eingeliefert. Der Arzt sagt Frau K., daß er Herrn K. nur wie besprochen behandeln werde, aber alles versuchen werde, um Schmerzen zu lindern. Obwohl Frau K. von dem Versprechen weiß und vorher nichts dagegen eingewendet hat, besteht sie nun darauf, daß ihr Mann einen Herzschrittmacher erhalten und darüber hinaus mit anderen in Frage kommenden Mitteln behandelt werden solle. Sie droht mit einer gerichtlichen Klage – im Falle, daß die von ihr verlangten Schritte nicht ausgeführt würden.

Diesen Fall habe ich ebenfalls selbst erlebt. Die hier auftretenden Fragen haben mit dem Begriff „ein Versprechen zu geben" zu tun. Hat die Gattin des Patienten das Recht zu fordern, daß der Arzt etwas anderes als das zunächst Versprochene tun solle? Wie könnte man diese Ansicht der Frau rechtfertigen, und sollte man ihre Drohung ernst nehmen? Macht es überhaupt einen Unterschied, ob es sich um eine ernstgemeinte Drohung handelt? Sollte man versuchen, Herrn K. wieder zu Bewußtsein zu bringen, um dessen frühere Entscheidung nochmals zu hinterfragen? Was bedeutet überhaupt, „ein Versprechen zu geben", wenn man im Moment, in dem der Mann nicht aktionsfähig ist, berechtigt wäre, es wieder zu brechen? Oder haben sich die Umstände durch die Bewußtlosigkeit des Patienten geändert? Wem steht es schließlich zu, für einen bewußtlosen Patienten, der vorher mit seinem Arzt Vereinbarungen getroffen hat, nun Entscheidungen zu treffen? Dürfen solche Entschlüsse radikal von den geäußerten Wünschen des Patienten abweichen? Wie kann man entweder eine Änderung rechtfertigen oder das Beibehalten verteidigen?

Fall #6

Angenommen, Sie sind ein Facharzt, an den oft Patienten vom praktischen Arzt überwiesen werden; eines Tages wird ein sehr kranker Patient zu Ihnen geschickt. Sie meinen, daß die vorhergehende Behandlung nicht richtig war und teilen dies auch ihrem Kollegen mit. Dieser weigert sich, seine Behandlung zu ändern. Ein paar Tage später ruft die Frau des Patienten an und sagt, daß es ihrem Mann schlechter gehe und fragt, ob Ihrer Ansicht nach alles richtig gemacht werde.

Leider kommt der beschriebene Sachverhalt manchmal vor. Ärzte schätzen nicht nur ihre Kollegen, sondern sind auch von ihnen oft finanziell abhängig. Die Frage hat sowohl mit Ethik als auch mit „Etikette" zu tun. Ärzte fühlen sich ihren Kollegen und Mitarbeitern verpflichtet. Kunstfehler oder andere Fehler bei Kollegen aufzudecken, sehen viele Ärzte keineswegs als ihre Pflicht an. Andererseits haben Ärzte gegenüber ihren Patienten klarerweise Pflichten. Genügt es, daß ein Spezialist einfach nur seine Ansicht ausspricht, oder hat er noch weitergehende Pflichten? Unter welchen Umständen bestehen sie, wie weit reichen sie und wie kann man sie rechtfertigen? Hat der Facharzt das Recht, der Frau des Patienten seine wirkliche Meinung mitzuteilen? Ist er vielleicht sogar dazu verpflichtet? Warum? Hat der behandelnde Arzt die Pflicht, dem Ratschlag des Spezialisten Folge zu leisten – oder wenigstens dem Patienten und dessen Frau die unterschiedliche Ansicht des zugezogenen Arztes darzulegen? Wie ist das Vorhandensein oder Nichtbestehen einer solchen Pflicht zu begründen?

Fall #7

Der Patient ist ein 98-jähriger Mann, der bewußtlos und mit Herzblock eingeliefert worden ist. Nachdem ein provisorischer Herzschrittmacher wieder eine normale Pulsfrequenz erzeugt hat, ist der Patient geistig völlig in Ordnung und spricht sich für einen permanenten Schrittmacher aus. Nachdem der künstliche Schrittmacher zwei Tage gut funktioniert hat, verlegt sich der Kontaktpunkt, und der Patient wird wieder bewußtlos. Seine älteste Tochter verweigert die Zustimmung zu einem kleineren, diesen Fehler korrigierenden Eingriff. Sie sagt, daß ihr Vater eben alt sei, und ihn künstlich am Leben zu erhalten, gegen ihre eigene Weltanschauung verstoße. Trotz aller Einwände und Beteuerungen seitens der Ärzte, daß ihr Vater am Leben erhalten werden wollte, besteht sie darauf, daß nichts mehr getan werden sollte. Für den Fall, daß der Eingriff dennoch gemacht werde, droht sie zu klagen.

In diesem Fall, den ich selbst erlebt habe, dreht es sich ebenfalls um das Recht, für einen anderen zu entscheiden. Ähnlich wie beim fünften Fall versucht auch hier ein naher Verwandter, sich einzumischen: Allerdings geht es nicht um das Versprechen, den Patienten „sterben zu lassen", sondern im Gegenteil um den geäußerten Wunsch des Kranken, sein Leben zu erhalten. Ändert dies den Sachverhalt? Weiters liegt hier kein direktes Versprechen vor, sondern es ist eher implizit gegeben. Ist ein solches Versprechen als eine Grundlage des Verhältnisses zwischen Arzt und Patient zu verstehen, oder muß es explizit gemacht werden, um zwingend zu sein? Macht das Alter des Patienten einen Unterschied? Weshalb? Falls die Tochter gleich bei der ersten Einlieferung ihres Vaters die Zustimmung zur notwendigen Behandlung verweigert hätte, hätte man ihrer Entscheidung einfach Folge leisten müssen? Warum oder warum nicht?

Fall #8 (von Dr. H.)

Eine 56-jährige Patientin wird mit cholestatischem Ikterus und Oberbauchschmerzen in die chirurgische Abteilung eingeliefert. Dort findet man multiple Steine des Gallengangsystems und der Gallenblase als Ursache. Die Patientin will, daß die notwendige Cholezystektomie endoskopisch operiert werde. Sie hat aber bereits eine Darmoperation und eine Pankreatitis hinter sich und leidet außerdem an chronischer Cholezystitis. Die behandelnden Ärzte weigern sich daher, das Risiko einer endoskopischen Entfernung auf sich zu nehmen. Die Patientin besteht weiterhin auf dieser Art des Eingriffs. Die Chirurgen sind der einhelligen Meinung, daß eine Operation binnen 48 Stunden notwendig sei. Nach langer Aufklärung über die beiden Operationsmöglichkeiten stimmt die Patientin einer laparotomischen Vorgangsweise nur unter der Bedingung zu, daß man zuerst eine endoskopische Entfernung versucht. Als die Patientin in Narkose liegt, wird sofort laparotomiert, und die sehr mit der Umgebung „verbackene" Gallenblase wird erfolgreich entfernt. Anschließend werden der Patientin noch zwei kleine Hautschnitte unterhalb des Nabels und unter dem rechten Rippenbogen zugefügt, welche sofort vernäht werden. Nachdem die Patientin aus der Narkose erwacht ist, wird ihr mitgeteilt, daß die endoskopische Technik, wie sie an den Wunden ersehen könne, zwar versucht worden, leider aber nicht möglich gewesen sei.

Um mit dieser Fallbesprechung zu beginnen, muß man sich – wie immer – zunächst über die Tatsachen im klaren sein. Anscheinend stimmen Chirurgen darin überein, daß endoskopische Eingriffe nur unter gewissen Bedingungen gerechtfertigt seien; und hier jedoch fehlen die notwendigen Voraussetzungen. Trotzdem ist es dringend notwendig, die Frau zu operieren. Ist die Vorgangsweise der Ärzte deswegen gerechtfertigt oder nicht? Warum? Ist es gerechtfertigt, nur den laparoskopischen Eingriff durchzuführen und darüber hinaus noch die Patientin durch die ansonsten sinnlosen Hautschnitte irrezuführen? Gibt es da andere Auswege? Sagen wir, sich zu weigern, endoskopisch einzugreifen und die Patientin Schmerzen leiden zu lassen, bis sie schließlich einwilligt? Könnte man eine derartige Vorgangsweise überhaupt verteidigen, und wie wäre gegebenenfalls zu argumentieren? Liegt hier gerechtfertigter bzw. ungerechtfertigter Zwang vor? Kann man Zwang je rechtfertigen? Wenn das der Fall ist, wie und wo sind da die Grenzen? Was ist die Pflicht der Ärzte, und worin besteht die Pflicht des Spitals, falls die Frau einen laparoskopischen Eingriff ablehnt? Wie kann man hier zwischen verschiedenen Pflichten entscheiden (Selbstbestimmungsrecht; Recht der Ärzte, nicht etwas auszuführen, was sie für unpassend halten, etc.)? Hätte man mehr tun müssen, um die Patientin zu überzeugen?

Fall #9 (von Dr. H.)

Bei einer 27-jährigen Frau, die ihre Ferien an einem Strand in Brasilien verbracht hat, tritt beim Rückflug ein Juckreiz in der Gesäßgegend auf. Einige ungewöhnlich geformte „Pickeln" werden sichtbar, und das Jucken wird immer ärger, so daß die Patientin schließlich kaum mehr sitzen oder schlafen kann. Der Hautarzt, Professor an einer bekannten Klinik, nimmt die Anamnese auf und teilt der Frau mit, daß er eine bestimmte Krankheit vermute, mit der Diagnose aber noch drei Tage warten werde, um sicher zu sein. Nach drei Tagen sagt ihr der Hautarzt, daß er recht behalten habe und es sich um Larva migrans aus Brasilien handle. Der Anblick ihres Gesäßes sei jetzt lehrbuchreif, und er bittet um Erlaubnis, es fotografieren zu dürfen. Die Patientin stimmt zu. Als sie nach ihrer Heilung darüber nachdenkt, wird sie mißtrauisch und fragt den Professor, ob ihm nicht in Wahrheit die Diagnose sofort klar gewesen sei, und er die Behandlung nur deshalb hinausgezögert habe, um dadurch eine bessere Abbildung für das Lehrbuch zu erhalten. Der Professor antwortet nicht direkt, sondern lächelt und überreicht ihr zwei Sonderdrucke einer Publikation, in der unter anderem auch ihr Gesäß in Farbe abgebildet ist.

Die Fragen hier sind nicht allzu schwer zu wählen. Hat der Professor die Frau angelogen? Hat er das Recht, die Behandlung aufzuschieben, bis die Diagnose wirklich sicher ist? Manchmal ist ein Abwarten gerechtfertigt: Unter welchen Umständen hat er nicht nur das Recht, sondern vielleicht auch die Pflicht, derartig zu handeln? Ist es im vorliegenden Fall zu rechtfertigen? Muß man nicht zuerst wissen, ob die Behandlung möglicherweise gefährlich ist? Sollte dies der Fall sein, könnte man vielleicht argumentieren, daß zu frühes Eingreifen sogar unethisches Handeln sei? Angenommen, die Behandlung ist weder gefährlich noch sehr teuer: Hat der Professor das Recht, die Frau einige Tage unbehandelt zu lassen, nur „um der Wissenschaft zu dienen"? (Ob er wirklich rein wissenschaftliche Aspekte verfolgte, oder einfach ein schönes Bild haben wollte, das ihm Ruhm bringen könnte, lasse ich dahingestellt.) Wie könnte man es vielleicht vereinen, sowohl ethisch zu handeln als auch das Foto der Hautkrankheit zu erhalten?

Fall #10 (von Dr. H.)

Eine 21-jährige Krankenschwester wird wegen Amenorrhoe und wegen eines links im Unterbauch befindlichen Tumors in die Universitätsklinik eingeliefert. Ein knapp hühnereigroßer Tumor wird entfernt. Die pathologische Untersuchung ergibt leider nicht die erwartete Diagnose von Extrauteringravidität, sondern eines Chorioepithelioms. Der Patientin wird diese Diagnose nicht mitgeteilt. Weitere Untersuchungen werden angestellt, um Metastasen festzustellen. Die Patientin, die nichts Genaueres weiß, wird unruhig. Schließlich spricht sie mit einem PJ-Studenten, der über die Situation unterrichtet ist. Er teilt ihr mit, daß der Befund tatsächlich bereits vorliege, und daß sie sich doch gleich an den Chef der Klinik wenden sollte. Die Patientin geht daher zu dem Primarius, Professor X,

Fall #10

der sie auch tatsächlich über alles informiert. Die Patientin ist unglücklich und schockiert. Am nächsten Tag holt der Student die Patientin ins Arztzimmer, spricht mit ihr und versucht, ihr Mut zu machen. Der Oberarzt, der zufällig ins Zimmer kommt, bittet den Studenten vor die Tür und „schnauzt ihn an": Ob er sich über sein unmögliches Verhalten eigentlich im klaren sei? Wie könnte er denn als Jüngster auf der Station die Regeln durchbrechen? Ein solches Verhalten zerstöre das Vertrauen der Patienten. Er solle die Patientin augenblicklich auf ihr Zimmer schicken und sich um anderes kümmern. Der Student antwortet, daß er sich dessen bewußt sei, daß sein Handeln unerlaubt war, er habe sich eben auf Grund seiner mangelnden Erfahrung dazu hinreißen lassen. Es werde nicht noch einmal vorkommen, und er werde das Gespräch abbrechen. Nachdem der Oberarzt gegangen ist, beendet er das Gespräch jedoch nicht, sondern führt es noch eine Viertelstunde weiter.

Dieser Fall hat mit dem vierten einige Ähnlichkeiten: Es handelt sich um ein ethisches Problem, das mit der Hierarchie im Spital eng verbunden ist. Der gesamte Fall ist problematisch: Zunächst einmal ist es fragwürdig, einen Patienten, der die Diagnose wissen will und sie verstehen könnte, nicht prompt zu informieren. Hat der Student richtig gehandelt, indem er der Patientin sagte, daß der Befund bereits da sei, und sie an den Chef verwies? Waren da noch andere Optionen? Kann man seine oder eine andere Vorgangsweise rechtfertigen? Da man nichts Genaueres über das Gespräch mit dem Chefarzt und der Patientin weiß, kann man nicht in Frage stellen, ob er intensiv genug gesprochen habe, und ob er auch auf den menschlichen Aspekt eingegangen sei. Hat er unzulänglich oder korrekt gehandelt, indem er zwar mit ihr ein Gespräch geführt hat, aber anscheinend seinen Kollegen keine weiteren Anordnungen gegeben hat, mit der Patientin noch zu sprechen?

Hat der Student das Recht, auf eigene Faust die Patientin in das Ärztezimmer zu rufen und das Gespräch zu beginnen? War das Verhalten des Studenten wirklich so „unmöglich"? Wäre es ein anderer Sachverhalt, wenn die Patientin selbst den Studenten gefragt hätte? Was waren die Pflichten des Oberarztes, was die der Assistenzärzte? Weiß man auch wirklich nichts Genaueres über das Gespräch selbst? Hat man versucht, herauszufinden, was es für die Patientin bedeutet, „ein Choriokarzinom zu haben und dagegen behandelt zu werden"? (Wie würde dadurch ihr Leben umgestaltet und verändert werden?) Man weiß nicht, ob diese notwendige Frage gestellt worden ist. Ist letztlich das Bekenntnis des Studenten: „Mea culpa", und sein Versprechen, das Gespräch abzubrechen, zu rechtfertigen? War es richtig, oder hätte er vielleicht darauf bestehen sollen, daß jemand anderer es weiterführe? Warum? Was sind seine Pflichten gegenüber der Patientin, gegenüber dem Oberarzt und anderen Mitarbeitern des Teams? Ist es zur Erreichung eines guten Zweckes erlaubt, ein Versprechen zu brechen, insbesondere, wenn man bereits, während man das Versprechen gibt, weiß, daß man es nicht einhalten werde? Haben Ärzte genau dieselbe oder eine modifizierte Pflicht, Versprechen gegenüber Patienten einzuhalten? Warum? Bestehen für Studenten Pflichten gegenüber den Patienten oder nur gegenüber ihren Vorgesetzten? Wie kann man darüber argumentieren? Sollen sie sich eher als Beobachter verhalten? Weshalb?

Fall #11 (von Dr. H.)

Ein einjähriges Kind wird mit der Angabe, daß es von der Couch auf den Fußboden gefallen ist, in die Klinik eingeliefert. Es verweigert die Nahrung, erbricht und verdreht nach kurzer Zeit plötzlich die Augen und wird bewußtlos. Im Gesicht und an den Armen entdeckt man blaue Flecken; Röntgenaufnahmen und eine Computertomographie des Schädels bestätigen einen ausgedehnten Schädelbruch. Weitere Röntgenaufnahmen weisen auf alte sowie neuere Knochenbrüche hin, und es scheint wahrscheinlich, daß das Kind mißhandelt worden ist. Nach mehreren Gesprächen geben die Eltern zu, daß sie das Kind schon einigemal geprügelt und es außerdem mit dem Kopf gegen die Wand geworfen haben, als es anscheinend grundlos schrie.

Die Eltern sind beide 18 Jahre alt, erst kürzlich in die Gegend gezogen und haben keine Freunde oder Verwandte. Den behandelnden Ärzten stellt sich die Frage, ob der Fall einer Behörde gemeldet werden müsse. Eine Anzeige bei der Polizei würde vermutlich ein Strafrechtsverfahren einleiten. Eine Meldung beim Jugendamt würde bedeuten: Das Jugendamt könnte in Kooperation mit der Klinik die Betreuung und Überwachung der Familie übernehmen, falls das Kind wieder ins häusliche Milieu zurückkehrt. Andererseits könnte das Jugendamt auch eine Entziehung der Aufenthaltsberechtigung erwirken und das Kind in einem Heim unterbringen. Weiters könnte es den Fall auch bei der Kriminalpolizei anzeigen. Die Eltern erklären sich zu einer psychiatrisch-sozialmedizinischen Behandlung und engem Kontakt mit der Kinderklinik bereit. Sie haben sich während des Aufenthalts im Spital intensiv um das Kind – das nun behindert ist – gekümmert. Sie bitten die Ärzte, keine Anzeige zu erstatten.

Hier stellt sich natürlich die Frage nach der Pflicht der Eltern, der Ärzte und schließlich der Gesellschaft. Übrigens besteht ohnehin in vielen Staaten Anzeigepflicht; muß man, wenn keine diesbezügliche gesetzliche Bestimmung vorhanden ist, einen solchen Vorfall vom ethischen Gesichtspunkt aus anzeigen? Unter welchen Umständen? Wenn der Tatbestand an das Jugendamt weitergeleitet wird, hat dieses eine (ethische) Pflicht, die Polizei zu informieren? Unter welchen Umständen? Sind Mediziner dazu berechtigt, niemanden zu informieren, sondern selbst zu versuchen, die Sache in den Griff zu bekommen? Wie kann man das bestimmen? Besteht für Ärzte sogar in gewisser Hinsicht Schweigepflicht, die es ihnen schwer machen würde, den Fall anzuzeigen? Wer soll durch eine solche Schweigepflicht eigentlich geschützt werden? Sollte die Tatsache, daß die Eltern sichtlich um das Kind besorgt sind, eine entscheidende Rolle spielen? Weshalb? Dieser Fall sollte mit dem dritten verglichen werden. Auch hier sind zwei Fragen zu beantworten: 1) Was würde im Interesse des Kindes „am besten" sein? 2) Wer ist berechtigt, die Entscheidung zu treffen? Falls die Eltern ein zweites Kind haben, das aber anscheinend nicht mißhandelt worden ist, soll man sich dieses Kindes auch annehmen, selbst wenn die Eltern das nicht wollen? Was bedeutet eigentlich: „im Interesse des Kindes am besten"? Ist es schlicht und einfach die Tatsache, nicht mißhandelt zu werden, oder haben Eltern auch positive Pflichten? Worin bestehen diese, und wer ist berechtigt, solche Pflichten festzulegen, und wie kann man solche Pflichten bestimmen und rechtfertigen? Kann jemand, der einen anderen mißhandelt hat, gerechtfertigterweise für letzteren und zu dessen Wohl Entscheidungen treffen? Wie wäre das möglich?

Fall #12

Das zweite Kind des Ehepaares Huber leidet – im Unterschied zu ihrem gesunden Zweijährigen – von Geburt an am nephrotischen Syndrom. Dieser sehr seltene Zustand, bei dem alle Körperproteine verlorengehen, ist unheilbar und führt unvermeidlich zum Tod. Die einzige Hoffnung besteht darin, beide Nieren zu entfernen und eine Peritonealdialyse zu beginnen, denn eine Transplantation ist erst nach etwa einem Jahr möglich. Diese Behandlung wird nur selten und erst in letzter Zeit durchgeführt. Dem Säugling werden also die Nieren entfernt, und es wird mit Peritonealdialyse angefangen. Das Kind gedeiht schlecht und bleibt auch nach sieben oder acht Monaten weiterhin in seiner Entwicklung stark zurück. Wahrscheinlich ist auch deswegen sein neurologischer Entwicklungszustand unbefriedigend, und man nimmt an, daß das Kind behindert sein wird. Frau Huber ist in der Zwischenzeit wieder schwanger. Der Vater ist bereit, eine seiner Nieren zu spenden. Um die Immunreaktionen zu bekämpfen, muß das Kind nach der Transplantation – möglicherweise Zeit seines Lebens – sowohl cortisonhältige wie auch andere, die Abstoßungsreaktion unterdrückende Medikamente einnehmen.

Obigen Fall habe ich ebenfalls persönlich erlebt: leider erst, nachdem bereits die Entscheidung für die Vorgangsweise getroffen worden ist. Die erste Frage ist natürlich, ob Ärzte dazu verpflichtet sind, die beschriebene Behandlung anzufangen. Ist diese als therapeutisches oder experimentelles Verfahren anzusehen oder liegt sie irgendwie dazwischen? Wie unterscheidet man zwischen den beiden Begriffen, und wie kann man entscheiden, was in diesem Fall tatsächlich zutreffend ist? Für gewöhnlich würde man argumentieren, daß Eltern zwar keine zwingenden Pflichten (sicherlich keine gesetzlichen) ihren Kindern gegenüber besitzen, ein Organ zu spenden, daß es aber doch ethisch problematisch ist, eine Organspende zu verweigern. Warum? Ist dieses Gefühl, daß Eltern diese Pflicht haben, zu rechtfertigen? Bestehen nur für Verwandte solche ethischen Pflichten, oder sind Menschen überhaupt verpflichtet (wenn auch nicht zwingend), Organe zu spenden? Sollte dies nicht für Organentnahmen gelten, die mit Gefahr und Schmerzen verbunden sind? Wie steht es aber mit Blutspenden? Kann vom ethischen Gesichtspunkt aus Blutspenden verpflichtend sein? In diesem Fall gibt ein gesunder Vater einem wahrscheinlich schwer behinderten Kind eine seiner Nieren (und ein Arzt ist bereit, sie ihm zu entnehmen): eine Handlung, die für den Vater auf lange Sicht nicht völlig ungefährlich bleibt. Da er noch anderen Verpflichtungen nachzukommen hat, die durch den Eingriff beeinträchtigt werden könnten, ist eine Nierenspende sowohl für ihn als auch für die Ärzte problematisch. Haben Mediziner vielleicht großes Interesse daran, solche neuen Vorgangsweisen auszuprobieren? Haben sie das Recht, diese ohne spezielle Einwilligung oder ohne genaue experimentelle Protokolle durchzuführen? Oder besteht etwa sogar die Pflicht dazu? Wie kann man den einen oder den anderen Standpunkt rechtfertigen? Haben das Spital und die Gesellschaft hier irgendwelche Pflichten?

Fall #13

Bei Herztransplantationen tritt manchmal eine akute Abstoßungsreaktion auf. Eine solche Reaktion – die bis jetzt nicht wirklich geklärt ist – zerstört das neue Herz binnen Stunden, und dies würde sich mit einer Wahrscheinlichkeit von über 90% beim nächsten Versuch wiederholen. Frau Sch. ist 21 Jahre alt und machte kurz nach ihrer Schwangerschaft eine schwere Myokarditis durch, die ihr Herz schwerst beschädigt. Um ihr Leben zu retten, entscheidet man sich zu einer Transplantation, die auch zunächst gut überstanden wird. Die Patientin ist bei Bewußtsein, aber es wird schon nach ein paar Stunden deutlich, daß ihr neues Herz zusehends versagt. Eine Pumpe zur künstlichen Unterstützung der Herzfunktionen muß eingeschaltet werden, und die Entscheidung ist zu treffen, ob nochmals eine Transplantation vorgenommen werden solle. Nur ein einziges geeignetes Herz steht zur Verfügung, das aber gleichzeitig in zwei anderen dringenden Fällen als Transplantat benötigt wird.

Den Fall habe ich — leider erst, nachdem der Entschluß schon getroffen worden ist – selbst miterlebt. Die Fragen hier beziehen sich auf Ärzte als „Pförtner". Der Chirurg fühlte sich der Patientin – mit Recht – verpflichtet. Die anderen Wartenden hatte er „noch nicht angerührt", aber hier war er „im Schaden verwickelt". Daher transplantierte er nochmals das verfügbare Herz der Patientin, der er sich verpflichtet fühlt. Die Operation selbst ging gut, aber das Herz versagte binnen drei Stunden, und kein anderes stand zur Verfügung.

Die hier aufgeworfenen Fragen können nur schwer vom Chirurgen oder Patienten beantwortet werden. Unter Beibehaltung unseres derzeitigen Begriffes der ärztlichen Pflicht muß der Arzt das Bestmögliche für seinen einzelnen Patienten tun. Sollte diese Bestimmung geändert werden? Wie könnte man dies rechtfertigen, oder wäre das eigentlich nicht möglich? Hat der Arzt auch Pflichten gegenüber den wartenden Patienten? Warum und inwiefern? Gibt es da einen Ausweg? Könnte hier ein „ethics committee" (im amerikanischen Sinn) oder ein Ethikberater helfen? Könnte der Entschluß der Institution oder der Gesellschaft, daß unter solchen Umständen keine weitere Transplantation durchzuführen sei, den Arzt von dieser Pflicht entheben? Falls der Patient diese Richtlinien einsieht, entbindet das den Arzt? Kann man in diesem Fall heutzutage argumentieren, daß der Arzt seiner Pflicht eher nachkommt, indem er nochmals transplantiert, oder indem er dies ablehnt? Kann man es verantworten, den Arzt in diesen Entscheidungsnotstand zu versetzen? Haben Chirurgen und andere Ärzte, die sich mit solchen Problemen befassen müssen, außer ihren einzelnen Patienten gegenüber noch andere gesellschaftliche Pflichten? Wie kann man solche Verpflichtungen rechtfertigen, und können solche Pflichten zwingend sein?

Fall #14 (von Dr. JW)

Ein vierjähriges Mädchen hat einen sogenannten „halbbösartigen Hirntumor" im Bereich der Sehbahn. Bemerkt wurde er durch auffälliges „Kopfverdrehen" und Blindheit, die rechte Gesichtshälfte betreffend. Ansonsten sind keine Störungen vorhanden; das weitere

Wachsen des Tumors würde aber mit Sicherheit zu zunehmenden Ausfällen im Laufe der kommenden Monate und Jahre führen.

Die Ärzte empfehlen eine Operation. Die Eltern werden von dem behandelnden Neurochirurgen in einem einstündigen, sehr einfühlsamen Gespräch einen Tag vor der Operation auf diese vorbereitet. Sie werden auf die Gefahren hingewiesen, daß das Kind auch nach der Operation im schlimmsten Fall ganz blind sein könnte, und daß auch gewisse Bewegungsstörungen – besonders der Beine – zurückbleiben könnten, die aber mit Physiotherapie behandelbar sein würden. Im übrigen werde der Tumor – ließe man ihn unbehandelt – solche Störungen mit Sicherheit auch in einigen Monaten bis Jahren verursachen. Nach diesem Gespräch werden die Eltern (Tiroler Bergbauern) gefragt, ob ihnen noch irgend etwas unklar sei. Dies ist nicht der Fall und sie werden gebeten, ein Formular zu unterschreiben, daß sie ausführlich und vollständig über die bevorstehende Behandlung ihrer Tochter informiert worden sind.

Nach der Operation ist das Kind vollkommen blind, und die Beine sind spastisch gelähmt. Das Mädchen kann zwar mit Hilfe, aber nur sehr schwer gehen. Eine Physiotherapie wird eingeleitet.

Die Ärzte sind betroffen, geradezu bestürzt über den schlechten Ausgang der Operation. Sie zeigen sich den Eltern gegenüber außerordentlich zuvorkommend, bieten auch sofort Unterstützung durch den Psychotherapeuten des Spitals an und sind jederzeit für die Eltern zu sprechen. Die Eltern haben in der Folge ungebrochenes Vertrauen zu den Ärzten.

Die Ärzte diskutieren unter sich und ohne die Eltern damit zu beunruhigen in dieser Betroffenheit über die Möglichkeit der Strahlentherapie, die alternativ hätte durchgeführt werden können: Sie hätte eine etwa um 30% geringere Aussicht auf Dauererfolg (Operation 70%, Bestrahlung 40%) gehabt – bei allerdings kaum zusätzlichen Behinderungen (höchstens Sehverschlechterung).

Ob hier ein Kunstfehler vorliegt, kann man nicht wissen und ist auch für die ethische Analyse gleichgültig. Erstens hätte dieser Tatbestand nur dann mit Ethik zu tun, falls ein nicht gut ausgebildeter oder schlecht vorbereitet Arzt operiert oder die Entscheidung getroffen hätte, und zweitens können Ärzte – genau wie andere Menschen – Fehler machen.

Hier stellt sich die Frage, ob ein ethisches Fehlverhalten besteht. Kann man das Aufklärungsverfahren rechtfertigen? Sind die Eltern tatsächlich voll informiert worden? Was bedeutet es im allgemeinen, „jemanden voll zu informieren"? Was würde es in diesem Fall heißen? Falls die Ärzte die Operation für angebracht gehalten haben, wäre es nicht doch zulässig und ratsam gewesen, auch über Strahlentherapie zu sprechen? Hätten die Ärzte die Pflicht gehabt, nur die Vor- und Nachteile von Strahlentherapie gegenüber einer Operation – ohne Ratschlag – darzulegen, oder haben sie weitere Pflichten? Weshalb? War es angebracht, den Sachverhalt mit den Eltern einen Tag vor der Operation zu besprechen, oder wäre es ethisch eher gerechtfertigt gewesen, ihnen mehr Zeit zum Nachdenken zu lassen?

Index

Abstoßreaktion, immunbedingte 80 f; 90; 93; 193 f
Abtreibung s. Schwangerschaftsabbruch
Agapismus 30
AIDS s. a.: HIV-positiv 66; 71 f; 119; 184 f
Alkohol 146; 159; 185
Altruismus 61; 84
Ambulante Behandlung 29; 52; 165; 173
Anenzephalie 81 f; 90–92; 139
Antibiotika 3; 96; 99; 127
Anzeigepflicht 54; 66 f; 185; 192
APACHE-Studien 98; 113
Apallisches Syndrom 87; 90 f; 97; 99; 101 f; 105; 111; 114; 116; 124; 139; 149; 180; 185
Aristoteles 20 f; 31; 142
Armee 13; 96
Armengesetztheorie 175 f
Armut 5; 133
Arzt
–, als Unternehmer 63; 99; 173
–, Ansehen des 10; 13
–, Aufklärungspflicht des 67 f
–, Behandlungspflicht des 103
–, Fach- 52
–, Gewissen des 184
–, Handlungsfreiheit des 4
–, Haus- 52; 106; 116
–, hippokratischer Eid 4; 10; 12; 13; 75
–, Kinder- 72
–, Kollegialität des 78
–, Moralbegriff des 62; 158
–, Praktischer 52
–, Privatpraxis 52; 165
–, Schweigepflicht des s. Schweigepflicht
Arzt-Patient-Verhältnis 5; 51; 53 f; 64; 65; 69–72; 165; 173
Aufklärung 15 f; 68; 69; 70; 84; 186; 189
Ausbildung 5; 11; 14 f; 40; 43; 56; 59; 72; 76; 77; 176 f; 193 f
Autonomie 26; 28; 37 f; 65; 88; 91; 169

Bacon, Francis 15
Bacon, Roger 12
Behaviorismus 63
Bentham, Jeremia 32
Bildung 15; 56; 68; 163
Biopsie 69
„bios" 109 f
Blundell 80
Blutgerinnsel 10
Blutgruppe 80
Blutspende 82
Bluttransfusion 60; 61; 80; 130; 135; 178

„care ethics" 29; 30 f; 34
Carrel, Alexis 80
Carrick, P. 106
Cassell, Erich 48
Chemotherapie 58; 105; 119; 120; 186
Chirurgie 5; 10; 12; 14; 71; 73; 85; 96; 105; 119; 121 f; 189; 194
Christentum 14; 30; 106; 107; 133; 144
Chthonische Tradition 106

Daniels, N. 163
Daumier, Honoré 16
Demokratie 16; 56; 166 f; 179
Denys 80
Deontologie 15; 26
Depression 60
Descartes, R. 111
Dewey, John 29; 35
Diagnose 8; 46; 51; 58; 74; 139; 151 f; 155; 160; 162; 176; 190 f
Dialyse 98; 117; 118; 134
Dworkin, G. 57

Einbecker Workshop 156
Embryo 139; 142–144; 146
Endoskopische Eingriffe 189
Engelhardt, HJ. 23; 24; 167; 173
England 17; 52; 75; 80; 121; 176

Epikureer 106
Epilepsie 66
Erlanger Baby 149
„ethics committee" 17; 39–41; 43; 49; 75; 156; 194
„ethics consultant" 39 f; 49
„ethics council" 17; 179
Ethik
–, Allgemein- 28
–, als Teil der Philosophie 22
–, der äußeren Leistung 11; 13; 14
–, der Griechen 11 f
–, der Hebräer 12
–, der inneren Absicht 11; 13; 14; 26
–, des äußeren Geschehens 11; 14
–, des „Sichkümmerns" s.a. „care ethics" 29; 30
–, Gemeinschafts- 34
–, Grund- 168; 171
–, Hauptfragen der 32
–, Hauptregeln der 12
–, kapitalistische 170
–, Minimal- 24
–, säkulare 21
–, Situations- 29–31
–, Sorgfalt- s. a. „care ethics" 34
–, Sozial- 85; 166; 168
–, Theorie der 22
–, Tugendethik 29–31
–, und Individualismus 18; 24; 158; 168; 173
–, unethisches Handeln 7; 190
Ethikberater 6; 39; 40–49; 135; 146; 156; 159; 184 f; 194
Ethiker 70; 99; 101; 123 f; 135
Ethik-Komitee 17; 39; 40–43; 74 f; 186
Ethisch korrekt 7; 67
Ethische Gesetze 27
Ethische Pflicht 26; 183
Ethische Probleme 29; 80; 86
Ethische Regeln 7; 28
Ethische Theorien 25
Ethische Wahrheit 25
Ethischer Imperialismus 7; 40; 71
Ethischer Wert 23; 32; 85; 145
Ethisches Handeln 26; 34; 37; 71
Ethos 7; 20; 170; 173
Eugenik 152; 158; 159
Europa 14; 17; 39
Euthanasie 76; 125; 127–131
Experimente 3; 73; 75; 97; 171

Experten 5; 16; 44; 46; 97; 99; 154; 179; 185

Feinberg, J. 57
Finanzierung 54; 59; 162
Fletcher, Joseph 17; 30
Folter 4; 33; 75–77; 98
Formatio reticularis 114
Fötus 14; 88 f; 139; 143–146; 149
Freiheit 24–26; 55; 57; 83; 85; 88; 152; 158; 166–169; 172
–, des Handelns 26
–, des Willens 26
–, maximale 25
Freiheitstrieb 24
Freundschaft 53; 55; 66

Galen 13; 14
Gastrostomie 122; 123; 182; 184
Gebärmutter 140; 158
Geburt 6; 9; 106; 121; 139; 142; 145–149; 156 f; 159; 169; 193
Geburtenregelung 96; 140; 152; 156 f
Geisteskranke 66
Geistig Behinderte 73; 74; 117; 118; 159
Genetische Beratung 151 f
Gerechtigkeit 5; 9; 56; 77; 162; 163; 165
Gesetze 1; 3; 4; 27; 32; 88; 89; 133; 143; 179
Gesundheitswesen 1; 17; 24; 38; 53; 78; 103; 129; 130 f; 141; 162 f; 165; 187
–, ökonomische Fragen 18; 29; 38; 51; 63 f; 133; 162 f; 165; 174–176; 178 f
Gewalt 16; 22; 25; 33; 38
Glaube 18; 23 f; 35; 45; 61; 106 f; 124
Gott 16; 22; 25; 27; 42; 110; 125; 151
„Gut" – „Gutes" 8–14; 18–30; 37; 39–49; 51; 57–70; 75; 77; 80; 83 f; 86; 89; 97; 100 f; 104; 109; 110; 112–114; 116; 120–124; 130; 135; 144; 148–150; 153–156; 163; 167; 170; 172–178; 182; 188; 191; 194 f

Health Maintenance Organizations 52
Hebräer 12; 110; 133
Hedonismus 61
Hierarchie 61; 186; 191
Hinrichtungen 4
Hippokrates 10; 11; 65; 108
Hirntod 87; 92; 101; 111; 114 f
Hitler, Adolf 33; 145
Hobbes, T. 23; 24; 166; 167

Hoffnungslos Kranke 12; 95–100; 104 f; 108; 110; 114; 116 f; 123 f; 129–132; 139 f; 150; 180
Holland 1; 17; 52; 118
Hollender 63
Homer 106
Hormonspiegel 73
Hospizbewegung 121
Hygiene 12

Ileostomie 122; 123
Information 28; 41; 58; 63; 67–69; 74; 101; 119; 135; 151; 186; 191–192; 195
Institutional Review Boards 40; 75

Jecker, N. 99
Johnson Jarvis, Judith 144
Jonas, Hans 17; 87; 112; 116; 140
Justinianische Pest 13

Kant, I. 20; 26–29; 31–33; 37; 86; 91; 140
Kapitalismus 16; 24; 56; 166–168; 170
Kasuistik 29–31
Kategorischer Imperativ 27; 28
Kinder 22 f; 26; 31; 54; 57; 67; 73; 74; 82; 85; 86; 90; 91; 92; 105; 106; 125; 134; 139–160; 164; 175; 185; 192 f; 195
–, Kleinkind 57; 134; 139; 140; 175
–, als „kleine Erwachsene" 73
–, als Organspender 90
–, Kinderopfer 23
–, sterbende Kinder 105; 134
Kirche 13; 14; 133; 142; 144; 150; 167
Knochenbruch 10; 14
Knochenmark 81 f; 85 f
Knochenmarkspenden 82; 86
Kodex von Hammurabi 10
Koma 114 f
Kommunismus 168
Kompetenz 30; 37; 38; 58; 59; 60; 67; 97
Konzentrationslager 3; 16; 73; 76; 89; 107; 145; 164
Krankenhaus 1; 2; 15; 29; 39–41; 49; 52; 63; 65; 69; 82; 85; 88; 95; 100; 103; 106; 112; 118; 120–122; 125; 130 f; 156; 165; 176; 178; 182–184; 191–193
–, Hierarchie 186; 191
–, Intensivstation 1; 28; 29; 33; 42; 106; 111; 150; 176

Krankenschwester 5; 19; 24; 38; 41; 51; 53; 64; 70–72; 75; 77 f; 99; 103; 105; 114; 116; 133; 149; 156
Krankenversicherung 175 f
Krankheit 5; 6; 8; 12; 41; 53–56; 64; 70 f; 74; 88; 96–98; 100; 103–105; 108; 117–119; 121; 123; 127; 131; 143; 151 f; 175; 190
–, ansteckende 54; 66; 71
–, hoffnungslose 95; 96; 104 f; 108; 124; 129; 131 f
Krebs 3; 69; 70; 105; 119; 120; 121; 186; 187
Künstliche Beatmung 46; 90; 92; 114; 123; 124; 156; 186
Künstliche Befruchtung 156 ff
Künstliche Ernährung 90; 114; 116; 122; 123; 124
Künstliches am Leben erhalten 15; 47; 96; 99; 100; 102; 108; 116; 124; 127; 130; 132; 150; 151; 154; 188
Kultur 5–8; 10; 12; 14; 22; 37; 40; 51; 54 f; 64; 69; 71; 96; 99 f; 103 f; 106 f; 111; 113; 135; 141; 165 f; 171; 178
Kulturelle Bräuche 107
Kultureller Relativismus 22
Kulturen 7; 9; 12; 21; 24; 46; 55; 65; 68; 71; 103–110; 118; 135; 140; 170
Kulturkreis 8; 40; 55; 70; 103; 141
Kunstfehler 188; 195

Landsteiner 80
Leben
–, „ein Leben haben" 104; 109 f; 116; 136; 140; 151
–, „Hauch des Lebens" 110 f
–, als „Kunstwerk" 48 f; 60; 109
–, Heiligkeit des 143
–, Verlängerung des 15; 96
–, Anfang des 5; 139–160
–, Ende des 5; 87; 95; 103; 106–136; 140
Lebensgefahr 117
Lebensgeschichte 48
Leibeigenschaft 14
Leiden 53
Leidender 53
Locke, John 169
Lower, Richard 80
Lues 16
Lungenentzündung 3; 53; 71; 95; 96; 117; 118; 130

Macht 2; 12; 21; 22; 32; 42; 43; 56; 64; 74; 76; 77; 89; 101; 104; 111; 130; 131; 148; 149; 164; 172; 176; 185; 187; 189
Mahler, Gustav 48
Maimonides 75
Mammakarzinom 61; 62; 121
Marktmechanismus 52; 85
Marktphilosophie 167; 174
Marktpreis 27; 33
Marktsystem 176
Marktwirtschaft 165; 176
–, Philosophie des freien Marktes 11
Marx, Karl 168
Medikamente 73; 92; 96; 98; 130; 132; 144; 159; 175; 183; 193
Medizin
–, ägyptische 10, 12; 106
–, Experimente 16 f; 28; 44; 72–75; 88 f; 93; 98; 108; 112; 139; 153; 164; 193
–, griechische 10–12; 106
–, im Altertum 10–12; 51; 96; 106; 108
–, Intensiv- 99; 153
–, Intensivtherapie 154
–, Kosten der 5; 38; 76; 100; 132; 150; 155; 156; 158; 162; 164; 165; 174; 176; 184; 190
–, Lehre der 2
–, mittelalterliche 15; 96; 108
–, natürliches Heilen 12; 108
–, Präventiv- 53
–, Reformen der 15
–, Technik der 1; 2; 44; 53
–, Theorie der Körpersäfte 12
–, Zwecksetzung der 95–102
Medizinethik 1–8; 10; 13; 15–17; 19; 22; 24; 28; 30; 32 f; 35; 37; 41; 48 f; 58; 60; 63; 70; 95; 99; 103; 109; 125; 163–167; 173; 178; 180
–, als Pflichtfach 17
–, im Altertum 13
–, erste Schriften der 13
–, Geschichte der 30
–, „Principles of Medical Ethics" 75
–, „Selbstsüchtige" 13
Medizinethiker 6; 17; 41; 180
Medizinphilosophie 17
Medizinstudenten 2; 6; 74; 145
Medizinstudium 2; 13; 15
Medizinwissenschaft 15
Menschenliebe 13; 30
Menschenrechte 172

Menschliche Urteilskraft 34; 37; 85
Methodik 12; 19; 37; 39; 40; 45
Mitleid 28; 32
Mittelalter 12 f; 51; 96; 108
Moral 4; 20; 21; 23; 24; 26; 46; 62; 89; 131; 133; 141; 149; 158; 169; 183

Nationalsozialismus 3; 16 f; 23; 73; 76; 107; 129; 152; 158
Natur 12; 25; 33; 53; 69; 81; 96; 108; 122; 164; 171
Naturwissenschaftler 53; 63
Neugeborene 32; 81 f; 90; 105; 139 f; 153–156; 165
–, Gewebe von 82
–, anenzephalische 90 f
Neurologe 72
Norwegen 7; 55
Nozick, R. 24; 167
Nutzen 25; 29; 57 f; 74 f; 83 f; 89 f; 95; 163

Odysseus-Vertrag 120
Ökonomie 18; 51 f; 120; 162
Onanie 5
Opfer 22; 76; 97; 103
„Orchestrierung" s. Sterben
Organ- und Gewebespenden 33; 80–88; 90; 92 f; 111; 114; 139; 193
Österreich 55; 150

Papst Clemens XI. 142
Papst Innozenz III. 80; 142
Papst Pius IX. 142
Paternalismus 51; 56–58; 63; 67; 126
Patient
–, Aufklärungsrecht 186
–, Entscheidungsmöglichkeit des 8; 28; 37–39; 42; 56–61; 63; 67; 73; 74; 83; 87 f; 90; 98; 101; 116; 119; 121 f; 130; 132; 139; 150; 159; 182; 189; 193
–, freie Arztwahl 51 f
–, „Patiententestament" s. a. „Odysseus"-Vertrag 39; 88
–, und Familie 2; 7; 22; 38; 42–49; 60; 63; 65–68; 70; 85; 87 f; 98; 100 f; 105; 114; 116; 121; 127; 132; 134–136; 140; 151 f; 155 f; 162; 192
–, Wohl des 11; 13; 31; 38; 74
Pellegrino 61
Pest 12–15; 108
Pfleger 70; 103; 116; 118; 119; 136

Pflicht 4; 5; 10; 12; 14 f; 20–28; 33; 35; 38 f; 41; 45; 47; 51; 54 f; 57; 65–68; 70; 72; 75; 77 f; 82 f; 100; 103–105; 108 f; 113; 117; 121; 125 f; 130 f; 134; 136; 139; 146–149; 152 f; 155; 158; 162; 165–173; 183; 186; 188–195
Pharmakologie 13; 73; 74
Philosophie 6; 11; 15–17; 22 f; 32 f; 41; 43; 85; 110
Platon 20; 107; 108
Priester 9; 14; 142
Prima facie-Pflicht 28; 31; 33; 35; 155
Prinzipien 22; 24 f; 34 f; 37; 123; 170
PRISM-Studien 98; 113
Prognose 33; 41; 46; 51; 58; 93; 98; 160
Protestantismus 167
Psychiater 58; 72; 83; 134
Pythagoräer 11; 106

Qualitätskontrolle 44
Quinlan 41

Ramsey, Paul 17
Rauschgiftsucht 159
Rechte 16; 18; 38; 51; 87; 139; 149; 158 f; 172; 186; 194
Reformation 16; 55; 167
Rekonvaleszenz 55
Religion 1; 9; 10; 15; 21; 23; 28; 41; 61; 81; 91; 107 f; 111; 125; 133; 135 f; 141–143; 146; 151; 157 f; 160; 183
Religionsgemeinschaften 41; 143
Rembrandt 48
Respirator 46; 90; 92; 114
Ressourcen 54; 91; 95; 100–102; 150; 153–158; 162 f; 173
Rhesusfaktor 80
Risiko 61 f; 68; 71 f; 75; 81 f; 84; 151; 184; 189
Ross, W. D. 28
Rousseau, J. J. 32; 166; 169; 172

Schaden 10; 24; 38; 51; 57 f; 66 f; 75 f; 83; 101; 124 f; 130; 131; 133; 147–149; 153 f; 156; 159; 167; 169 f; 183; 194
Schmerz 8; 12; 15; 33; 47; 74; 81–84; 91 f; 96; 98; 108; 117 f; 120 f; 123 f; 126 f; 130; 132; 148; 154 f; 183; 187; 189; 193
Schneiderman, L. J. 99
Schopenhauer, A. 32; 171
Schubert 48
Schwangerschaft 58; 146; 148 f

Schwangerschaftsabbruch 1; 4; 12; 14; 58; 62; 88 f; 133; 139; 141–152; 157 f
Schweigepflicht 65–67; 185; 192
Scipius Africanus 150
Scribonus Largus 13; 75
Seidler, E. 104
Selbstbestimmungsrecht 28; 56; 68; 70; 83; 130; 148; 157 f; 183; 189
Selbstmord 96; 105; 125; 126; 130; 131; 183
Senilität 32; 73; 74; 118
Singer, Peter 154
Sittliches Handeln 25 f; 30; 32; 34 f; 42–45; 97; 180
Sittlichkeit 20–46; 75; 81; 86; 87; 90; 93; 100–109; 112 f; 122; 124; 126 f; 129; 133; 139–141; 145–158; 164; 170; 180
Skandinavien 52
Sklaven 23
Sokrates 106
Sowjetunion 76; 168
Sozialarbeiter 41; 43; 78
Soziale Güter 163
Soziale Leistungen 175
Soziale Zustände 5
Sozialkontrakt 166
Sozialphilosophie 167
Sozialpolitik 17
Spezialisten 9; 10; 40; 52; 188
Steen, Jan 16
Sterbehilfe 12; 14; 76; 105; 108; 119; 124–133
–, aktive 14; 128; 129; 131
–, direkte freiwillige 128
–, gesetzliche Regelung der 133
–, Hilfe beim Selbstmord 126; 131
–, indirekte freiwillige 128
–, Nichtbehandlung von Todkranken 12
–, Nicht-Wiederbeleben 112; 113
–, passive 128
Sterben 2; 6; 7; 9; 46; 58; 60; 62; 70; 76; 83; 90; 92; 95–97; 110; 112; 118; 122; 125; 128–136; 139; 140; 145; 153 f; 160; 164; 172; 174; 182 f; 185; 188
–, „Begleiter" 104 f; 114; 119; 134–136
–, Begriff 103; 105
–, mystische Qualität 106
–, „Orchestrierung" 45; 46; 104; 105; 107; 108; 119; 120; 127; 136;
–, Ort 106; 118; 120 f; 128
–, „Reiseveranstalter" 45 f; 48; 185
–, Ritualien 107 f
–, Zeitpunkt 95 f; 100; 126 f; 129; 154

Sterbende 1–3; 46; 76; 100; 103–105; 108; 122; 124; 127; 129; 134; 136
Sterilisation 73; 157 f
Stoa 106
Sträflinge 74
Streptokokkeninfektion 97
Sushruta Samhita 149
Szasz, T. S. 63

Tertullian 142
Theologie 10; 17; 142
Thomas von Aquin 142
Thomasma 61
Tod 2; 14; 77; 82; 90; 104–107; 119; 127–133; 136; 150; 164; 193
–, Begriff des 86 f; 110–116
–, Verzögerung des 2; 127; 132
Todesstrafe 76 f; 98; 133; 143 f
Töten 76; 84; 99; 103; 108; 128–133; 142–144; 160; 167
Transplantionen 80–84; 88–90; 93; 111; 134; 139: 176; 193 f
–, Organe von Toten 82
–, Organe von Fötussen 88 f
–, Organe von Neugeborenen 90
Tuskeegee-Experiment 3; 16; 89

Ullman 80
Unfälle 9; 14; 33; 88; 124; 149; 185
Utilitarismus 25–32; 72; 83; 86; 89
–, Handlungs- 26; 30
–, Regel-Utilitarismus 26; 31

Van Gogh 48
Vegetativer Zustand 114 f
Vergewaltigung 31; 145; 147; 167
Vernunft 20 f; 160
Versicherung 52; 65; 165; 175 f
Verständnis 61; 141; 162
–, für Patienten 8; 59; 71; 134; 146
–, humanistisches 15
–, kulturelles 23
–, der ethischen Theorie 37
Verteilungsfragen 162; 164; 178; 179; 180

Vertrag 24; 52; 53; 120; 157; 173
Vertrag, Gesellschafts- 166–172
Virchow 5
Vishmat Chayim 110

Wahrheit 19; 25; 31; 35; 51; 69; 70; 119; 136; 190
Weltanschauung 6; 15; 17; 24 f; 28; 43; 60–64; 85; 88; 99 f; 106; 111; 162; 165–168; 188
–, des Arztes 2; 63; 113
–, des Patienten 3; 60
–, Einfluß auf Medizinethik 16
Wert
–, absoluter 27; 32; 89
–, des Kranken 48
–, des Patienten 45
–, materieller 91
–, Primärwert 33
–, Sekundärwert 33; 91
–, symbolischer 33; 90; 91; 123
–, -konflikt 62
Wiederbelebung 100; 105; 112–114
Wissen 1; 3; 6; 9; 10; 12; 13; 16; 19; 22–25; 40; 45–48; 54; 58; 64; 66–70; 72; 74; 77; 78; 81; 91; 97; 104; 106; 107; 109; 119; 120; 128; 133; 134; 136; 145; 148; 151; 152; 154; 155; 159; 186; 190; 191; 195
Wissenschaft 6; 9; 12; 16; 25; 40; 55; 63; 72; 75; 92; 109; 190
Wohlfahrtsstaaten 176
Wohltätigkeit 14; 167
Wohltätigkeitspflicht 24; 88; 167–170; 172

Zeugen Jehovas 58; 82; 134
„zoe" 109 f
Zuckerkrankheit 19
Zwang 46; 52; 59; 60; 63; 65; 73; 74; 85; 123; 148; 183; 189
Zweck 1; 19; 21; 27; 52; 58; 61; 72; 76; 118; 124; 128; 151; 153; 158; 170 f; 162; 166; 170; 171; 182
Zweiter Weltkrieg 16

*Springer-Verlag
und Umwelt*

ALS INTERNATIONALER WISSENSCHAFTLICHER VERLAG sind wir uns unserer besonderen Verpflichtung der Umwelt gegenüber bewußt und beziehen umweltorientierte Grundsätze in Unternehmensentscheidungen mit ein.

VON UNSEREN GESCHÄFTSPARTNERN (DRUCKEREIEN, Papierfabriken, Verpackungsherstellern usw.) verlangen wir, daß sie sowohl beim Herstellungsprozeß selbst als auch beim Einsatz der zur Verwendung kommenden Materialien ökologische Gesichtspunkte berücksichtigen.

DAS FÜR DIESES BUCH VERWENDETE PAPIER IST AUS chlorfrei hergestelltem Zellstoff gefertigt und im pH-Wert neutral.

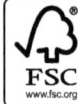

If you have any concerns about our products,
you can contact us on
ProductSafety@springernature.com

In case Publisher is established outside the EU,
the EU authorized representative is:
**Springer Nature Customer Service Center GmbH
Europaplatz 3, 69115 Heidelberg, Germany**

Printed by Libri Plureos GmbH
in Hamburg, Germany